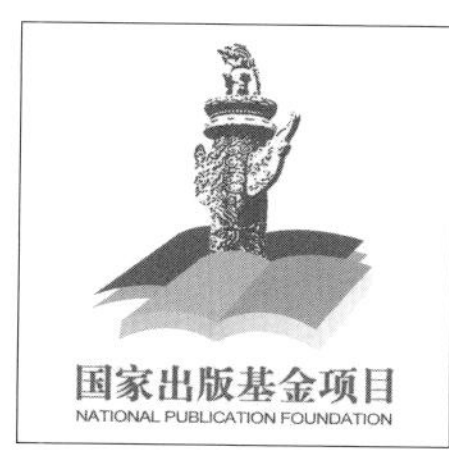

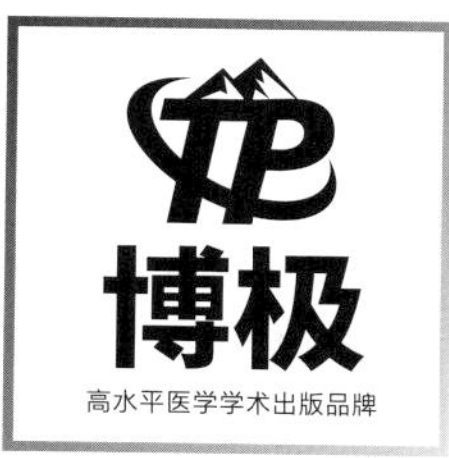

“十四五”国家重点出版物出版规划项目

COMPLEX DISEASES OF IMMUNE SYSTEM

免疫系统复杂病

主　审　顾越英
主　编　沈　南

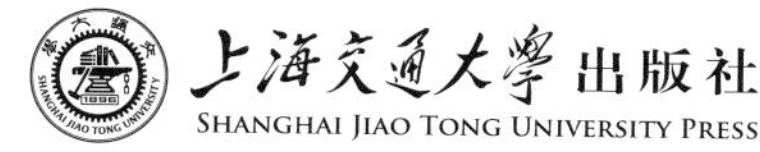

内容提要

本书包括5章，按照关节病、系统性免疫病、炎症性疾病、血管炎以及其他，对免疫系统临床诊治过程中诊断复杂或治疗复杂的疾病进行了分类。主要从上海交通大学医学院附属仁济医院风湿科选取了50例典型病例，并根据病例资料，通过病例特点、对诊治过程的讨论，以及专家的述评，从整合医学的角度，集中呈现了免疫系统复杂性疾病的临床科研成果及临床思维的形成过程，可供高年资住院医师和主治医生参考。

图书在版编目(CIP)数据

免疫系统复杂病/沈南主编. —上海：上海交通大学出版社，2023.1

整合医学出版工程. 复杂病系列

ISBN 978-7-313-27891-3

Ⅰ. ①免… Ⅱ. ①沈… Ⅲ. ①免疫性疾病—诊疗 Ⅳ. ①R593

中国国家版本馆CIP数据核字(2023)第037631号

免疫系统复杂病
MIANYI XITONG FUZABING

主　　编：沈　南
出版发行：上海交通大学出版社　　地　　址：上海市番禺路951号
邮政编码：200030　　电　　话：021-64071208
印　　制：上海万卷印刷股份有限公司　　经　　销：全国新华书店
开　　本：787mm×1092mm　1/16　　印　　张：16.25
字　　数：386千字
版　　次：2023年1月第1版　　印　　次：2023年1月第1次印刷
书　　号：ISBN 978-7-313-27891-3
定　　价：98.00元

《整合医学出版工程·复杂病系列》
丛书编委会

本书编委会

主　编　沈　南

副主编　陈　盛　叶　霜

编　委（按姓氏笔画排序）

王晓栋（上海交通大学医学院附属仁济医院）
叶　霜（上海交通大学医学院附属仁济医院）
吕良敬（上海交通大学医学院附属仁济医院）
李　挺（上海交通大学医学院附属仁济医院）
沈　南（上海交通大学医学院附属仁济医院）
陈晓翔（上海交通大学医学院附属仁济医院）
陈　盛（上海交通大学医学院附属仁济医院）
扶　琼（上海交通大学医学院附属仁济医院）
张　巍（上海交通大学医学院附属仁济医院）
范　维（上海交通大学医学院附属仁济医院）
胡大伟（上海交通大学医学院附属仁济医院）
郭　强（上海交通大学医学院附属仁济医院）
戴　岷（上海交通大学医学院附属仁济医院）

病例作者（按姓氏笔画排列）

作者	单位
丁慧华	上海交通大学医学院附属仁济医院
王苏丽	上海交通大学医学院附属仁济医院
王海婷	上海交通大学医学院附属仁济医院
王　然	上海交通大学医学院附属仁济医院
叶　延	上海交通大学医学院附属仁济医院
付亚凯	上海交通大学医学院附属仁济医院
吕良敬	上海交通大学医学院附属仁济医院
吕　遐	上海交通大学医学院附属仁济医院
孙芳芳	上海交通大学医学院附属仁济医院
孙舒慧	上海交通大学医学院附属仁济医院
严青然	上海交通大学医学院附属仁济医院
杜　芳	上海交通大学医学院附属仁济医院
李　佳	上海交通大学医学院附属仁济医院
李佳洁	上海交通大学医学院附属仁济医院
扶　琼	上海交通大学医学院附属仁济医院
吴万龙	上海交通大学医学院附属仁济医院
吴春梅	上海交通大学医学院附属仁济医院
张春燕	上海交通大学医学院附属仁济医院
张　巍	上海交通大学医学院附属仁济医院
陈志威	上海交通大学医学院附属仁济医院
陈　洁	上海交通大学医学院附属仁济医院
陈晓翔	上海交通大学医学院附属仁济医院
陈　盛	上海交通大学医学院附属仁济医院
范　维	上海交通大学医学院附属仁济医院
林艳伟	上海交通大学医学院附属仁济医院
赵丽伶	上海交通大学医学院附属仁济医院
胡大伟	上海交通大学医学院附属仁济医院
顾立扬	上海交通大学医学院附属仁济医院

徐安涛　　上海交通大学医学院附属仁济医院
徐雯雯　　上海交通大学医学院附属仁济医院
郭　强　　上海交通大学医学院附属仁济医院
薛知新　　上海交通大学医学院附属仁济医院
戴　岷　　上海交通大学医学院附属仁济医院

总序

21 世纪以来，现代医学获得了极大的发展。人类从来没有像现在这样长寿，也从来没有像现在这样健康，但医学受到的质疑也从来没有像现在这样激烈，史无前例的发展瓶颈期扑面而来。其中，专业过度细化、专科过度细划和医学知识碎片化是现代医学发展和临床实践遇到的难题之一。要解决问题，需要新的思维方式和先进的科学技术。于是，整合医学便应运而生。

何谓整合医学？它是从人的整体出发，将各医学领域最先进的知识理论和各临床专科最有效的实践经验加以有机整合，并根据生物、心理、社会、环境的现实进行修整与调整，形成的更加符合、更加适合人体健康和疾病诊疗的新的医学体系。整合医学是实现医学模式转变的必由之路，更是全方位、全周期保障人类健康的新思维、新模式和新的医学观，是集认识、方法、发展、创新、融合的系统工程，需要在由院校基础教育、毕业后教育及继续教育构成的进阶式医学教育体系中得以体现和实践。

长期以来，我国的医学教育基本上还是沿袭了 20 世纪的传统模式。在院校教育这一阶段，学生不得不面对不同课程间机械重复、相关内容条块分割、各课程间衔接不紧密的问题。医学生毕业后在临床工作中也形成了惯性思维，在处理临床病例时，往往以孤立、分割的思维诊治，从而出现了“只见树木，不见森林”的现象。因此，构建以器官系统整合为核心的教学体系，体现国内整合医学领域的最新学术成果，无疑可以让医学生和医生从器官系统的角度学习、梳理并掌握人体知识，使基础和临床结合、内外科诊治统一，更好地服务于患者。这是对医学教学的一大创新，也是临床实践的一大创新，既可以从根本上推动我国医学人才的培养和医疗改革工作的开展，又可以促进我国分级诊疗措施的实施和医学临床科研的发展，助力《“健康中国 2030”规划纲要》的实施。

为培养卓越医学创新人才，上海交通大学医学院长期致力于医学教改和医改实践，从 20 世纪 90 年代就开始尝试进行医学整合教育的探索。学校成立了医学院整合课程专家指导委员会，在试点了近 10 年的基础上，在全国率先实现了教学改革的“最后一公里”，建立了临床医学专业整合课程体系，在所有医学专业中全面铺开系统整合式教学，打破传统的三段式教学模式，使基础与临床交错融合，加强文理并重的医学通识教育，实现医学教育的三个前移，即接触临床前移、医学问题前移、科研训练前移；三个结合，即人文通识教育与医学教育结合、临床和基础医学教育结合、科研训练和医学实践结合；四个不断线，即基础医学教育不断线、临床医学教育不断线、职业态度与人文教育不断线、科研训练和创新能力培养不断线。并于2008年率先组织编写并出版了国内第一套《器官系统整合教材》，引领了国内高水平医学院校的整合式教学改革。《整合医学出版工程·复杂病系列》，是在前述理论教材基础上的实践升华，是多年来整合医学在临床医学研究与应用方面的成果呈现，也是上海交通大学出版社对重大学术出版项目持续跟进、功到自然成的体现。

生命健康是关乎国计民生的大事，对于百姓来说，常见病、多发病皆能在社区医院或其他基层医院得到处理，真正困扰他们的是诊断难、治疗难的相对复杂的疾病。现阶段我国基层医疗单位处置复杂疾病的能力和设备有限的现状，直接导致了"看病难"等现象的发生。随着人民对健康需求的日益增长，这也成为影响当代中国的一个痛点。而医学科研的目的是为了临床应用，也就是解决临床诊疗中的各种问题。复杂性疾病亦是临床问题的焦点之一，全世界为此投入了巨大的人力和物力，所产生的科研成果也应用在临床具体病例的诊疗过程中。本套图书以上海交通大学医学院的临床专家为基础，邀请了协和、北大、复旦、华西等著名医学院校的一大批专家，主要抓住"复杂病"这一疾病中的主要矛盾，以人体器官系统为纲，选取了全国各大医院的典型病例，由全国著名的专家学者进行点评和解析，将医学相关领域最先进的理论知识和临床各专科最有效的实践经验加以整合，并根据患者个体的特点进行修正和调整，使之形成更加符合人体健康和疾病诊治的全新医学知识体系，是整合医学在临床研究和应用方面的具体探索，不仅可以帮助基层医师、住院医师对复杂病进行识别从而及时转诊，还可以帮助专科医师掌握诊治技能，从而提高诊治效率、服务于更多的患者，对于建立现代医疗体系、促进分级诊疗体系等也具有重大意义。

非常欣慰本套图书体现的改革传承。编者团队的权威、所选案例的典型、专家解析的深刻，给我留下了深刻印象，我相信，这种临床医学的大整合、大融合，必将为推进我国以"住院医师规范化培训""专科医师规范化培训"为核心的医学生毕业后教育的改革和发展做出重大的贡献。

中国工程院院士
上海交通大学副校长
上海交通大学医学院院长

范先群

2022年12月24日

前言

风湿免疫病学在我国起步较晚，且疾病的临床表现错综复杂，涉及面广，融合在大内科的各个系统中，是内科中的疑难病。所以，风湿科医生必须要有扎实的内科临床基础、免疫学基础及相关的专科知识，比如具备相关的影像独立阅片能力。

作为医生，必须要有终身学习的精神。医学发展如此之快，对发病机制新的理解、新的理念、新药、新的治疗技能等如潮水般地涌来，只有努力学习，才能跟上时代的脚步，否则将成为落伍者。临床医学很大程度上是经验医学，不断总结自己和他人成功的经验以及失败的教训是提升自己认知水平和积累临床经验非常有效的途径。假如你已经抓住了某个疾病最本质性的认知，那么即便临床上千变万化，也不会蒙蔽你的眼睛。

“治未病”是中医几千年来传承的最高治疗理念，那么西医有没有“治未病”的理念和方法呢？有，比如疫苗。就风湿病来说目前没有。但是另一类似的“治未病”是存在的，比如，你能提前预见炎症风暴的出现而及时果断地阻断吗？你能提前感知“MAS”（噬血细胞综合征）的出现而积极地逆转病情吗？我认为提前阻断致死性的凶险并发症出现，而达到双重缓解的结果，这也是另一种的“治未病”的方式，并且临床意义重大，能达到这个水平的，也可谓“上医”。

责任心是医生最宝贵的品质。在此基础上才能竭尽全力，全心全意诊治和抢救病人。病人至上，不考虑个人得失、利益和风险，才是真正的行医之道。

上海交通大学医学院附属仁济医院风湿免疫科建科已43年了，积累了大量的临床资料。为了提高风湿免疫科临床医生对疑难复杂疾病的诊治水平，我们科室受邀整理了50例具有代表性的复杂病案例诊治始末，供读者参考。现在，这本由上海交通大学出版社出版的《免疫系统复杂病》终于问世了！本书精选上海交通大学医学院附属仁济医院风湿科较为典型的临床案例，涵盖风湿病学多个疾病类型，有丰富的临床资料，包括影像学、病理学、遗传学以及详细的诊治经过、随访结果，并邀请全国多位风湿病学专家为每个病例撰写了述评。通过阅读回顾这些容易误诊、漏诊以及难治性案例的诊治过程解析，我相信一定会对读者在疑难复杂风湿病的临床诊治思维上有所启示和提高。

在此，我要感谢为本书整理病例资料的各位作者，感谢各位专家在百忙之中为病例撰写讨论和述评，感谢他们为医学教育事业做出的无私奉献。

由于时间较为紧迫，编者学术水平有限，书中难免会有错误之处，恳请读者提出宝贵意见，不吝赐教。

顾越英

2022年12月于上海

目录

第一章

关　节　病

病例1　双下肢及臀区疼痛伴发热——脊柱关节病？

主诉

患者，男，23 岁，因"反复头痛、双下肢及臀区疼痛伴发热 2 个月余"入院。

病史摘要

现病史：2018 年 9 月初患者头部撞伤后出现头皮疼痛，未重视，1 周后夜间突发后枕部疼痛难忍，无恶心、呕吐，无眩晕、视物模糊，无后颈部不适感。2018 年 9 月 12 日至我院神经外科就诊，予曲马多、甘露醇、地塞米松等对症治疗后头痛缓解，当晚出现发热，最高体温 38.2℃，伴有恶心、呕吐两次，予抗感染及止吐等治疗后好转。其间查血常规：白细胞计数(white blood cell count，WBC) 7.64×10^9/L，中性粒细胞(neutrophil，N)百分比(N%) 76.3%，淋巴细胞(lymphocyte，L)百分比(L%)20.4%，血红蛋白(hemoglobin，Hb)150 g/L，血小板计数(platelet count，PLT) 113×10^9/L；C-反应蛋白(C-reactive protein，CRP) 141.95 mg/L↑。头颅 CT：鼻中隔偏曲，右侧蝶窦炎。脑电图：少量散在 β 活动。腰椎穿刺：未见异常。

2018 年 9 月 28 日无明显诱因再次出现发热，最高体温 38.3℃，伴双大腿外侧、双侧臀区疼痛、双侧肋下及后枕部疼痛，就诊于华山医院，予口服百服宁及头孢类抗生素治疗，症状略有缓解。10 月 4 日凌晨 3 时上述疼痛明显加重伴活动受限，就诊于我院急诊科，查 CRP 193.34 mg/L，红细胞沉降率(erythrocyte sedimentation rate，ESR) 51 mm/h，血清铁蛋白(serum ferritin，SF) 1426.5 μg/L，人类白细胞抗原(human leukocyte antigen，HLA)-B27(+)；骶髂关节 CT：左侧骶髂关节炎可能(图 1-1)；腹部

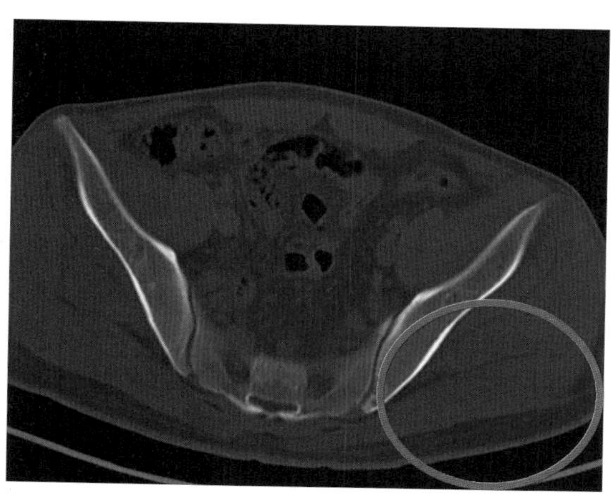

图 1-1　骶髂关节 CT

CT：肝脏右下叶近包膜处钙化灶，盆腔积液。予头孢吡肟＋左氧氟沙星抗感染×4 d，甲泼尼龙 40 mg×3 d，体温平，疼痛明显缓解。

2018 年 10 月 8 日首次收住我科，入院后完善相关检查，抗核抗体（anti-nuclear antibody，ANA）、可提取的核抗原（extractable nuclear antigen，ENA）、抗中性粒细胞胞质抗体（anti-neutrophil cytoplasmic antibody，ANCA）等自身抗体阴性，T 细胞斑点试验（T-SPOT）等感染筛查未见异常。骶髂关节 MRI：左侧髂骨关节面下可见局部骨质囊性变，T1WI 呈等信号，T2WI 呈高信号，T2WI/脂肪抑制呈高信号，双侧骶髂关节间隙稍狭窄（图 1-2）。结合患者有附着点炎症状，HLA-B27 阳性，骶髂关节 CT 及 MRI 表现，诊断考虑强直性脊柱炎（ankylosing spondylitis，AS）可能，予甲泼尼龙 40 mg×3 d→30 mg×2 d→20 mg×1 d 控制原发病，住院期间因肝功能异常暂缓二线药物，出院前复查肝功能明显好转，给予甲泼尼龙 3 粒每日 1 次（qd）口服（po）维持治疗，并加用柳氮磺吡啶肠溶片 2＃每日 2 次（bid）po。出院后患者间断口服药物，曾停用激素 2 日，疼痛再发，重新加用后好转。

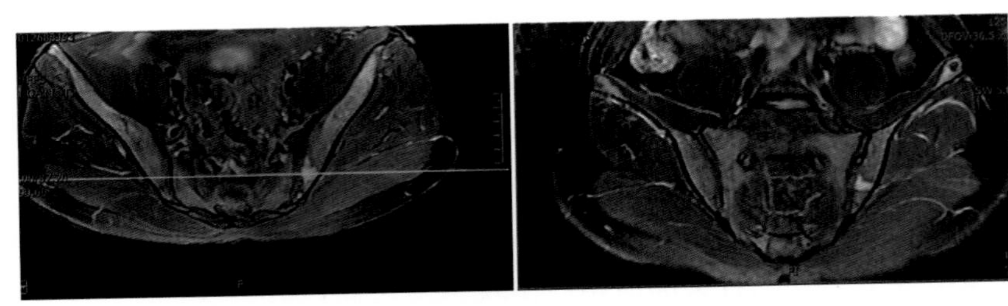

图 1-2　骶髂关节磁共振（T2 压脂相）

2018 年 11 月 7 日至东院门诊复诊，查血常规：WBC 12.44×10^9/L，N% 82%，L% 13%，Hb 155 g/L，PLT 135×10^9/L，CRP、ESR、肝肾功能未见异常。调整甲泼尼龙为泼尼松，自行错服泼尼松 1 粒 qd＋美洛昔康 1.5 粒 qd。

2018 年 11 月 18 日晚出现咽痛、发热，最高体温 39.7℃，急查血常规 WBC 1.77×10^9/L，N 0.05×10^9/L，L% 79.7%，Hb 139 g/L，PLT 186×10^9/L；CRP 75 mg/L，降钙素原（procalcitonin，PCT）0.06 ng/ml，乳酸脱氢酶（lactate dehydrogenase，LDH）1 114 U/L，凝血功能未见异常。胸部 CT：右肺上叶少许纤维灶。予地塞米松 5 mg 抗炎，拉氧头孢→哌拉西林钠（他唑仙）抗感染，仍有发热，为进一步诊治收住入院。

追问病史，患者 8 年前无明显诱因出现双大腿外侧及双臀区疼痛，严重时下肢活动受限，伴发热、头痛，就诊于当地小诊所，给予口服消炎止痛药物及小活络丸等，症状缓解。近 8 年病情平稳，间断有腰骶部酸胀感。无其他关节不适，无眼炎、口腔溃疡、皮疹等。

既往史：过敏性鼻炎病史，否认高血压病、糖尿病等慢性病史，否认传染病史。

个人史：未婚未育，从事发电风扇制造工作（2018 年 7 月起），无不良嗜好，无手术、外伤、输血史。

家族史：否认家族类似病史。

体格检查：体温（T）38.3℃，脉搏（P）104 次/分，呼吸（R）20 次/分，血压（BP）120/75 mmHg。神志清，精神可，面色红润，巩膜无黄染，心律齐，未闻及病理性杂音，两肺呼吸音清晰，未闻及干、湿啰音，腹平软，无压痛以及反跳痛，腰部压痛不明显，脊柱活动如常，双侧“4”字试验（＋），schober 试验（－），外周关节无肿痛。咽充血，双侧扁桃体Ⅱ度肿大，左侧扁桃体有脓性分泌物。

初步诊断:单侧骶髂关节炎,粒细胞缺乏原因待查,急性化脓性扁桃体炎。

病例讨论

住院医师:

该病例的特点:①青年男性,急性起病。②以反复头痛,双侧臀区/大腿外侧疼痛、腰骶部酸胀,且逐渐加重伴活动受限,以及发热为主要表现,诉既往曾有类似发作。③既往发作时查炎症指标升高,血常规正常,HLA－B27(＋),骶髂关节 CT 示左侧骶髂关节炎可能。④抗感染治疗效果欠佳,对激素＞15 mg/d 的剂量有应答,减停药复发。此次因高热、咽痛、新发粒细胞缺乏第二次入院,伴有急性化脓性扁桃体炎。

该患者首次入院时结合 HLA－B27 阳性、CT 影像、对激素的应答,拟诊骶髂关节炎。2009 年国际脊柱关节炎研究协会(Assessments in Ankylosing Spondylitis International Society, ASAS)关于 MRI 骶髂关节炎阳性定义:STIR 像中的骨髓水肿(bone marrow edema, BME)或 T1 增强扫描(Gd)中的骨炎高度提示脊柱关节炎(spondyloarthritis, SpA),其信号数量要求:如果 MRI 中一个层面只有一处 BME 提示活动性炎症,那么 BME 需要在至少 2 个连续层面都出现。如果一个层面存在 1 处以上的 BME,一个层面就足够了。但基于 ASAS 的 MRI 骨髓水肿标准临床中仍然存在很多假阳性,20%～30%的正常人可能会出现骨髓水肿,高达 60%的产后女性可在软骨下部位观察到骨髓水肿。非中轴脊柱关节炎(axial spondyloarthritis, axSpA)患者,MRI 结果亦存在一定比例表现为炎症病变或结构病变,可能误诊为 SpA。更好的定义对避免误诊至关重要。经过平均 4.4 年的随访验证,2020 年 ASAS 最新发布了 axSpA 活动性病变的阳性 MRI 的优选诊断标准:在同一位置的≥3 个连续 MRI 层面的骨髓水肿或在任意位置的≥4 个骶髂关节象限的骨髓水肿。再次回顾患者首诊时的影像表现,病变过于局限,局部骨质囊性变,周围骨髓水肿并不明显,结合后续随访表现,脊柱关节病诊断存疑。

主治医师:

患者目前的主要矛盾可概括为单侧骶髂关节炎、发热、粒细胞缺乏。首先从单侧骶髂关节炎的角度来分析,单侧骶髂关节炎是一种罕见但非常疼痛的疾病,可由多种病因引起,其中化脓性和结核性关节炎是发展中国家人群单侧下背痛常见原因,炎症性疾病据报道有 SpA、类风湿关节炎(rheumatoid arthritis, RA)、晶体性关节炎、复发性多软骨炎、家族性地中海热等,是鉴别诊断的关键。但相关检查支持点不多。此外,包括退行性疾病、创伤、肿瘤等亦需考虑在内。结合发热、粒细胞缺乏、年轻男性,我们不得不将关注点转移至血液系统。因此,骨髓穿刺首先需提上日程。

主任医师:

该患者有多种症状,发热、头痛、类似骶髂关节炎的疼痛、粒细胞缺乏,这些组合起来似乎没有一种常见的风湿科疾病可以解释。对于表现出关节炎症状的患者,特别是儿童和青少年,伴非典型的临床特征,如血细胞计数的任何细微异常和对治疗的不良反应,需高度警惕潜在的血液系统肿瘤。

后续诊疗经过

此次入院后查病原学相关指标未见异常。外周血涂片:分类计数细胞数 50 个/HP,

N% 7%，L% 40%，单核细胞(monocyte，M)百分比(M%)2%，原幼细胞 1%。骨髓细胞学：增生Ⅰ级，原始淋巴细胞异常增生，占 85.5%，所见细胞包体圆形，大小不一，核染色质较细致，核仁隐约可见，浆蓝量少，退化细胞易见；红系、粒系增生严重受抑；全片共见巨核细胞 58 个，颗粒巨 54 个，血小板散在可见；过氧化物酶(peroxidase，POX)染色阴性，过碘酸希夫(periodic acid-Schiff，PAS)染色阳性。符合急性淋巴细胞白血病。免疫分型：原始细胞分布区域可见异常细胞群体，约占有核细胞 86.5%，表达 HLA－DR、CD10、CD19、CD22、CD38、CD200、cCD79a，部分细胞表达 CD20、CD22、TdT，不表达 CD34、cIgM、sIgM，考虑为急性 B 淋巴细胞白血病(B－ALL)可能。骨髓活检：骨髓组织增生极度活跃，造血组织 90%，脂肪组织 10%，成熟三系细胞少见，幼稚细胞弥漫生长。

予暂停激素、柳氮磺吡啶及美洛昔康等治疗，转血液科进一步诊治。

最终诊断

急性淋巴细胞白血病。

疾病诊疗过程总结

该患者急性起病，病程短，表现为反复发热、头痛、逐渐加重的双侧臀区/大腿外侧疼痛及腰骶部酸胀，活动受限，因 HLA－B27 阳性，影像符合骶髂关节炎改变，无感染依据，首诊时误诊为脊柱关节病，常规予激素＋改善病情类抗风湿药物(disease-modifying anti-rheumatic drugs，DMARDs)治疗，初始有效，但激素减量后病情再次反复，且很快出现恶性血象改变，从而在第二次就诊时确诊为急性淋巴细胞白血病。

诊疗启迪

出现脊柱关节炎的以下任何不典型表现需提高警惕，注意鉴别诊断：病程短伴有剧烈的疼痛、反复发热，实验室检查血象有异常，非甾体抗炎药(nonsteroidal anti-inflammatory drugs，NSAIDs)或生物制剂效果欠佳，需要激素治疗等。

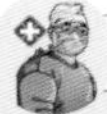

专家点评

1. 行业内知名专家点评

上海交通大学医学院附属第六人民医院 戴生明 主任医师

该病例揭示了脊柱关节病中的一个常见陷阱，实际上 HLA－B27 阳性＋骶髂关节病变≠脊柱关节炎，尤其是单侧骶髂关节炎时鉴别诊断更为重要，切忌依赖影像学检查的诊断报告。

强直性脊柱炎是风湿科的常见病，其诊断需要依据 1984 年修订的纽约标准，因该标准要求患者在 X 线平片上出现双侧 2 级或单侧 3 级的骶髂关节炎，导致患者的诊断常常被延误 8～10 年。随着生物制剂的问世，早期患者从其疗效中获益更多，因此早期诊断就显得非常重要，ASAS 在 2009 年发表了 axSpA 的分类标准，极大地提高了早期诊断率。但因为该标准没有排除项目，且 CRP 升高、HLA－B27 阳性、对 NSAIDs 有效等条目的特异性很差，最终导致该标准的特异性不高。此外，运动爱好者、早期骶髂关节致密性骨炎、布氏杆菌感染、结核感染、甲状旁腺功能亢进、肿瘤等疾病都可能出现类似于骶髂关节骨髓水肿样的病变。因此,对于那些即使符合 2009 年 ASAS 制定的 axSpA 分类标准者,仍需加强鉴别诊断。

尽管有极少数脊柱关节炎患者在病情活动期可能有发热,但也以低热为主,罕见高热。如果拟诊的脊柱关节炎患者出现明显的发热,一定要排除其他可能原因。本例患者在早期确实也做了细致工作以排除感染,但是并没有深究头痛的原因,因为头痛肯定不能用脊柱关节炎来解释。

认真阅读 CT 片,可以看出左侧骶髂关节的髂骨面以骨破坏、骨囊肿为主要表现,与骶髂关节炎是以关节面的毛糙(轻者)或者锯齿状骨侵蚀(中重度)不同。在 MRI 上,左侧骶髂关节的髂骨面有小片状骨髓水肿,虽然该骨髓水肿的深度几乎贯穿髂骨,但是并没有沿关节面分布。因此,从 CT 和 MRI 上看,该患者的髂骨病变并不符合骶髂关节炎的影像特征。

尽管在国内包括强直性脊柱炎在内的脊柱关节炎的漏诊现象仍然非常普遍,但该现象主要发生在非风湿科医生身上。对于风湿科医生,脊柱关节炎的过度诊断现象仍非常普遍。作为临床医生,在做出每一个诊断之前,不能简单套用标准,尤其在还有不能解释的临床现象时务必要仔细鉴别诊断。

2. 主任点评

上海交通大学医学院附属仁济医院 王晓栋 副主任医师

SpA 作为风湿科常见疾病,诊断和治疗手段较多,但常常被过度诊治,特别是首诊医生需高度重视寻找不支持的点,当诊断有疑惑时,应反复询问病史,仔细完善体格检查,回顾既往的辅助检查资料,关键的出路可能就藏在其中,切忌目光局限,一叶障目。

(徐雯雯,顾立扬)

参考文献

SAMMARITANO LR, BERMAS BL, CHAKRAVARTY EE, et al. 2020 American College of Rheumatology Guideline for the Management of Reproductive Health in Rheumatic and Musculoskeletal Diseases [J]. Arthritis Rheumatol, 2020,72(4):529-556.

病例2 下腰背、臀区痛,翻身困难——强直性脊柱炎?

主诉

患者,男,47 岁,因"肋区疼痛 2 年,下腰痛半年,加重伴臀区痛 3 个月"入院。

病史摘要

现病史：2 年前患者无明显诱因出现双侧肋骨区疼痛，左侧更甚，呼吸及咳嗽时加重，查胸部 CT 提示"左肺下叶胸膜下小斑片灶，左肺舌叶及右肺中叶条索灶"。胸椎 CT 提示"胸椎骨质增生，部分胸椎间盘变性，胸 8/9 水平黄韧带局部增厚"。口服消炎止痛药后症状无明显缓解。

1 年前患者因仍疼痛，就诊于当地省级三甲医院，行相关检查，胸部 CT 示：左肺胸膜下小结节影，右肺中叶及左肺下叶炎症。胸腰段 CT 平扫＋三维重建示：胸腰段椎体退变；腰 4/5 椎间盘膨隆，腰 5/骶 1 椎间盘突出；腰椎体内许莫氏结节。后在当地医院行针灸治疗，症状稍减轻，随后又如故。

半年后患者出现下腰部疼痛，又至当地另一家省级三甲医院进行检查。而今年他感到腰痛加重，上下楼梯时明显，伴双臀区疼痛，左侧严重，活动受限，翻身困难，夜间偶有痛醒，晨起腰部僵硬，起床费力，双手麻木，活动 1 min 左右可缓解，伴有双踝及双足趾酸胀。继续于当地针灸治疗，症状稍减轻。因拟诊强直性脊柱炎而来我科就诊入院。

辅助检查：血常规示 WBC 8.09×10^9/L，Hb 143 g/L，PLT 303×10^9/L。生化检测示丙氨酸氨基转移酶（alanine aminotransferase，ALT）12 U/L，天冬氨酸氨基转移酶（aspartate aminotransferase，AST）16 U/L，碱性磷酸酶（alkaline phosphatase，ALP）256 U/L，γ-谷氨酰转移酶（gamma glutamyl transferase，GGT）16 U/L，血清肌酐（serum creatinine，Scr）76 μmol/L，血尿素氮（blood urea nitrogen，BUN）3.82 mmol/L，尿酸（uric acid，UA）85 μmol/L，葡萄糖 6.65 mmol/L，血钾 3.4 mmol/L，血钠 141 mmol/L，ESR 4 mm/h，CRP＜3.13 mg/L。血气 pH 值 7.325，动脉血二氧化碳分压（$PaCO_2$）45.6 mmHg，标准碳酸氢根浓度 21.7 mmol/L。尿常规：白细胞 0 个/μl，红细胞 9 个/μl，尿蛋白质 ±，尿葡萄糖（＋＋）。ANA 阴性，ENA 谱阴性，ANCA 阴性，类风湿因子（rheumatoid factor，RF）阴性，抗环瓜氨酸多肽（cyclic citrullinated peptide，CCP）抗体阴性，HLA-B27 阴性。肿瘤标志物阴性，免疫固定电泳未发现异常条带。T-SPOT 阴性，乙型肝炎病毒表面抗原（hepatitis B virus surface antigen，HBsAg）（＋），乙型肝炎病毒核心抗体（hepatitis B virus core antibody，HBcAb）（＋），乙型肝炎病毒 e 抗体（hepatitis B virus e antibody，HBeAb）（＋），乙型肝炎病毒（hepatitis B virus，HBV）-DNA 阴性。甲状腺功能正常。双能 X 线骨密度检测显示：T 值－4.5（腰 1～腰 4），－3.8（股骨颈）。骶髂关节 CT：双侧骶髂关节在位，关节面可见骨质增生，关节面毛糙，双侧骶髂关节间隙未见明显狭窄。周围软组织未见明显异常（图 2-1）。骶髂关节 MRI：诸序列扫描示双侧骶髂关节在位，关节面可见骨质增生，关节面下骨质内可见斑片样压脂序列高信号影，双侧骶髂关节间隙未见明显狭窄。周围软组织未见明显异常。骶髂骨局部骨髓水肿，请结合临床、随访（图 2-2）。

既往史：平素体健，无高血压病、糖尿病病史，有慢性乙肝病史，10 年前曾因车祸外伤致腰椎骨折及右足跟粉碎性骨折。

个人史：无不良嗜好。否认手术、输血史。

家族史：否认家族类似病史。

体格检查：T 36.4℃，P 80 次/分，R 16 次/分，BP 117/78 mmHg。神清，精神可，全身未见皮疹，双肺呼吸音清，未闻及明显干、湿啰音，心律齐，未闻及病理性杂音。腹软，无压痛。

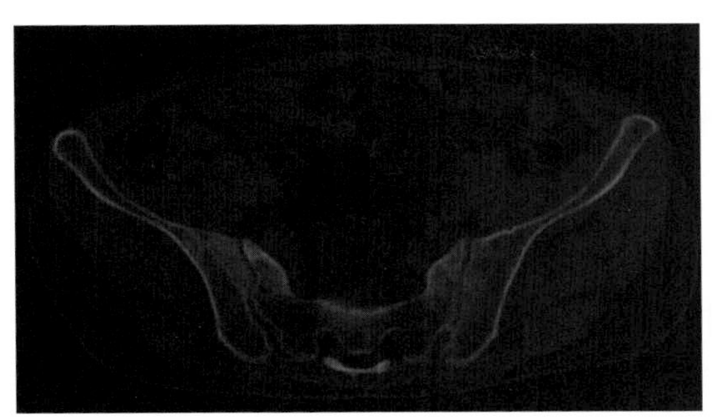

图 2－1 骶髂关节 CT

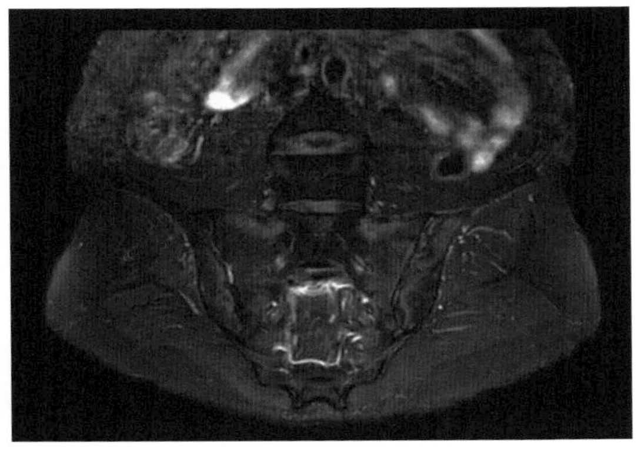

图 2－2 骶髂关节 MRI

双下肢无水肿。行走活动受限，腰椎活动受限，骶尾部压痛，枕墙距 3 cm，颌胸距 0 cm，颈椎左侧活动稍受限，右侧活动可，胸廓活动度不能配合，指地距 80 cm，schober 试验（＋），骨盆分离试验（－），骨盆侧压试验（－），双侧"4"字试验（＋），直腿抬高试验（－）。

初步诊断：骨痛待查：强直性脊柱炎？骨质疏松症。

病例讨论

住院医师：

该病例中年男性，45 岁起病，以肋区、臀区、下腰背痛、夜间痛为主诉；体格检查发现有腰椎活动受限，颈椎左侧活动稍受限，胸廓活动度不能配合，指地距 80 cm，schober 试验（＋），双侧"4"字试验（＋）；骨密度检测显示骨质疏松，骶髂关节 CT 示双侧骶髂关节面毛糙。骶髂关节 MRI 提示骶髂骨局部骨髓水肿。这样能否诊断强直性脊柱炎？我们来看患者的另外一些特征：①起病年龄 45 岁，骨痛明显，不止在下腰背部、臀区，还存在肋区痛，有夜间痛，翻身困难，影响日常活动。②虽然疼痛明显，但炎症指标 ESR、CRP 全正常。③HLA－B27 阴性。④骶髂关节 CT、MRI：骶髂关节面尚可，关节间隙正常。⑤NSAIDs 效果不佳。这样，不管是根据 1984 年的修订纽约标准，还是 2009 年 ASAS 的 axSpA 分类标准，强直性脊柱炎的诊断都不成立。那患者还有其他什么可能的病因？我们注意到患者有乙肝，尿常规里有蛋白弱阳性，尿葡萄糖（＋＋）而血葡萄糖水平尚可，生化提示碱性磷酸酶升高，血尿酸低。这些指标提示需要注意是否存在抗乙肝病毒药物阿德福韦酯引起的低磷性骨软化症和范科尼（Fanconi）综合征。可进一步询问患者抗乙肝药物使用情况以及检查血磷水平、尿电解质等以明确。

主治医师：

患者存在骨质疏松症，骨质疏松症与骨软化症是不同的概念。骨质疏松症是以单位体积内骨组织量减少和骨组织微结构破坏为特征，但骨组织有正常的钙化，钙盐与基质比例正常。而骨软化症则是骨矿化障碍，导致骨质软化、畸形。这两者在双能 X 线检测都可以表现为骨质疏松。患者有骨痛症状，通过仔细询问、查体，不难看出患者症状是骨痛，而不是典型的关节痛。骨质疏松可以导致骨痛。以骨质疏松为出发点来做鉴别诊断，也可以发现最终的病因。骨质疏松可分为原发性和继发性两大类。原发性分为绝经后和老年性两类。继发性骨质疏松的原因有：①内分泌性：甲状旁腺功能亢进、甲状腺功能亢进、库欣（Cushing）综合征；②血液病：浆细胞病、骨髓增生异常综合征；③结缔组织病（connective tissue disease，CTD）：类风湿关节炎、强直性脊柱炎等；④药物：糖皮质激素、肝素、甲氨蝶呤（methotrexate，MTX）、环孢素；⑤肾脏疾病：慢性肾脏病、肾小管酸中毒；⑥营养性疾病：吸收不良、维生素D缺乏、慢性低磷血症；⑦其他：成骨不全、长期制动、自主神经功能障碍等。可以做骨代谢等相关的检测以鉴别，根据病史、查体以及现有复杂检查结果，该患者最倾向于代谢性骨病，需考虑低磷性骨软化症，并进一步明确低磷性骨软化症的具体病因。

主任医师：

这是一例中年男性患者，病程两年，45岁起病，下腰背痛，有夜间痛、翻身困难，查体脊柱活动受限，胸廓活动度相关检查患者无法配合，指地距增大，双侧“4”字试验阳性，骶髂关节CT提示关节面毛糙，MRI提示骶髂骨局部骨髓水肿，初看很像强直性脊柱炎。仔细分析会发现，患者虽然症状很重，但炎症指标全部正常，服用NSAIDs症状不能缓解，实际上并不是典型的炎性腰背痛。另外骨密度检测提示骨质疏松，T值非常低，这在该年龄段非常少见，即使是强直性脊柱伴有骨质疏松症也很少有如此低的T值。所以我们需要考虑修正诊断。根据患者目前现有的检查结果，存在低钾、低血尿酸、高碱性磷酸酶，血pH值偏低，尿常规里尿蛋白弱阳性，尿葡萄糖（++），这需要警惕肾小管酸中毒、Fanconi综合征。患者有慢性乙肝病史，如果有长期服用阿德福韦酯史，则可导致低磷性骨软化症，这完好地解释了这一系列现象。低磷性骨软化症是由于肾脏排磷过多等原因使血磷降低，导致骨骼无法正常矿化，发生假性骨折、骨折和骨骼畸形等。低磷性骨软化症根据病因可分为遗传性、肿瘤性、获得性三类。遗传性、肿瘤性是因成纤维细胞生长因子（fibroblast growth factor，FGF）23依赖通路异常，FGF23降解减少或分泌过多，使得血FGF23水平过高，从而抑制1-α羟化酶和钠磷共转运蛋白的活性，导致尿磷排出过多。获得性低磷性骨软化症则是由某些疾病或药物导致，比如干燥综合征引起的肾小管酸中毒，阿德福韦酯引起的Fanconi综合征。阿德福韦酯长期低剂量（10 mg/d）口服，出现肾损害时间为3～5年，低磷血症等肾小管障碍发生率为10%～27%，主要是近曲小管损害，出现Fanconi综合征、低血磷、低血钾、低尿酸等，可导致骨软化症，久之出现严重症状。症状包括行动不便、骨骼压痛，偶有抽搐或麻木、骨质疏松、骨骼变形（骨盆常呈三叶形上口），并可出现骨折或假性骨折（椎体受压成楔形或双凹形、股骨颈脆性骨折）。该病目前尚未引起临床重视，约40%被误诊为强直性脊柱炎、骨质疏松症、腰椎间盘突出或肿瘤骨转移等，值得风湿科医生提高重视。阿德福韦酯经肾小管上皮细胞基底膜侧转运蛋白介导进入，再经顶膜侧转运蛋白介导主动分泌排出体外。肾小管转运蛋白异常可致药物蓄积而损伤上皮细胞，近曲小管对磷等物质重吸收障碍。肾小管药物转运体的功能异常是阿德福韦酯导致肾损害的关键。阿德福韦转运入细胞内过多，而转运出细胞外过少。这些药物转运体主要包括有机阴离子转运体（organic anion transporters，OAT）家族和多药耐受相关蛋白（multidrug resistance-associated protein，MRP）等。影响阿德福韦在肾小管上皮细胞转运主要是前者的OAT1（又名SLC22A6）和OAT3，以及后者的MRP2（又名ABCC2）和MRP4、MRP5、MPR8。阿德福韦酯的肾毒性因人而异，可能与不同人的这些基因的多态性或突变有关。根据患者的情况，还需要进一步检测血钙磷、骨代谢标志物、尿蛋白定量、尿电解质，骨扫描明确全身骨骼情况，检查椎体、骨盆、下肢骨的X线片，观察是否已经发生骨骼畸形。当然，首先需要明确患者是否长期服用阿德福韦酯，若没有明确服用药物史，则需要进一步寻找其他病因，可考虑奥曲肽显像寻找肿瘤性原因。药物所致低磷性骨软化症治疗相当简单且见效甚快，第一步是停用致病药物，若是阿德福韦酯，则考虑换用比如恩替卡韦作为后续抗病毒方案；其次，口服骨化三醇 0.25～0.5 μg/d 以及碳酸钙 D3 片 1～2 片/天，以前有专家提倡口服补充中性磷制剂，但已有研究结果显示仅需补充骨化三醇和碳酸钙 D3 片即可达到良好治疗效果。根据我国一项较大病例的随访研究报道，一般治疗 3 个月后骨痛显著减轻，活动能力得到改善；治疗 6 个月后，87%的患者血磷水平可恢复，碱性磷酸酶、血尿酸水平也会恢复，但速度相对略慢些。尿糖恢复快，3～6 个月绝大部分可完全恢复，一年半基本全部恢复。尿蛋白转阴略慢，治疗 6 个月后 80%的患者可恢复，一年半时间则大部分恢复。最后，乙肝患者仍需要定期检测肝功能、乙肝两对半、HBV-DNA、甲胎蛋白(alpha-fetoprotein, AFP)及腹部 B 超。

后续诊疗经过

患者服用拉米夫定、阿德福韦酯抗病毒已有 5 年时间，近 2 年开始出现骨痛症状。

患者血磷 0.40 mmol/L↓，血钙 2.03 mmol/L↓，β-Ⅰ型胶原羧基端肽(β-CTX) 2 016 pg/ml↑，甲状旁腺激素(parathyroid hormone, PTH)正常，24 小时尿磷 22.66 mmol，24 小时尿尿酸 4.74 mmol↑，24 小时尿蛋白 1 091.4 mg↑，骨扫描排除了肿瘤性疾病，胸腰椎椎体未见压缩性骨折，下肢骨未见骨质异常。

患者停用阿德福韦酯及拉米夫定，换用恩替卡韦抗病毒，开始服用骨化三醇 0.25 μg bid，钙尔奇 D 600 mg bid。随访 3 个月，患者骨痛症状已明显好转，活动自如，复查血磷升至 0.86 mmol/L，血钙 2.15 mmol/L(正常)，血钾 4.2 mmol/L(正常)，碱性磷酸酶 260 U/L，UA 208 μmol/L(正常)，肌酐 82 μmol/L(正常)，血气 pH 值 7.351(正常)，β-CTX 降至 1 596 pg/ml，尿葡萄糖弱阳性，尿蛋白降至 368.8 mg/24 h。骨密度 T 值上升至 −3.3(L_1～L_4)，−3.2(股骨颈)。HBV-DNA 阴性。

最终诊断

阿德福韦酯所致低磷性骨软化症，Fanconi 综合征。

疾病诊疗过程总结

该患者下腰背痛，有夜间痛、翻身困难，查体脊柱活动受限，指地距大，双侧 4 字征阳性，骶髂 CT 提示关节面毛糙，MRI 提示骶髂骨局部骨髓水肿，易误诊为强直性脊柱炎。后来通过抓住患者病史和辅助检查中存在有不同于强直性脊柱炎的表现，分析原因，做进一步检测证实了低磷性骨软症的修正诊断。通过简单的治疗，达到了非常良好的效果。

诊疗启迪

(1) 低磷性骨软化症目前尚未引起足够临床重视，约 40%被误诊为强直性脊柱炎、骨质疏松症、腰椎间盘突出或肿瘤骨转移等，值得风湿科医生提高重视。

(2) 慢性乙肝患者合并骨痛，需要注意询问抗病毒药物方案。阿德福韦酯长期口服，可出现肾损害，低磷性骨软化症，引发严重症状。一旦确诊，需要换用抗病毒方案，治疗相对简单，有效率高。

专家点评

1. 行业内知名专家点评

江苏省人民医院 谈文峰 主任医师

抓住临床反常征象，见微知著，最终根据病史特征和临床药物使用情况，获得正确诊断是本例成功的关键。本例启发：①常见病应该避免惯性思维，尤其在治疗反应不好时，需重新审视诊断和治疗；②熟悉一些常见药的特殊不良反应，比如乙型肝炎患者在服用阿德福韦酯治疗期间无论剂量大小均应定期进行血钾、血磷和血钙水平等相关检查。引起 Fanconi 综合征的药物，除了阿德福韦酯以外还有抗癫痫药物。

2. 主任点评

上海交通大学医学院附属仁济医院 陈晓翔 主任医师

阿德福韦酯诱导的 Fanconi 综合征的机制目前尚无细致研究，但遗传易感性研究提示 *ABCC2* 基因的 rs3740070 位点相关的阿德福韦酯诱导的肾小管病。治疗方面，除了更换抗病毒治疗药物，补充维生素 D 和中性磷以外，地舒单抗（抗 RANK－L）和抗硬骨素单抗可能也是快速缓解该病的有效药物。

（薛知新，范维，陈晓翔）

参考文献

[1] 章振林，魏哲. 阿德福韦酯引起肾小管损害和骨软化临床研究进展[J]. 中华内科杂志，2018，57(12)：935－937.

[2] WEI Z, HE JW, FU WZ, et al. Osteomalacia induced by long-term low-dose adefovir dipivoxil: Clinical characteristics and genetic predictors [J]. Bone, 2016, 93: 97－103.

病例3 反复左臀疼痛 5 个月余——骶髂关节炎?

主诉

患者，女，24 岁，因“左臀部反复疼痛 5 个月余”入院。

病史摘要

现病史：患者于 5 个月前无明显诱因下出现左臀部疼痛，夜间翻身及清晨起床困难，无行走受限，无眼部症状，无其他关节肿痛，无腰背痛，无畏寒发热，无口干、眼干，无皮疹，无口腔溃疡，无雷诺现象，未予特殊治疗，上述症状进一步加重，2 周前就诊于我院西院，查 ESR 82 mm/h，CRP 51.5 mg/L，类风湿因子阴性，WBC 7.92×10^9，Hb 101 g/L，PLT 357×10^9，抗 CCP 抗体阴性，HLA－B27 阴性，骶髂关节 CT 示左侧髂骨关节面下骨质可见多发小囊状骨质破坏，关节间隙略窄，左侧骶髂关节炎，骶髂关节 MRI 示左侧髂骨及骶骨异常信号合并局部软组织异常信号，左侧骶髂关节少量积液，予以塞来昔布胶囊抗炎止痛后可以缓解，今为进一步诊治收入病房。

患者自起病以来，食欲可，精神可，体重持续上涨，大小便正常。

既往史：否认高血压病、糖尿病等慢性病史，否认传染病史。

个人史：无不良嗜好，无手术、外伤、输血史，月经史无殊。

家族史：否认家族类似病史。

体格检查：T 36.8℃，P 80 次/分，R 12 次/分，BP 96/73 mmHg，神志清，精神可，双肺呼吸音清，未及干、湿啰音，心律齐，未及杂音，腹平软，无压痛及反跳痛，肝脾肋下未及，双下肢无水肿，左侧“4”字征阳性，左侧臀部压痛阳性。

辅助检查：3 月 10 日我院西院，查 ESR 82 mm/h，CRP 51.5 mg/L，类风湿因子阴性，WBC 7.92×10^9/L，Hb 101 g/L，PLT 357×10^9/L，抗 CCP 抗体阴性，HLA－B27 阴性，骶髂关节 CT 示左侧髂骨关节面下骨质可见多发小囊状骨质破坏，关节间隙略窄，左侧骶髂关节炎（图 3－1），骶髂关节 MRI 示左侧髂骨及骶骨异常信号合并局部软组织异常信号，左侧骶髂关节少量积液。

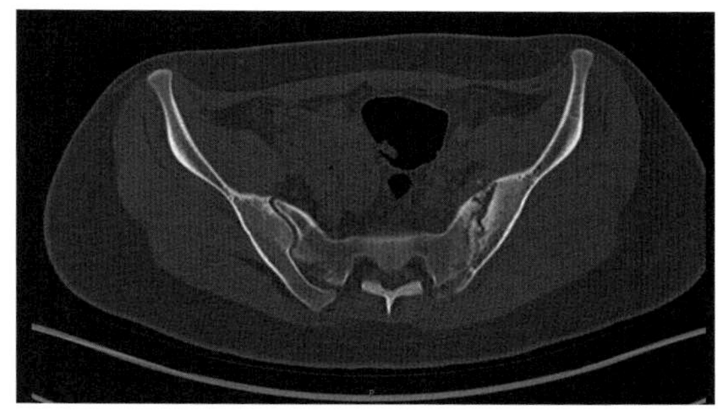

图 3－1　骶髂关节 CT：左侧髂骨关节面下骨质可见多发小囊状骨质破坏，关节间隙略窄

初步诊断：骶髂关节炎（性质待定）。

病例讨论

住院医师：

该患者的病例特点：①患者为年轻女性，反复左臀部疼痛 5 个月余。②患者左臀部症状进行性加重，伴有晨起全身僵痛，无明显发热、腰背痛、胃肠道/眼部/皮肤等 SpA 脊柱关节外表现。③患者血液检查提示炎症指标明显升高，自身抗体、类风湿因子、HLA－B27 检查均阴性。④患者骶髂关节 CT、MRI 均提示左侧单侧骶髂关节炎伴有明显骨质破坏。⑤治疗药物应答方面，门诊给予 NSAIDs 治疗，患者疼痛有好转。综合患者临床表现、辅助检查及药物应答，需鉴别血清阴性脊柱关节病、感染、肿瘤等，建议进一步完善血培养、PET/CT、骨髓穿刺等检查。

主治医师：

患者年轻女性，左侧臀部疼痛起病，骶髂关节影像学支持单侧骶髂关节炎表现，但患者临床表现、HLA－B27 结果均不支持 SpA 诊断，且从患者疼痛的部位和特点来看，并不符合 SpA 经典的炎性腰背痛（隐匿起病、夜间痛、活动后改善、休息后无明显改善），虽然患者对 NSAIDs 有部分应答，但结合患者临床表现及影像学检查，并不首先考虑 SpA。感染和肿瘤应该是需要着重筛查的内容，尤其是容易促进破骨表现的肿瘤，以及病程相对温和的非典型菌感染的筛查。

主任医师：

患者为 24 岁年轻女性，左臀部疼痛 5 个月，检查发现左侧单侧骶髂关节炎，SpA 是首先需要鉴别的，除了病史特点和炎性腰背痛不典型以外，仔细看骶髂关节炎的特点也不符合SpA，一来是两侧骶髂关节的病变出现严重的不对称（患者左侧存在严重的骶髂关节炎伴明显骨质破坏，但右侧骶髂关节完全正常）；二来左侧存在严重的骶髂关节炎伴严重的髂骨骨质破坏，但并没有出现SpA进展期的关节强直、关节间隙变小甚至融合趋势。因此，下一步应着重筛查感染和肿瘤，溶骨性肿瘤除了通过肿瘤标志物、PET/CT筛查外，全身骨扫描也能提供全身其他部位溶骨性病变依据；如果未发现其他溶骨性表现，那么对于左侧骶髂关节局灶性病变，局部关节活检势在必行。

后续诊疗经过

患者入院后进一步完善感染和肿瘤相关筛查，全身骨扫描：左骶髂关节见显像剂浓聚，余全身各骨显像剂分布左右对称、均匀，未见明显局部异常显像剂分布减低或浓聚灶（图3-2），T-SPOT提示阳性（抗原A：24，抗原B：1），进一步完善左侧骶髂关节活检，术后病理提示肉芽肿性炎伴坏死、倾向结核，活检病理标本找抗酸杆菌（+），考虑结核性骶髂关节炎，予四联抗结核治疗后患者症状改善。

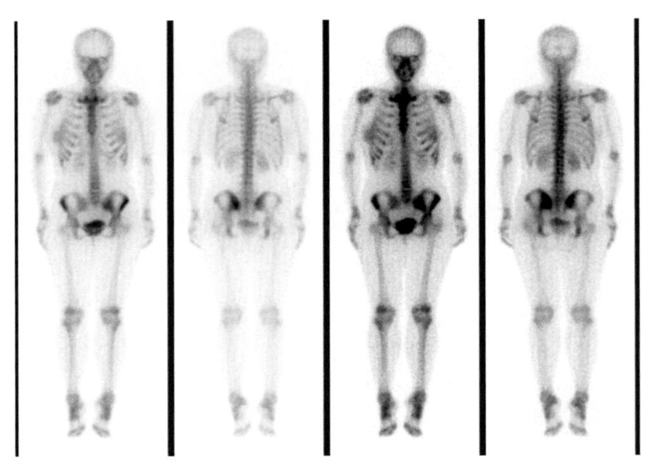

图3-2　全身骨扫描：左骶髂关节见显像剂浓聚，余全身各骨显像剂分布左右对称均匀，未见明显局部异常显像剂分布减低或浓聚灶

最终诊断

结核性骶髂关节炎。

疾病诊疗过程总结

年轻女性患者，亚急性-慢性病程；左侧臀部疼痛、影像学提示左侧骶髂关节炎半严重骨质破坏，全身骨扫描未见其他关节病变；骶髂关节活检病理、病原微生物及血结核T-SPOT检查证实结核性骶髂关节炎，经抗结核治疗后好转。

诊疗启迪

（1）单侧骶髂关节炎诊断SpA须谨慎，尤其需要鉴别肿瘤、感染等其他原因引起的骶髂关节炎。

(2) 对于不明原因的单侧关节炎伴明显骨质破坏患者，骨活检是重要的检查手段。

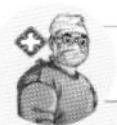

专家点评

1. 行业内知名专家点评

同济大学附属同济医院 汤建平 主任医师

该例患者女性 24 岁，单侧左侧臀区痛 5 月余，无明显晨僵、夜间休息痛等症状，无发热、咳嗽、咯血、胸闷与腹痛、腹泻、尿血等肠道、泌尿道感染表现，骶髂关节 CT 左侧骶骨面、髂骨面均现侵蚀破坏征象，不显示 AS 常见的关节面侵蚀、硬化、小囊状病变，HLA-B27(－)，最后血液 T-SPOT(＋)，骶髂关节活检病理见炎性肉芽肿、结核可能，抗酸杆菌(－)，诊断为骶髂关节结核。

该例属于罕见病例，提示临床风湿免疫科医师，即使是年轻患者有下腰部臀区痛，遇到单侧骶髂关节 CT 影像学改变，临床非典型 AS 症状，需要多些病因分析，排除少见的结核、真菌、细菌感染或肿瘤可能，因为治疗措施、预后均与 AS 完全不同。

2. 主任点评

上海交通大学医学院附属仁济医院 李挺 副主任医师

由于强直性脊柱炎患者早期症状隐匿，往往容易造成延迟诊断的问题，因此，目前临床上常用的中轴型脊柱关节炎(SpA)的概念更有助于患者的早期诊断，尤其在早期 SpA 患者的鉴别诊断中，除了记录患者的 HLA-B27、腰背痛、骶髂关节炎以外，还需要进一步了解 SpA 阳性家族史、指(趾)炎、附着点炎、葡萄膜炎、炎症性肠病、银屑病、非对称性关节炎、对非甾体抗炎药应答、急性炎症指标升高等其他重要信息。对于非典型炎性腰背痛患者，如出现单侧骶髂关节炎，切勿盲目诊断 SpA，要全面筛查潜在的感染、肿瘤等其他原因。

(陈志威)

参考文献

VAN DER HEIJDE D, RAMIRO S, LANDEWÉ R, et al. 2016 update of the ASAS-EULAR management recommendations for axial spondyloarthritis [J]. Ann Rheum Dis, 2017 Jun;76(6):978-991.

病例4 年轻女性，发热伴臀部疼痛，骶髂关节水肿信号——脊柱关节炎？

主诉

患者，女，38 岁，因“发热伴臀部疼痛 1 个月”入院。

病史摘要

现病史：患者1个月前无明显诱因下出现发热，伴臀部疼痛，发热最高体温38.5℃，发热前无明显畏寒，无咳嗽、咳痰，无咽痛，有臀部疼痛明显，无明显红肿及波动感，压之疼痛，翻身困难，活动后疼痛无明显改善，有夜间痛明显，夜间睡眠较差，无明显晨僵感，病程中无明显脱发、面部红斑、口腔溃疡、明显口眼干、外周关节疼痛、黏液便、虹膜炎等。当地医院就诊，查HLA-B27(—)，骶髂关节CT检查提示双侧骶髂关节致密性骨炎，骶关节MRI提示两侧骶髂关节改变，考虑炎性病变，ANA颗粒型1∶320，抗SSA阳性，ESR及CRP明显升高，肝功能轻度异常，考虑致密性骶髂关节炎，未分化结缔组织病，给予塞来昔布胶囊止痛等对症治疗，患者自述症状无明显缓解，后至我院门诊就诊，查ESR 106 mm/h，ANCA阴性，HLA-B27阴性，ALT 86 U/L，ANA颗粒型1∶320，ENA阴性，抗双链DNA(dsDNA) 35.53 IU/ml；血常规提示WBC 11.2×10^9/L，N% 85.1%，RBC 3.43×10^{12}/L，Hb 95 g/L，PLT 178×10^9/L，为进一步诊治收入我科。

患者自起病以来，精神、食欲略差，大便如常，小便如常，睡眠尚可，饮食未见异常，体重下降。

既往史：否认高血压病、糖尿病等慢性病史，否认传染病史。

个人史：无不良嗜好，无手术、外伤、输血史。

家族史：否认家族类似病史。

体格检查：T 37.6℃，P 97次/分，R 20次/分，BP 112/71 mmHg。神志清楚，两肺呼吸音清，未闻及明显干、湿啰音，心律齐，未闻及病理性杂音，腹平软，全腹无压痛及反跳痛，直腿抬高试验阳性，“4”字试验阳性，四肢关节无红肿及轻压痛，双下肢无水肿。

实验室检查：血常规：WBC 21.39×10^9/L，N% 90.4%，L% 6.5%，Hb 98 g/L，PLT 246×10^9/L。尿常规+镜检尿胆红素(+)，镜检白细胞(30～35)个/HP，尿蛋白弱阳性。ESR 90.00 mm/h，铁蛋白988.9 μg/L，D-二聚体8.44 mg/L。生化：白蛋白(albumin，Alb) 29.2 g/L，球蛋白47.5 g/L，ALT 131 IU/L，AST 87 U/L，谷草转氨酶同工酶38 U/L，LDH 651 U/L，ALP 445 U/L，GGT 242 U/L，直接胆红素(direct bilirubin，DBil) 7.5 μmol/L，总胆红素(total bilirubin，TBil) 17 μmol/L，钠139 mmol/L，钾4.01 mmol/L，BUN 4.87 mmol/L，Scr 45 μmol/L，血糖5.08 mmol/L。肿瘤标志物：AFP 2.20 ng/ml，癌胚抗原(carcinoembryonic antigen，CEA 1.00 ng/ml，糖类抗原(carbohydrate antigen，CA) 199 19.73 U/ml，CA125 24.19 U/ml，细胞角蛋白19片段(cytokeratin-19-fragment，CYFRA21-1) 6.22 ng/ml，鳞状细胞癌抗原(squamous cell carcinoma antigen，SCC) 0.4 ng/ml。自身抗体：ANA 1∶160颗粒型，抗SSA抗体阳性，余ENA抗体均阴性，抗核小体抗体阴性，抗CCP抗体阴性，抗B2糖蛋白1抗IgG阴性，抗B2糖蛋白抗IgM阴性，抗髓过氧化物酶抗体阴性，抗蛋白酶3抗体IgG阴性。补体C3 1.22 g/L，补体C4 0.279 g/L。两次血培养7天细菌、厌氧菌无生长。

特殊检查：B超：左侧颌下多发淋巴结肿大，右侧颌下、双侧颈部、双侧锁骨上、双侧腋下及双侧腹股沟目前未见明显淋巴结。外院骶髂关节CT检查提示双侧骶髂关节致密性骨炎。外院腰椎MRI提示腰4、骶1椎体，骶骨及双侧髂骨异常强化灶，考虑炎性病变可能，盆腔少量积液(图4-1)。

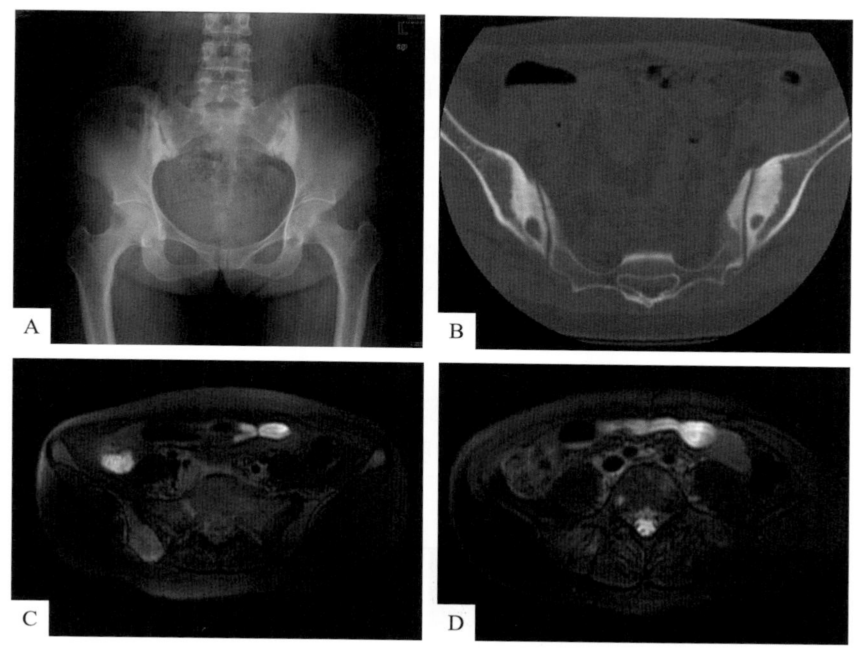

图 4-1 患者影像学检查

A. 骨盆片；B. 骶髂关节 CT；C. 骶髂关节 MRI T2-STIR 序列；D. 腰椎 MRI T2-STIR 序列

初步诊断：腰背部疼痛待查：脊柱关节病？

病例讨论

住院医师：

患者为年轻女性，以发热伴臀部疼痛起病，临床表现有部分炎性腰背痛的特征，但病程较短，一般与 SpA 相关的炎性腰背痛病程在 2～3 个月，实验室检查提示有炎症指标升高，ANA 及 SSA 阳性，WBC 及 LDH 明显升高，骶髂关节 CT 提示为致密性骨炎，MRI 提示椎体、骶骨及髂骨的异常水肿信号灶，超声提示颈部多发淋巴结肿大。我们都知道，约 20%的其他病因所致腰痛者主诉症状与炎性腰背痛相似，如把炎性腰背痛作为 axSpA 的唯一诊断标准，axSpA 假阳性诊断的比例将较高。结合患者临床表现及异常的血象、生化表现，鉴别诊断需要考虑血液系统疾病、感染性疾病，目前积极完善骨髓穿刺、病理及培养，血培养等相关检查。

主治医师：

该患者发热及臀部疼痛明显，对 NSAIDs 应答较差，有非特异的自身免疫异常表现，如 ANA、SSA 阳性，需要鉴别腰背痛相关但非 SpA 的疾病，入院后排查骨髓培养及血培养无阳性回报，骶髂关节感染可能类似于炎症性非感染性骶髂关节炎。然而，骶髂关节感染常为单侧、重度且常伴其他感染迹象，炎症反应常会蔓延至周围软组织。该患者骶髂关节炎症信号分布广，但未扩散至软组织，故骶髂关节感染依据不足。另一个重要的鉴别诊断则是血液系统疾病，完善骨穿病理提示有肿瘤细胞浸润，骨髓涂片可见异常细胞，该患者恶性肿瘤诊断可能性大。

主任医师：

以骶髂关节炎为伴发表现的恶性肿瘤在临床工作中不少见，是恶性肿瘤的风湿表现之一，尤其是在出现其他征象时，当格外警惕。在接诊炎症性腰背痛患者时，鉴别诊断应扩展到所有腰背痛可能，减少 axSpA 的错误分类或过度诊断。

后续诊疗经过

完善骨髓常规及病理提示骨髓中可见肿瘤细胞浸润，骨髓细胞涂片可见异常细胞，分类占 14.5%，POX 阴性；NAP 积分 171 分/100N. C。免疫组化提示骨髓增生细胞 Vim(＋)、CD4(＋)、CK(－)、EMA(－)、CD30(－)、LCA(－)、CD20(－)、CD3(－)、ALK(－)、TIA－1(－)、GB(－)、PG－M1(－)、CD8(－)、CD56(－)、MPO(－)、Ki－67(阳性率10%)，酶标示恶性肿瘤间叶表型。PET/CT 检查高度怀疑淋巴瘤(图 4－2)，请外科会诊后行颈部淋巴结活检，术中病理切片提示肿瘤细胞浸润。现患者仍有发热及臀部疼痛，建议患者外院或血液科继续治疗。

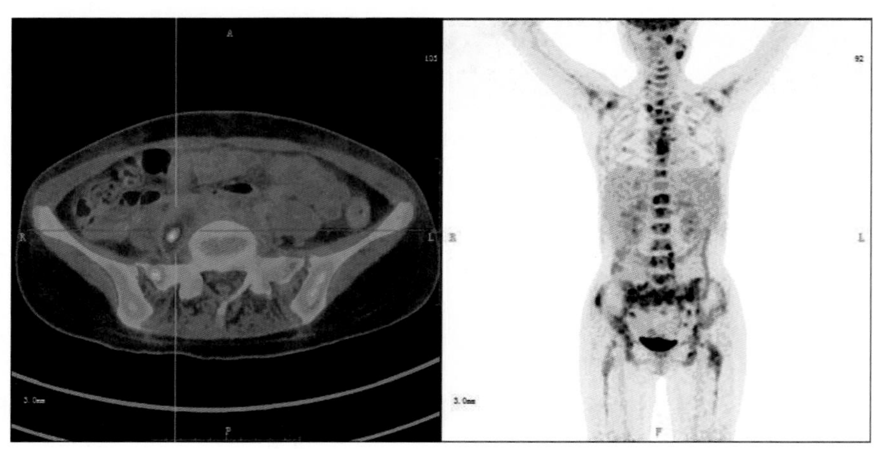

图 4－2　患者 PET/CT 检查结果

最终诊断

恶性肿瘤(恶性淋巴瘤可能)。

疾病诊疗过程总结

该病例为年轻女性，发热伴炎性腰背痛起病，但与典型 SpA 炎性腰背痛并不完全符合，同时存在异常实验室指标(如自身抗体阳性等)及影像学表现，经充分鉴别诊断后，通过穿刺病理及 PET/CT 等最终明确诊断。

诊疗启迪

(1) 鉴别诊断在于捕捉寻常中的异常点，典型表现中的不典型。

(2) 病理始终是病因诊断的金标准。

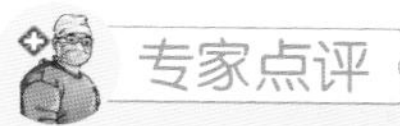

1. 行业内知名专家点评

海军军医大学第二附属医院 吴歆 主任医师

该病例特点是臀部疼痛病程短，NSAIDs 疗效不佳，HLA－B27 阴性，且存在一些非特异的自身免疫表现以及骨髓水肿伴扁骨受累，这些归属为 axSpA 的“反向”证据，此时需进行充分的鉴别诊断。尽管该患者腰椎及骶髂关节 MRI 提示有骨髓水肿，但骨髓水肿并非 SpA 的特异性表现，在感染性病变、肿瘤性病变、运动损伤等情况下均可见到骨髓水肿的情况。该患者通过全面客观评估后，经 PET/CT、骨髓活检、淋巴结活检最终诊断为恶性肿瘤，诊断明确。

2. 主任点评

上海交通大学医学院附属仁济医院 叶霜 主任医师

MRI 的骨髓水肿，ASAS 定义是指在同一层面上显示至少 2 个骨髓水肿病变，或者在至少 2 个连续层面上显示同一象限中存在一个病变。如果病变不止一个，则 axSpA 骶髂关节炎的概率更大。MRI 所示软骨下骨髓水肿，在考虑将其列入确诊 axSPA 的因素之一时，应排除骶髂关节骨髓水肿的其他原因，尤其是机械应力，如在健康人群、运动员、分娩后都可以看到骨髓水肿。既往研究在跑步者和运动员中发现，满足 ASAS 阳性表现定义的骨髓水肿占 30%～41%，最常受累的关节象限为髂骨后下方，但这些个体几乎没有骨侵蚀。解读 MRI 应考虑到所有特征、其范围和强度以及血管等造成假阳性的可能，阅片者应就 MRI 表现是否符合 axSpA 得出总体的怀疑度。

（陈洁）

参考文献

[1] LAMBERT RGW, BAKKER PAC, VAN DER HEIJDE D, et al. Defining active sacroiliitis on MRI for classification of axial spondyloarthritis: update by the ASAS MRI working group [J]. Ann Rheum Dis, 2016,75(11):1958－1963.

[2] BARALIAKOS X, GHADIR A, FRUTH M, et al. Which magnetic resonance imaging lesions in the sacroiliac joints are most relevant for diagnosing axial spondyloarthritis? A prospective study comparing rheumatologists' evaluations with radiologists' findings [J]. Arthritis Rheumatol, 2021,73(5):800－805.

病例5 炎性背痛伴高尿酸血症——强直性脊柱炎?

主诉

患者男，35 岁，因“反复四肢关节肿痛 10 余年，加重半年”入院。

病史摘要

现病史：患者 2006 年开始无明显诱因出现右手第二掌指关节红肿、疼痛，1～2 天达高峰，可自行缓解，每年发作 1～2 次，未诊治，逐渐发展至双肘关节、双踝关节、双足背，呈游走性，无口腔溃疡、皮疹、光过敏，无咳嗽、咳痰，无腰背痛，无腹痛、腹泻，无尿频、尿急、尿痛等不适，就诊于当地医院，经检查诊断为"痛风性关节炎"，口服"苯溴马隆片 50 mg qd"治疗 2～3 个月后自行停药，疼痛发作时自服"止痛药"处理，每年发作频率逐渐增多，监测尿酸波动在 800～900 μmol/L。2016 年开始出现右手第二掌指关节处痛风石沉积，并逐渐增大，范围扩大至近端指间关节；2019 年初开始自服"葵花盘"治疗，关节肿痛仍反复发作；2020 年 2 月出现双膝关节肿痛，左膝为甚，伴腰背部疼痛，活动障碍，行走困难。2020 年 8 月 23 日就诊于上海西郊骨科医院，查尿酸 684 μmol/L，ESR 17 mm/h，CRP 47.2 mg/L，RF(—)，抗链球菌溶血素 O(anti-streptolysin O，ASO) 607.5 IU/ml。CT 示：左膝关节痛风性关节炎考虑，关节腔中量以上积液，右膝关节腔少许积液。骶髂关节 MRI：两侧强直性骶髂关节炎符合(左侧甚)，给予"非布司他 40 mg qd、依托考昔 1# qd"治疗，左膝关节肿痛无明显改善，今为进一步诊治收住我科治疗。

既往史：发现血压升高 10 天，最高 172/108 mmHg，未治疗；否认糖尿病病史；否认传染病病史。

个人史：无烟酒不良嗜好，无手术、外伤、输血史。

家族史：父母健在，父亲有"痛风、高血压"病史，否认特殊家族史。

体格检查：T 36.4℃，P 94 次/分，R 18 次/分，BP 172/108 mmHg；BMI 28.8 kg/m^2；神清，精神可，颈软，无抵抗。浅表淋巴结未及肿大，未及明显皮疹、皮肤紫癜、皮下结节，心律齐，未及杂音，双肺呼吸音清，未及干、湿啰音，腹软，无压痛，无反跳痛，肝脾肋下未及。右手示指及双足背可见痛风石(图 5－1A)。左膝关节肿胀，压痛不明显，局部皮温升高，活动障碍，左侧"4"字试验可疑阳性，四肢肌力肌张力可，双下肢无水肿，病理征阴性。

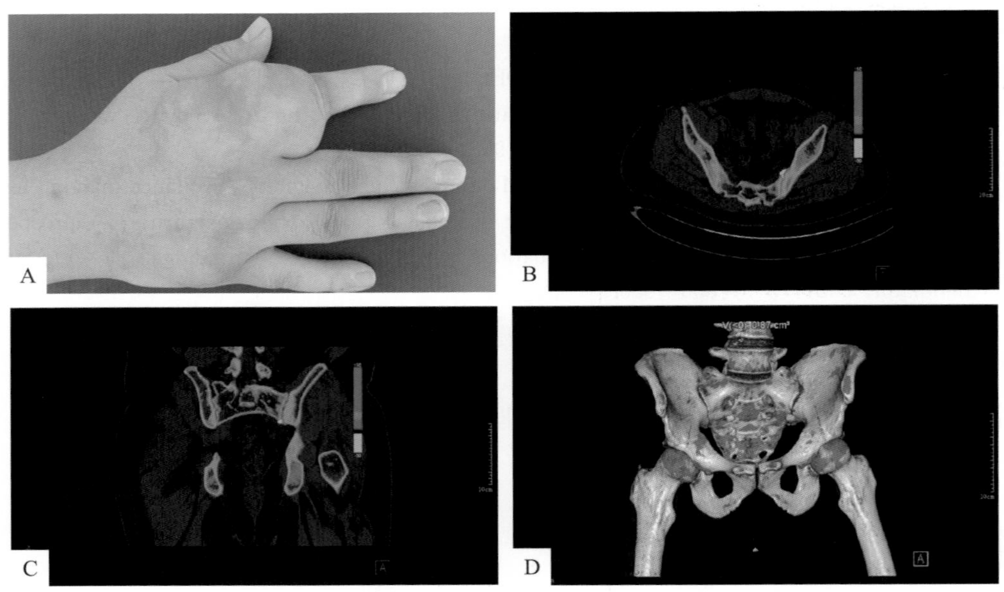

图 5－1　A. 患者手指痛风石；B、C. 双能 CT 显示患者骶髂关节尿酸盐沉积；D. 重建双能 CT 影像

初步诊断：痛风性关节炎（急性发作期），痛风石；强直性脊柱炎？高血压病 2 级。

病例讨论

住院医师：

该病例病程特点：①中青年男性，病程长。②游走性关节疼痛反复发作，多关节受累，不伴有关节外症状。③外院因尿酸高诊断为痛风，予以降尿酸及镇痛治疗有效，既往治疗不规律，尿酸波动大，右手指关节有痛风石沉积。④近期患者尿酸控制欠佳，出现腰背部疼痛，行走困难，外院 MRI 提示强直性骶髂关节炎可能。⑤体格检查提示患者肥胖，体重指数（body mass index，BMI）高，指关节可见痛风石沉积。患者既往痛风诊断明确，因治疗不规范导致全身多部位尿酸盐结晶沉积、关节破坏等。此次因新发腰背部疼痛入院，结合影像学检查，考虑痛风合并脊柱关节炎，需进一步明确 SpA 具体类型。

主治医师：

SpA 包括一系列疾病：强直性脊柱炎、放射学阴性 axSpA、银屑病相关关节炎和炎症性肠病相关关节炎等。不同形式的 SpA 具有多种共同的临床特征；最突出的特征是中轴关节（尤其是骶髂关节）炎症、不对称的寡关节炎（尤其是下肢）、指/趾炎（香肠指/趾）和附着点炎（韧带或肌腱的骨骼附着处炎症）。SpA 的基本特征是慢性背痛、HLA－B27 阳性以及 X 线片或 MRI 示骶髂关节炎；还可出现多种关节外表现，包括葡萄膜炎、银屑病以及炎症性肠病。需进一步完善 HLA－B27 等检查与感染、肿瘤及代谢性疾病相鉴别。

主任医师：

尽管 SpA 是炎性背痛的最常见原因，尤其是在年轻的男性人群中，但感染和代谢性疾病也需要加以考虑。痛风通常是导致周围性单关节炎或寡关节炎的原因，在疾病的慢性期，可能会变成多关节受累。痛风石常在慢性痛风中发展，也可能是疾病的首发征兆。尽管中轴关节的痛风石很少见，但慢性肾功能衰竭、肥胖、动脉高血压、利尿剂和低剂量使用水杨酸盐是该病的主要危险因素。中轴痛风的标准是骨侵蚀、关节或椎间盘钙化和骨骼痛风石。在这种情况下，难以通过诸如 MRI 或超声的普通成像来具体地识别痛风是否是主要病因。双能 CT（dual energy CT，DECT）检查可特异性地识别关节和关节周围的尿酸盐沉积，并且可以区分尿酸盐和钙沉积。因此需要进一步评估该患者炎性背痛是否为痛风所致。

后续诊疗经过

血、尿、粪常规正常；CRP 22.57 mg/L，ESR 12.00 mm/h，UA 441 μmol/L；余生化、ANA、ENA 等均大致正常。

MRI 骶髂关节平扫：双侧骶髂关节在位，关节面毛糙，关节面下可见多发骨质破坏灶，T1WI 呈低信号，T2WI 呈偏低信号，T2WI/脂肪抑制呈高信号，边缘模糊，双侧骶髂关节间隙稍狭窄。周围软组织未见明显异常。检查结论：双侧骶髂关节 MRI 表现考虑强直性脊柱炎。

关节超声：①双膝髌上囊少量积液，双膝髌韧带股骨远端胫骨附着点钙化可能。②左膝内外侧轻度滑膜增生伴结晶形成，伴轻度滑膜炎，伴骨质增生。③左膝关节软骨尿酸盐沉积。检查所见双膝：双膝髌上囊可及少量无回声信号，未及异常能量多普勒信号。左膝内外侧可及少量偏低回声信号，可及点状偏高回声信号，可及少量异常能量多普勒信号，可及骨皮质尖锐隆起。双侧股四头肌腱、内外侧副韧带及髌支持带、鹅足腱未见肿胀及撕裂。双膝周围软组织未见异常回声信号。双膝髌韧带股骨远端胫骨附着点可及点状偏高回声信号,左膝关节软骨可及双线征,未及骨皮质不连续,未及双线征。

骶髂关节 CT 平扫示:双侧骶髂关节诸骨骨皮质连续,双侧骶髂关节间隙消失,局部骨质密度不均匀增高,腰 4 及腰 5 左侧附件密度不均匀增高、小关节融合改变。周围软组织未见明显异常。检查结论:双侧骶髂关节融合、腰椎小关节病变提示强直性脊柱炎,请结合相关生化指标。

左膝关节 CT 平扫示:膝关节在位,胫骨髁间棘和髌骨上极变尖,胫骨平台面密度增高,边缘变尖,关节间隙狭窄,髌上囊内见高低混杂密度影,周围软组织增厚。

双能 CT:双侧骶髂关节尿酸盐沉积,左侧为著(图 5-1 B~D)。

最终诊断

痛风性关节炎(累及多关节),痛风石,高血压病 2 级。

疾病诊疗过程总结

该患者长病程痛风,治疗不规律,反复发作,外周多关节出现痛风石沉积;肥胖,伴有高血压、高血脂等代谢异常;近期出现炎性背痛,无明显关节外症状;影像学提示强直性脊柱炎可能;经过更详细的双能 CT 检查,发现双侧骶髂关节有痛风石沉积,结合血清学检查及既往病史,综合考虑炎性背痛为痛风所致。

诊疗启迪

(1) 炎性背痛是临床常见症状,尽管脊柱关节炎是最常见的病因,仍有许多疾病需结合病史、血清学、影像学检查仔细鉴别。

(2) 痛风石多位于外周关节,中轴关节沉积虽然少见,但是也可以引起炎性背痛。

(3) 双能 CT 可特异性地识别关节和关节周围的尿酸盐沉积,对于不典型部位的痛风石诊断有较大的价值。

专家点评

1. 行业内知名专家点评

上海中医药大学附属岳阳中西医结合医院 薛鸾 主任医师

患者为年轻男性,既往有明确的痛风性关节炎病史,未规范治疗,长期尿酸控制不佳;此次发病主要表现为腰背痛,骶髂关节影像学提示有炎症和关节融合。尽管影像学提示强直性脊柱炎的可能,但结合患者反复四肢关节肿痛十余年,右手示指及双足背可见痛风石沉积等临床表现,需考虑尿酸盐在中轴关节沉积的可能;双能 CT 等新技术在该病的诊断和鉴别诊断中发挥了关键作用。

2. 主任点评

上海交通大学医学院附属仁济医院 王晓栋 副主任医师

中轴痛风性关节炎被认为是罕见的疾病,既往诊断不足或报告不足。慢性肾功能衰竭、肥胖、高血压、利尿剂和低剂量使用水杨酸盐都是中轴痛风的主要危险因素。其主要表现为骨侵蚀,关节或椎间盘钙化和痛风石;主要的鉴别诊断包括强直性脊柱炎、感染性关节炎和骨髓炎等。新的影像学工具如双能 CT 等将更好的帮我们甄别出这类疾病。在两个能量水平(80 kVp 和 140 kVp)下同时采集并适当使用双能 CT,根据评估组织吸收的差异可以无创地测定化学组织组成,对 MRI 不能区分的晶体性疾病患者具有特别的帮助。

(付亚凯)

参考文献

[1] ALQATARI S, VISEVIC R, MARSHALL N, et al. An unexpected cause of sacroiliitis in a patient with gout and chronic psoriasis with inflammatory arthritis: a case report [J]. BMC Musculoskelet Disord, 2018,19(1):126.

[2] DOS SANTOS VM, PASSINI SOARES VV, DE FARIA PS, et al. A 52-year-old man with gouty arthritis and erosive lesion in the hip [J]. Rom J Morphol Embryol, 2017,58(2):557-560.

病例6 咳嗽、咳痰——肺部感染?

主诉

患者,男,38 岁,因“多关节肿痛 6 年余,咳嗽 1 个月余”入院。

病史摘要

现病史:患者 6 年前无明显诱因下出现双足跖趾关节、近端趾间关节肿痛,后逐渐累及双腕、双膝、双踝、伴晨僵(持续约 45 min),外院就诊考虑“类风湿关节炎”,给予口服药物治疗(具体诊疗不详),患者主诉症状改善。2019 年 2 月起出现咳嗽、咳少量白痰,无气促、无发热、无胸闷、无胸痛,当地行胸部 CT 检查,结果显示:两肺弥漫性散在炎性病变。诊断为肺部感染类风湿关节炎,外院给予头孢哌酮舒巴坦、左氧氟沙星、氟康唑抗感染治疗,咳嗽症状无缓解。2019 年 3 月于我院门诊就诊,无口腔溃疡,无皮疹,无脱发,无口干、眼干等。实验室检查:血、尿常规大致正常,ESR 9 mm/h, CRP 1.9 mg/L, PCT 0.07 ng/ml,抗 CCP 2.25 RU/ml, RF 阴性,ALT 96 U/L, AST 56 U/L,Scr(—), UA 255 μmol/L, CK(—);抗核抗体 1∶1 280,核颗粒型,抗 SSA(+),抗 SSB(+),抗 dsDNA(—);核周型抗中性粒细胞胞质抗体(perinuclear anti-neutrophil cytoplasmic antibodies, p-ANCA)(—),胞质型抗中性粒细胞胞质抗体(cytoplasmic anti-neutrophil cytoplasmic antibodies, c-ANCA)(—);补体 C3 0.833 g/L, IgG 17.8 g/L, IgA/M(—);肿瘤指标:AFP、CEA(—)。肺部 CT:两肺散

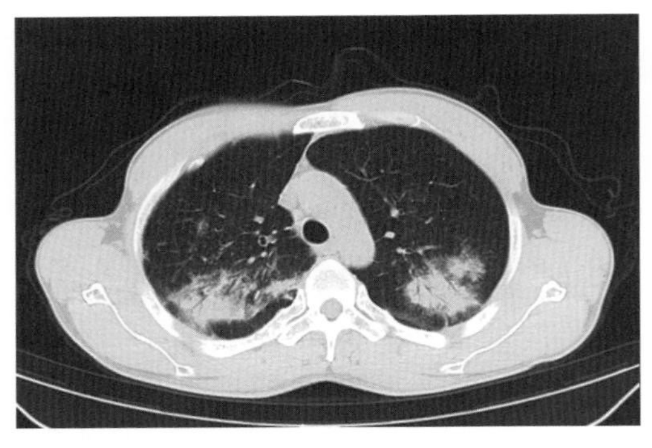

图 6-1 肺部 CT：两肺多发渗出、实变影，部分内见支气管充气征；两肺散在炎性改变，感染性病变待排

在炎性改变，感染性病变待排（图 6-1）。

既往史：既往史无殊，精神尚可，胃纳可，二便可，体重无明显下降。

有吸烟史，少量饮酒史。否认高血压病、糖尿病病史，否认乙肝、结核病史。无低血糖病史。

个人史：工人，无不良嗜好。无其余药物长期使用史。

家族史：否认家族类似病史。

体格检查：T 36.5℃，P 90 次/分，R 19 次/分，BP 132/76 mmHg。神清，精神可，全身未见皮疹，右腕 $S^{+}T^{+}$，左 PIP3 $S^{+}T^{+}$，左踝关节 $S^{+}T^{+}$ 伴活动受限。双肺呼吸音粗，未见明显干、湿啰音。心律齐，各瓣膜听诊区未闻及病理性杂音。腹软、无压痛、反跳痛，肝、脾肋下未及。双下肢无水肿，四肢肌力Ⅴ级，颈软，病理征(—)。

初步诊断：类风湿关节炎，肺部感染？

病例讨论

住院医师：

该病例的特点：①中年男性，30 岁起病，病程长。②多关节肿胀伴晨僵，踝关节活动受限。抗- CCP 抗体阳性，ESR、CRP 升高。③曾经使用抗风湿药物且有效。④有咳嗽、咳痰，胸部 CT 显示两肺弥漫性散在炎性病变。使用多种抗细菌、抗真菌药物治疗，疗效欠佳，要考虑非典型病原体或者耐药菌感染。该患者经济条件可，愿意接受基因测序检测。

主治医师：

该患者多关节肿痛，伴晨僵和活动受限，有炎症指标升高，抗 CCP 抗体阳性，类风湿关节炎(RA)诊断明确。同时 RA 可以累及肺部，该患者治疗不规范，发病以来没有定期随访肺部 CT，所以要考虑是否是原发病导致的肺部病变。RA 相关性肺部病变大部分为肺间质性病变(RA - ILD)，发病率为 10%～50%，说明在不同研究中的差异较大。RA - ILD 的危险因素：①RA 病情严重者，特别是有高滴度 RF 或者抗 CCP 抗体的患者。②男性多见。③多见于年龄较大或者病程较长的 RA 患者。④有吸烟史。同时某些治疗 RA 的药物也有导致或加重肺纤维化的可能。RA - ILD 最常见的类型是普通型间质性肺炎（usual interstitial pneumonia，UIP）和非特异性间质性肺炎（non-specific interstitial pneumonia，NSIP），两者比率相近。还有机化性肺炎（organizing pneumonia，OP）、淋巴样间质性肺炎和弥漫性肺泡损伤（diffuse alveolar damage，DAD）。所以建议患者行支气管肺泡灌洗，有助于明确可能的病原体。必要时建议行肺组织活检，最好能为明确诊断获得病理学依据。

主任医师：

这是一例中年男性患者，RA 病程已长达 6 年。临床表现和辅助检查均符合 RA 的诊断，目前的主要问题在于肺部病变的性质，制订下一步的治疗方案。如果患者肺部表现不是感染而是原发疾病引起，需要尽快加用免疫抑制甚至激素的治疗。同时患者有高滴度的

ANA、抗 SSA、抗 SSB，虽然没有典型的口干、眼干症状，需要进一步排除干燥综合征（SS）的存在，RA 合并 SS 的患者更容易有肺部的累及。同时还要排除肿瘤、药物等其他因素。由于该患者的病变是沿气道分布，需要考虑是否存在吸入性因素，特别是粉尘、飞沫等，要排除过敏性因素。

后续诊疗经过

患者的痰培养结果显示：痰涂片＋培养示真菌未找到，结核菌未找到，细菌见副流感嗜血杆菌；支气管肺泡灌洗液（bronchoalveolar lavage fluid，BALF）示真菌未生长，结核菌未生长，细菌见咽峡性链球菌。BALF 感染病原高通量基因检测：微黄奈瑟菌序列数 18，延长奈瑟菌序列数 18，唾液链球菌序列数 12，血红链球菌序列数 12。肺组织活检：肺泡间隔纤维组织增生，肉芽肿分布其中，肉芽肿性病变，结节大小较一致，未见坏死（图 6－2）。给予激素泼尼松 50 mg qd po 加 MTX 10 mg 每周 1 次（qw）po 治疗。1 个月后复查肺部 CT 显示肺部病变显著改善（图 6－3）。

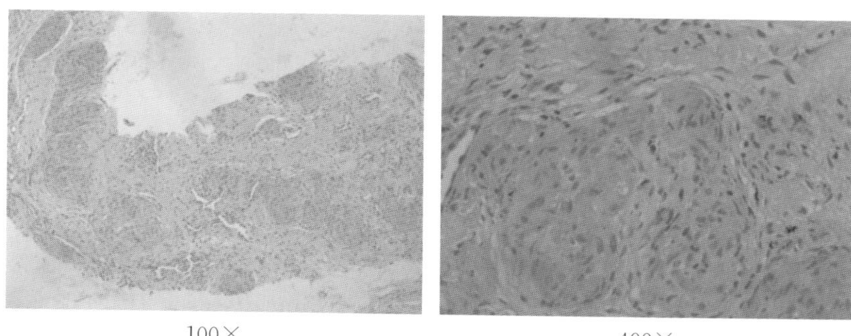

图 6－2　肺组织活检病理：肺泡间隔纤维组织增生，肉芽肿分布其中，肉芽肿性病变，结节大小较一致，未见坏死

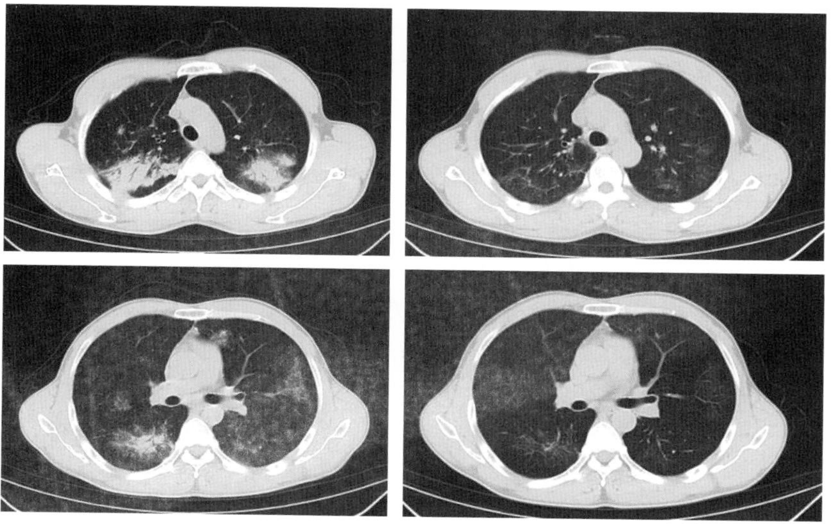

图 6－3　左：发病时（激素治疗前）；右：激素治疗后

最终诊断

类风湿关节炎肺部累及。

疾病诊疗过程总结

该患者病程较长，多关节肿痛，抗 CCP 抗体阳性，曾按照类风湿关节炎治疗，关节症状改善。新出现呼吸系统症状，外院考虑肺部感染，进行抗感染治疗，疗效欠佳，所以开始重新反思肺部病变的性质，仔细进行鉴别诊断。最后通过肺泡灌洗＋测序，排除了致病性病原体的感染，肺部组织活检证实为肉芽肿性炎症病变，同时排除肿瘤性病变，最终使患者得到了有效的治疗，之后肺部病变显著改善。

诊疗启迪

（1）对于 RA 患者需要筛查和随访关节外病变，特别是肺部病变。

（2）对于非典型的 RA 肺部病变，需要积极排除感染、肿瘤等因素，必要时应行肺组织活检。

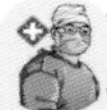

专家点评

1. 行业内知名专家点评

同济大学附属同济医院 汤建平 主任医师

该病例男性 38 岁，有 RA 病史 6 年，间歇咳嗽 1 个月余，肺部 CT 两侧散在炎性病变、无典型条索样结节样间质性肺疾病(interstitial lung disease，ILD)征象，痰培养病原体与病原体二代测序阴性，肺部活组织穿刺病理显示免疫性炎性肉芽肿，诊断 RA 累及肺部，未诊断 RA - ILD。

我们临床上常见 RA 继发 ILD，占 30%比例，治疗棘手，最终都因为肺部纤维化加重或继发反复肺部感染、呼吸衰竭而死亡。该例 RA 累及肺部，目前在治疗上糖皮质激素＋MTX 有效。后期如果病情反复，可以考虑用环孢素、他克莫司或 JAK 抑制剂巴瑞替尼、生物制剂阿达木单抗、利妥昔单抗等。

2. 主任点评

上海交通大学医学院附属仁济医院 戴岷 副主任医师

RA 自从应用倒金字塔原则，以 DMARDs 药物为主治疗以来，预后已有极大改善。20 余年前生物制剂的应用更将 RA 的治疗带入了一个更优越的层面。但十数年以来治疗指南反复修改，却对关节外脏器累及的诊疗罕有提及。积累总结 RA 关节外脏器累及的诊疗学识亟待所有风湿病学医师全力以赴。

（杜芳，戴岷，胡大伟）

病例7 被"啃噬"的身体——脓疱病?

主诉

患者,女,31 岁,因"皮肤脓疱伴多关节痛 3 个月余"入院。

病史摘要

现病史:患者 3 个月余前无明显诱因下出现全身多处脓疱,以掌跖、臀区为重,可见脓液溢出,面部及躯干部可见痤疮,无发热。于当地诊所服用中药,效果不佳。随后逐渐出现多关节疼痛,先后累及胸锁关节、右髋关节、右肘关节,伴活动受限,无晨僵,无关节肿胀,无口、眼干,无口腔溃疡及光过敏。曾就诊于当地三级医院皮肤科,查 CRP 2.74 mg/dl, ESR 66 mm/h,血常规 PLT 360×10^9/L, IgA 4.7 g/L, ANA 1∶100(胞质颗粒型+核颗粒型),抗 ENA、dsDNA、抗心磷脂抗体(anti-cardiolipid antibody, ACL)、ANCA、CCP、RF 均阴性;补体、肝肾功能正常。右肘关节 CT 示右侧尺骨冠状突区异常改变,考虑骨折;右肘超声示右侧肘部外侧肌层回声不均,右肘关节腔少量积液;骨盆正位 X 线片示右侧骶髂关节面模糊;骨密度正常。当地医院考虑"脓疱病",予洛索洛芬钠 1 片 bid 对症治疗,效果仍不佳。为求进一步诊治收住我科。

自起病以来,精神可,胃纳可,大便如常,小便如常,睡眠尚可,饮食未见异常,体重无明显变化。

既往史:平素体健,否认乙肝、结核等传染病病史。否认药物等过敏史。

个人史:生长于原籍,无烟酒等不良嗜好,无毒害物质接触史,近期无疫区旅游史。

婚育、月经史:已婚未育,配偶体健。无痛经,经期规则,经量中等。

家族史:否认家族遗传性疾病病史。

专科体检:T 36.6℃, P 84 次/分, R 20 次/分, BP 103/70 mmHg,神志清,精神可,发育正常,正常面容,自主体位。双手指甲角化过度,甲下可见黄色分泌物,面部及躯干部痤疮,掌跖部位皮肤脱屑,臀区、躯干、大腿内侧多个小脓疱,左侧胸锁关节局部隆起,右侧第 2 胸肋关节压痛,右肘关节压痛,屈伸受限,右下肢"4"字试验阳性(图 7-1、图 7-2)。

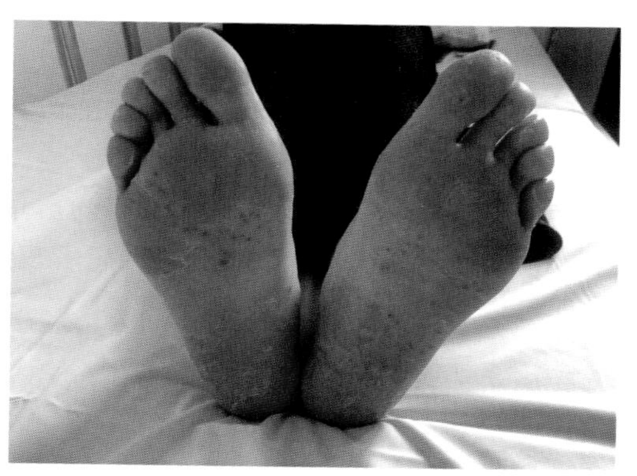

图 7-1 患者足底部外观

辅助检查:

常规及生化检测:WBC 8.66×10^9/L, RBC 3.41×10^{12}/L, Hb 101 g/L, PLT 504×10^9/L;肝、肾功能(—),甲状腺功能(—)。

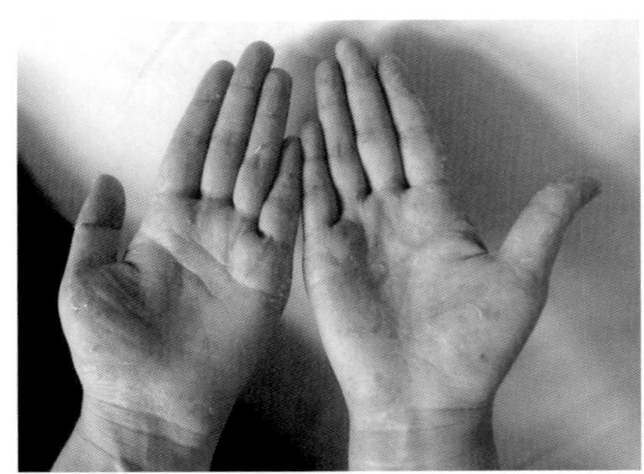
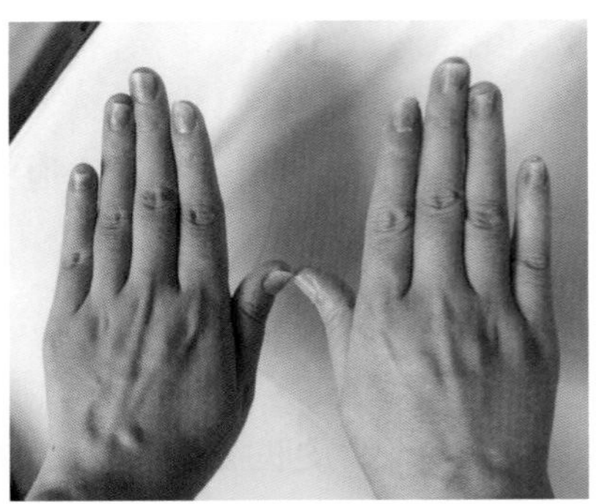

图 7-2　患者双手掌部外观

感染及炎症指标：CRP 22.3 mg/L，ESR 76 mm/h，血清淀粉样蛋白 A(serum amyloid A，SAA)164.00 mg/L，PCT(—)，铁蛋白 150.30 μg/L，白细胞介素(interleukin，IL)-6 13.38 pg/ml；T-SPOT(—)，EB 病毒(Epstein-Barr virus，EBV)、巨细胞病毒(cytomegalovirus，CMV)、人类免疫缺陷病毒(human immunodeficiency virus，HIV)均(—)。

免疫相关检查

抗 ANA 1∶80，核颗粒型；抗 ENA(—)，ANCA(—)，RF(—)，HLA-B27(—)，抗 dsDNA(—)，补体 C3、C4(—)，IgG 17.70 g/L，IgA 4.51 g/L，IgM 1.08 g/L。

骨代谢指标：骨钙素(GGS)10.12 ng/ml，25-羟基维生素 D 7.72 ng/ml，β-CTX 155.80 pg/ml；钙、磷、镁、碱性磷酸酶(—)。

肿瘤相关指标：CA199、CEA、CA125、CA153、CA211、CA724、神经元特异性烯醇化酶(neuron specific enolase，NSE)、AFP 等肿瘤标志物(—)。

特殊检查

骶髂关节 CT 平扫：右侧骶髂关节炎(炎症活动期)，伴周围软组织肿胀；扫及子宫后上方结节影，盆腔少许积液，建议完善盆腔检查。

髋关节 CT 平扫：左侧肱骨头关节面下小囊性灶，滑膜囊疝？左侧股骨头条片样诸序列低信号灶，骨岛可能；双侧髋关节腔少许积液；双侧腹股沟区数枚小淋巴结。

右肘关节正侧位 X 线片：右肘关节轻度骨质增生。

初步诊断：脓疱病，关节痛待查。

初步治疗：拟进一步完善相关检查，请皮肤科会诊评估患者皮肤病变，明确诊断；暂继续予以洛索洛芬钠片对症止痛，加强患者皮肤破溃流脓处清洁护理，予尿素乳膏及抗菌乳膏外用促进愈合。

病例讨论

住院医师：

患者为年轻女性，以全身多发皮肤脓疱、痤疮伴多关节疼痛起病，脓疱以掌跖、臀区为重，反复皮肤脱屑；关节疼痛先后累及胸锁关节、右髋关节、右肘关节，且出现活动受限，无关节肿胀，无发热等。另外有指甲过度角化改变。外院查炎症指标 ESR 增高，CRP 稍高，抗核抗体低滴度阳性(1∶100,胞质颗粒型+核颗粒型),其余包括 HLA-B27 在内的自身抗体均阴性;肝肾功能等常规指标正常;关节影像学可见初步骨质改变,骨盆 X 线片示骶髂关节面模糊,骨密度未见异常,外院考虑“脓疱病”,曾予洛索洛芬钠对症治疗,关节痛有改善,但皮肤病变未见改善。入我院后已完善血检及肘关节 X 线片,骶髂关节、髋关节 CT,结果与外院大致类似,显示包括 CRP、ESR、SAA、铁蛋白以及 PLT 等非特异性炎症指标增高,感染指标 PCT、T-SPOT 阴性,白细胞介素(interleukin, IL)-6 增高,骨代谢指标显示骨钙素(GGS)水平降低,β-CTX 水平增高,骨密度正常,关节影像学提示存在骶髂关节炎活动性改变及骨质增生等病变。就目前患者症状体征及相关检查可考虑 SAPHO 综合征可能,仍需进一步完成骨扫描等检查明确诊断后制定下一步治疗方案。

主治医师:

该病例为年轻女性,全身脓疱疮、痤疮伴多关节疼痛起病,掌跖脓疱为重,存在指甲过度角化,炎症指标增高,骨代谢指标异常,自身抗体方面仅 ANA 低滴度异常,NSAIDs 对关节症状可有一定效果,就目前情况,有理由考虑 SAPHO 综合征的诊断。SAPHO 综合征是骨和皮肤受累的一组特殊的临床症候群,临床上属于罕见病范畴;男女患病比例大概是 1∶2,女性好发,平均在 36 岁左右出现症状,男女患者的发病时间也不同。女性通常有 2 个发病高峰,一个高峰在 30 岁左右(通常于产后出现),另一个高峰在 50 岁左右(通常伴有严重的中轴受累);男性的发病则符合正态分布,在 35 岁左右发病。患者出现临床骨痛最初可表现为前胸的疼痛,而女性患者更容易被误诊为肋软骨炎等,通常这种疼痛起病比较隐匿或突然加重,位置比较弥漫、不固定,可伴有肩关节疼痛、咳嗽或打喷嚏加重,提重物加重,一部分患者可自发缓解或口服 NASIDs 缓解。本例患者起病时即以胸锁关节疼痛为主,因此必须与之鉴别。另外,骶髂关节受累时,很容易误诊为强直性脊柱炎,但 SAPHO 综合征的骶髂关节炎多数为单侧,例如该例患者为右侧骶髂关节炎,且不具备强直性脊柱炎典型的腰背痛、晨僵、胸廓活动度减少等。针对我们这例患者,反复皮肤脓疱,掌跖等部位皮肤脱屑,指甲过度角化,同时合并关节症状,还需注意与银屑病关节炎进行鉴别,但只要掌握 SAPHO 综合征的本质并非真正的炎性关节炎,便能与其他脊柱关节炎进行鉴别。后续将进一步请皮肤科会诊评估皮肤病变,并完善骨扫描明确诊断(对于典型的 SAPHO 综合征,骨扫描可见胸肋锁区处特征性的“牛头征”)。另外在治疗方面,NSAIDs 常为一线用药,可缓解关节症状,双膦酸盐(如帕米膦酸盐)能够快速、持续起效,但短期有骨炎加重的风险。个别研究报道 DMARDs 可用于 SAPHO 综合征,但观察到的疗效并不确切。亦有研究见 SAPHO 综合征患者骨标本中肿瘤坏死因子(tumor necrosis factor, TNF)-α 表达增多,因此对传统药物无效或反复发作的患者可尝试使用 TNF 抑制剂,约 2/3 的患者有效,表现为骨关节及皮肤病变得到改善,尤其对掌跖脓疱病或化脓性汗腺炎有效。因此针对该患者目前病情及家庭经济状况,如进一步确诊,可推荐使用 TNF-α 抑制剂。

主任医师:

结合该例患者一般情况及病情变化,实验室、影像学检查,诊断方向可考虑 SAPHO 综合征。SAPHO 分别是 Synovitis(滑膜炎)、Acne(痤疮)、Pustulosis(脓疱病)、Hyperostosis(骨肥厚)、Osteomyelitis(骨髓炎)5 个英文字母的缩写,最早由法国学者在 1987 年提出命名。其核心内容是骨炎和骨髓炎造成的骨硬化,可同时伴有皮肤表现,即皮肤表现可以出现在骨骼损害的任何阶段,甚至缺如。最初提出概念时也是把 2 个皮肤表现和2个骨骼系统表现放在一起。但因对该疾病的本质理解不够透彻，SAPHO综合征的诊断对于很多临床医生颇具挑战。因此目前这个疾病是被低估的，容易漏诊。虽然SAPHO综合征的发病机制尚不明确，但目前认为其属于自身炎症综合征范畴，可能由于Th17细胞/调节性T细胞之间的平衡被打破，引起TNF-α等炎症因子的表达，引发免疫紊乱，继而活化破骨细胞，导致骨骼系统的病变。另外，有研究曾于SAPHO综合征患者病变骨内分离出痤疮丙酸杆菌、金黄色葡萄球菌等细菌，因此感染导致免疫激活也是其可能的发病机制。临床可见ESR、CRP、SAA等增高，骨代谢指标的异常，包括β-CTX升高和GGS水平的下降，通常ANA、RF、HLA-B27等自身抗体阴性。以上这些该患者均符合。SAPHO综合征治疗的首要目标是改善临床症状，包括骨痛和皮疹；其次是延缓关节受累的进展和促进关节功能的恢复，从而提高患者的长期生活质量。目前大多数关于SAPHO综合征治疗的研究都为病例报告或观察性研究，缺乏基于随机临床试验的证据。因此，对SAPHO综合征的治疗尚无共识。NSAIDs通常被视为缓解疼痛和控制症状的一线药物，往往对疾病诊断阶段的患者起效迅速，而NSAIDs单一疗法对广泛性骨髓炎患者作用有限，且应考虑长期使用NSAIDs的胃肠道不良反应。不同患者对传统DMARDs的反应有所不同。对于周围关节受累和中轴脊柱关节受累程度轻的患者，MTX可能有效，但目前无确切证据支持。其他的传统DMARDs包括柳氮磺胺吡啶、羟氯喹、来氟米特、沙利度胺、秋水仙碱，均有个案报告报道其对SAPHO综合征有效，仍需进一步临床试验证实。糖皮质激素可短期内改善皮损，但效果短暂极易复发，不建议长期使用。静脉注射双膦酸盐(尤其是帕米膦酸钠)，显示可显著改善患者骨痛，但对皮肤病变改善暂无进一步研究。目前抗TNF-α等生物制剂的使用已频繁被报道，包括英夫利西单抗、阿达木单抗、依那西普等，已证明这些治疗对SAPHO综合征的骨关节和皮肤病变均有效，为生物制剂首选用药，但值得注意的是，少部分皮肤受累的患者在使用英夫利西单抗治疗后表现为皮肤病变恶化或复发，可能与抗TNF治疗的不良反应相关。另外，虽然抗IL-6抑制剂托珠单抗也显示了一定程度的疗效，但普遍存在病变加重及进展风险，因此根据现有研究托珠单抗可能并非SAPHO综合征的理想选择，应慎重考虑。使用生物制剂时是否需要维持或加用DMARDs，如MTX或联合长疗程抗生素，仍需在双盲随机对照研究中得到进一步验证。小分子靶向药JAK抑制剂Tofacitinib也曾被用于治疗SAPHO综合征患者，且使患者在临床症状、炎症指标和MRI等方面出现改善，进一步疗效需要更大规模临床试验来确认。另外，既然痤疮丙酸杆菌等细菌与转录因子相互作用是其致病机制之一，故亦有回顾性研究尝试使用抗生素治疗SAPHO综合征，并证实对皮肤病变有改善，可作为辅助治疗的药物。

针对我们这例患者，皮肤病变较为严重，炎症指标高，且骶髂关节存在活动性炎症，为急性活动期；另外其对NSAIDs效果不佳，故如能明确诊断SAPHO综合征，可考虑使用生物制剂，根据患者家庭经济条件可考虑阿达木单抗，建议首次采用负荷剂量方案。有研究提出，较高的初始剂量(80～160 mg)是有效控制疾病的必要手段。但需注意患者对治疗的反应，避免出现加重或感染。

后续诊疗经过

进一步请皮肤科会诊仍考虑患者掌跖脓疱伴痤疮，根据会诊建议继续予以外用尿素乳膏，加用卤米松三氯生乳膏抗炎；患者全身骨扫描示双侧胸锁关节、右肘关节、右侧骶髂关节、双足第一跖趾关节显像剂浓聚，考虑炎症可能；左侧股骨头骨岛形成可能。诊断为SAPHO综合征，予以阿达木单抗治疗，采用方案为首次负荷剂量方案，即第1周80 mg 1次、第2周40 mg 1次，以后每两周40 mg 1次，同时予以米诺环素（50 mg bid po）抗感染治疗。患者在第一次阿达木单抗治疗后症状显著缓解，包括胸锁关节、右髋关节、右肘关节疼痛减轻，掌跖、臀区及躯干脓疱均较前减轻，复查炎症指标较前好转，予以出院随访。目前出院未满1个月，暂无进一步随访情况。

最终诊断

SAPHO综合征。

疾病诊疗过程总结

患者为年轻女性，全身脓疱疮、痤疮伴多关节疼痛起病，掌跖脓疱为重，累及胸锁关节、右髋关节、右肘关节、骶髂关节，ESR、CRP、SAA增高，骨代谢指标异常，自身抗体方面仅ANA低滴度异常，骨扫描显示双侧胸锁关节、右肘关节、右侧骶髂关节、双足第一跖趾关节显像剂浓聚，炎症可能；伴骨质增生。骶髂关节CT显示单侧骶髂关节炎。NSAIDs有一定效果，但症状不能完全缓解，符合SAPHO综合征诊断。患者处于急性炎症期，且对NSAIDs效果不充分，故选用目前证据相对较多的TNF抑制剂作为进一步治疗方案，采用阿达木单抗首剂负荷方案（即第1周80 mg 1次、第2周40 mg 1次，以后每两周40 mg 1次）进行治疗，并予以外用抗炎乳膏，口服米诺环素。患者接受首次治疗后皮肤及关节症状均较前缓解。

诊疗启迪

SAPHO综合征为自身炎症性疾病，发病率低，属于罕见病范畴。起病隐匿，首发临床表现多样，常被误诊为感染性椎间盘炎，脊柱关节炎等疾病，平均诊断需要3.6年。应牢记的是SAPHO综合征的核心内容是骨炎和骨髓炎造成的骨硬化，而非脊柱关节炎等的关节炎。另外，SAPHO名称是Synovitis（滑膜炎）、Acne（痤疮）、Pustulosis（脓疱病）、Hyperostosis（骨肥厚）、Osteomyelitis（骨髓炎）5个英文字母的缩写，但不应根据这5个字母的症状去诊断。该病可伴有皮肤表现，但并未一定具备皮肤病变才能诊断，皮肤病变可出现在该疾病病程的任何阶段，亦可缺如。如不能认识到这一点，将极易导致漏诊。

该例患者起病年龄较为常规，以皮肤病变为主，但后期多关节累及易于与炎症性关节炎混淆，需要牢记各个疾病的典型特征，做出鉴别。另外因SAPHO综合征的发病机制尚不明确，故治疗亦无统一共识。目前的报道多基于回顾性研究和病例报告，所以治疗方面应谨慎考虑。NSAIDs是一线治疗药物，如效果不佳或不耐受，可考虑加用MTX等DMARDs或双磷酸盐；如病情较重或其他治疗效果差，可选用生物制剂，目前TNF抑制剂是证据相对较多者，但需要注意，部分患者使用后可出现皮肤病变加重。本病例中采用的阿达木单抗首剂负荷剂量方案，显著改善患者皮肤及关节的临床症状，炎症指标亦较前好转。但仍需长期随访关注病情变化。

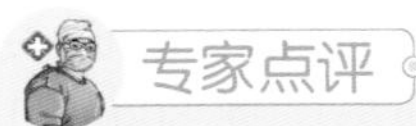

专家点评

1. 行业内知名专家点评

上海交通大学医学院附属第六人民医院 戴生明 主任医师

该患者的临床特点符合 SAPHO 综合征，在治疗上予以阿达木单抗也取得了显著的效果，但因随访时间尚短，尚未充分显示出该病的治疗难度。

SAPHO 综合征与掌跖脓疱病(pustulosis palmaris et plantaris)性关节炎-骨炎、银屑病关节炎伴脓疱型银屑病在疾病谱上具有较多的交叉部分，从本质上讲它们都属于免疫性炎症诱发的皮肤、骨、关节损害。非化脓性骨髓炎是 SAPHO 综合征与其他脊柱关节炎、类风湿关节炎等炎症性关节疾病相区别的重要特征。SAPHO 综合征因为发病率非常低、临床表现复杂多变、国内有经验的风湿病科医生稀少，患者首诊往往没有选择风湿科，在临床上的误诊现象非常普遍，尤其易被误诊为骨肿瘤、骨结核等。虽然 SAPHO 综合征是由滑膜炎、痤疮、脓疱病、骨肥厚、骨髓炎 5 大临床表现组成，但实际上该病患者很少会同时出现这 5 大表现，如果能出现这 5 种表现中的 3 种就基本可以确诊；如果同时合并非关节部位的非化脓性骨髓炎，尤其是骨 ECT 上出现“牛头征”，即使没有典型的皮肤病变(掌跖脓疱病或重度痤疮)，也基本上可以成立诊断。掌跖脓疱病的慢性期可以表现为反复蜕皮，而不一定是脓疱，应值得注意。对于非典型病例，病变部位的骨组织活检有助于排除感染或肿瘤。

SAPHO 综合征的治疗可借鉴银屑病关节炎的治疗方法，其皮肤损害尤其掌跖脓疱病的治疗难度高于其骨关节损害的治疗，其骨关节损害的治疗难度又高于其他脊柱关节炎。

2. 主任点评

上海交通大学医学院附属仁济医院 范维 副主任医师

SAPHO 综合征是自身炎症性疾病，50%～70%的患者累及胸骨、锁骨、胸锁关节，又称为前胸壁综合征，为本病的典型表现。皮肤病变常为首发症状，表现为掌跖脓疱病、脓疱型银屑病、寻常型银屑病、严重痤疮或化脓性汗腺炎等。关节病变常为无菌性骨炎，可表现为骶髂关节炎、下颌骨炎和外周关节炎等。SAPHO 综合征诊断困难，需排除感染性皮疹、感染性骨炎、椎间盘炎、银屑病关节炎等疾病，有时需要进行骨活检来排除肿瘤、肉芽肿。影像学检查(CT、MRI)十分必要，全身骨扫描可表现为特征性的“牛头征”。SAPHO 综合征患者骨标本 TNF-α 表达增多，这与炎症反应有关。治疗上除了 NSAIDs 等传统治疗，对传统药物无效或反复发作的患者使用 TNF 抑制剂，约 2/3 有效，多表现为骨关节及皮肤病变得到改善，尤其对掌跖脓疱病或化脓性汗腺炎有效。

(王苏丽，扶琼)

参考文献

[1] LIU S, TANG M, CAO Y, et al. Synovitis, acne, pustulosis, hyperostosis, and osteitis syndrome: review and update [J]. Ther Adv Musculoskelet Dis, 2020,12:1759720X20912865.

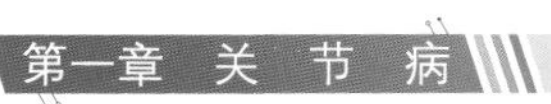

[2] LI C, ZUO Y, WU N, et al. Synovitis, acne, pustulosis, hyperostosis and osteitis syndrome: a single centre study of a cohort of 164 patients [J]. Rheumatology (Oxford), 2016,55(6):1023-1030.

[3] DAOUSSIS D, KONSTANTOPOULOU G, KRANIOTIS P, et al. Biologics in SAPHO syndrome: A systematic review [J]. Semin Arthritis Rheum, 2019,48(4):618-625.

[4] ALJUHANI F, TOURNADRE A, TATAR Z, et al. The SAPHO syndrome: a single-center study of 41 adult patients [J]. J Rheumatol, 2015,42(2):329-334.

[5] ARIAS-SANTIAGO S, SANCHEZ-CANO D, CALLEJAS-RUBIO JL, et al. Adalimumab treatment for SAPHO syndrome [J]. Acta Derm Venereol, 2010,90(3):301-302.

[6] GARCOVICH S, AMELIA R, MAGARELLI N, et al. Long-term treatment of severe SAPHO syndrome with adalimumab: case report and a review of the literature [J]. Am J Clin Dermatol, 2012,13(1):55-59.

第二章 系统性免疫病

病例8 反复发热、皮疹、肝损——系统性红斑狼疮未控制？

主诉

患者，女，22岁。因“反复发热2个月，皮疹20天，意识欠清1天”入院。

病史摘要

现病史：患者2017年8月中旬无明显诱因下出现反复发热，最高体温39℃，多于下午1:00～2:00出现，伴畏寒、咽痛、肌肉酸痛，左颌下可及触痛淋巴结，无寒战，无明显咳嗽咳痰、腹痛腹泻等不适，无关节痛、皮肤紫癜，予NSAIDs类药物对症处理后热退。就诊于当地医院，B超示左侧颈部多发淋巴结肿大，考虑反应性增生；2017年8月8～21日行淋巴结活检，结果符合慢性淋巴结炎。予对症处理(具体用药不详)后于8月底体温好转。9月初再次出现发热，性质同前，伴头晕、头皮痛，2017年9月9～27日再次就诊于当地医院，查血常规：WBC 7.06×10^9/L，N% 59%，Hb 95 g/L，PLT 103×10^9/L；CRP 3.34 mg/L，PCT 0.034 ng/ml；肺部CT未见明显异常。予头孢西丁+左氧氟沙星抗感染×3天，及对症支持治疗，无好转，仍有发热。2017年9月30日出院，2017年10月1日起患者出现面部多形性红斑，无瘙痒、破溃，压之不退色，与发热不平行。其间查血常规：WBC 4.08×10^9/L，N% 68.4%，Hb 98 g/L，PLT 229×10^9/L；ESR 87 mm/h，PCT(－)；自身抗体ANA S1:3200(＋)，抗Sm、rRNP、SSA60、U1RNP(＋)。2017年10月9日就诊于上海某医院，测体温40.2℃，查血常规：WBC 4.09×10^9/L，N% 77.8%，Hb 73 g/L，PLT 222×10^9/L；尿常规：蛋白质(＋)，WBC 258个/μl，RBC(－)；心肺指标：心肌肌钙蛋白I(cTnI)0.031 ng/ml，N末端B型钠尿肽前体(NT-proBNP)532 pg/ml，D-二聚体4.3 mg/L；肝肾功能、肌酸激酶(creatine kinase，CK)未见异常。肺部CT：双肺弥漫炎症伴双侧胸腔积液，双侧甲状腺增大，肝内钙化灶可能。予头孢曲松+左氧氟沙星抗感染×3天，无好转，夜间仍有发热，皮疹逐渐蔓延至前胸、颈背部及腰部。2017年10月10～12日收入感染科，查血常规：WBC 2.23×10^9/L，Hb 73 g/L，PLT 238×10^9/L；24 h尿蛋白0.33 g(尿量500 ml)；ESR 19 mm/h，CRP 22.5 mg/L，PCT 1.88 ng/ml，SF 508 ng/ml；IgG/IgA/IgM 24.8/2.08/1.32 g/L，补体C3/C4 0.522/0.126 g/L，IgG4、RF、ASO(－)；自身抗体ANA S1：10000(＋)，抗

dsDNA 225.3，抗 Sm、rRNP、nRNP、SSA、核小体抗体（+），ANCA、ACA、CCP、Coombs（−）；HLA-B27（+）；EBV、CMV、T-SPOT（−）；甲状腺功能、叶酸、维生素 B_{12}、血尿免疫固定电泳、肿瘤标志物、病毒性肝炎、HIV、TPPA 指标均为阴性。心脏彩超：少量心包积液。肌电图：肌源性损害肌电改变。脑电图：双侧见散在和阵发性 θ 波，未见典型痫样放电；意见：异常脑电地形图。腮腺 ECT：双侧摄取及分泌功能减低。PET/CT：①双侧颈部、锁骨区、纵隔、双肺门、双侧腋下、胃周及后腹膜、盆腔及双侧腹股沟淋巴结氟代脱氧葡萄糖（fluorodeoxyglucose，FDG）代谢异常增高灶，炎性病变不除外，建议必要时活检除外不典型肿瘤性病变。②甲状腺轻度肿大伴 FDG 代谢增高，考虑为良性。③双肺多发斑片条索影伴 FDG 代谢轻度增高，考虑为炎症。④双侧胸腔积液、脂肪肝、直肠炎、盆腔积液。⑤肿大脾脏及骨髓 FDG 代谢轻度增高，考虑为反应性增生，建议随访。诊断考虑“系统性红斑狼疮（systemic lupus erythematosus，SLE）”，2017 年 10 月 17 日起予甲泼尼龙 40 mg qd 静脉滴注（共 3 天），联合硫酸羟氯喹片 0.2 g bid po 治疗原发病，辅以对症支持治疗，无好转。2017 年 10 月 19 日复查 CRP 46.1 mg/L。2017 年 10 月 19 日晚 12:00 多患者再次出现发热，伴头晕明显，如厕时摔倒，枕后着地，出现意识不清，烦躁不安，伴皮下血肿，完善头颅 CT 平扫示颅内未见明显异常。左颌面部及顶枕部皮下血肿，头颅 MRI 平扫示颅内未见明显异常。左侧顶枕部皮下血肿。双侧上颌窦及左侧筛窦炎。考虑狼疮脑病不能除外，完善腰穿检查示：脑脊液蛋白升高，糖氯化物、细菌等病原学涂片均阴性，考虑狼疮性脑病，故 10 月 20 日起给予甲泼尼龙 500 mg×2 天，甲泼尼龙 1 000 mg×2 天，10 月 24 日给予利妥昔单抗 500 mg 静滴，后甲泼尼龙减量为 80 mg 每小时 1 次（q8 h）×2 天，10 月 25 日起减为甲泼尼龙 80 mg q12 h×3 天，甲泼尼龙 60 mg q12 h×2 天，头孢吡肟+哌拉西林钠抗感染，但患者仍有持续高热，体温在 38℃以上，复查腰穿蛋白仍偏高，考虑病情无缓解。复查血常规：WBC 2.43×10^9/L↓，N% 46.5%↓，Hb 79 g/L↓，PLT 37×10^9/L↓。降钙素原 0.07 ng/ml。CRP 81.38 mg/L↑。SF（稀释）11 179.6 ng/ml↑。肝功能提示 ALT 176 IU/L↑，AST 253 U/L↑，DBil 2.1 μmol/L，TBil 9.9 μmol/L，BUN 5.37 mmol/L，Scr 24 μmol/L↓，UA 148 μmol/L↓，甘油三酯（triglyceride，TG）2.14 mmol/L↑，总胆固醇（serum total cholesterol，TC）3.01 mmol/L，高密度脂蛋白胆固醇（high-density lipoprotein cholesterol，HDL-C）1.02 mmol/L，低密度脂蛋白胆固醇（low-density lipoprotein cholesterol，LDL-C）1.58 mmol/L，10 月 30 日起再次给予甲泼尼龙 500 mg q12 h 静滴治疗 3 天，后激素减为 40 mg q8 h，11 月 1 日起抗感染方案调整为美罗培南+万古霉素抗感染，体温高峰仍无持续下降。

既往史：否认高血压病、糖尿病等慢性病史，否认传染病史。

个人史：无不良嗜好，无手术、外伤、输血史。

家族史：否认家族类似病史。

婚育史：已婚，已育。G1P1，无异常妊娠史。

体格检查：T 36.7℃，P 88 次/分，R 19 次/分，BP 94/53 mmHg。意识欠清，气平，面部、颈部、前胸、颈后多发暗红色红斑，形态不规则，压之不褪色，颈部及腋下可及肿大淋巴结，双肺呼吸音清，未及干、湿啰音，未及胸膜摩擦音，心律齐，各瓣膜区未及杂音。双下肢无水肿，Babinski 征（−），腹部、脊柱、四肢、其余神经系统查体不能配合。

初步诊断：系统性红斑狼疮，狼疮性脑病？

病例讨论

住院医师：

该病例的病例特点：①青年女性，育龄期起病，急性起病。②多系统受累，症状包括发热、皮疹、多浆膜腔积液、头痛。③ANA、抗 dsDNA、抗 Sm、rRNP、nRNP、SSA、核小体抗体阳性，补体低。根据 SLE 分类标准，SLE 诊断明确，活动性较强；故入院即按照重症狼疮，予以激素冲击治疗，但患者在治疗期间出现反复高热，这部分的症状是原发病可以解释的，还是另有原因？首先以一元论来分析。结合患者的多系统受累症状，以及辅助检查，需要鉴别狼疮的高度活动；但在给予两次大剂量激素冲击及利妥昔单抗靶向治疗后，效果欠佳，需考虑是否合并其他并发症，比如感染、肿瘤、噬血细胞综合征（hemophagocytic lymphohistiocytosis，HLH）引起的炎症风暴；患者除发热外，无咳嗽、咳痰、尿急、尿痛、腹泻等其他伴随症状，如需排除感染，需重点排查一些隐匿性的感染，包括颅内、皮肤、血液等；患者入院后复查过两次腰穿，检查示：脑脊液蛋白升高，常规、糖氯化物、细菌等病原学涂片均阴性；血液方面，多次完善血培养均为阴性，降钙素原不高，细菌可能性小，需考虑病毒，可完善血 CMV、EBV 等病毒检测，有条件可外送二代测序（next-generation sequencing，NGS）。骨穿也是下一步重点要完善的检查，可进一步完善骨髓培养、涂片、流式细胞术、病理排除血液系统肿瘤，以及查看有无噬血细胞；因患者意识淡漠，故无条件行 PET/CT 等检查，但全身增强 CT 无明确占位提示。最后需要注意到，该病例存在反复发热，白细胞、血小板有下降趋势，需关注出凝血系列、铁蛋白、细胞因子、血脂等，明确有无巨噬细胞活化综合征（macrophage activation syndrome，MAS）。

主治医师：

患者诊断为 SLE，两次腰穿未见有感染证据，头颅 MRI 未见占位改变，可考虑精神症状为神经精神狼疮（NPSLE）所致。予激素及利妥昔单抗治疗后，精神症状有所好转，但仍存在反复高热，首先要排除加强免疫抑制治疗后引起的继发感染，但患者为青年女性，营养状态良好，予经验性抗感染治疗后，体温仍无明显好转，且患者发热偏“逍遥”，生命体征稳定，需考虑隐匿性感染，比如结核、病毒等；自身免疫性疾病方面，有类似成人斯蒂尔病（adult onset Still's disease，AOSD）的特点，但患者特征性皮疹、关节等症状不突出，且存在多种自身抗体阳性，故诊断仍考虑 SLE，但需考虑继发炎症风暴的可能。可仔细查明有无诱发因素（原发病、感染等），结合血常规、凝血功能、铁蛋白、IL－2 受体（IL－2R）、骨穿等检查，明确有无 MAS 的可能。

主任医师：

该患者有多种症状，反复高热、皮疹、多浆膜腔积液、神经精神症状，用系统性红斑狼疮都可以解释，但对治疗应答不足，故需考虑是否免疫抑制不足。患者经历两轮激素冲击以及利妥昔单抗的治疗，不可谓不强，故首先考虑是否存在两元论。值得注意的是，患者在病程中出现三系下降，铁蛋白明显升高，肝功能损害，需高度怀疑继发 MAS 引起的炎症风暴，在风湿性疾病状态下发生的 MAS，常见于儿童全身型幼年特发性关节炎（systemic juvenile idiopathic arthritis，sJIA）或成人斯蒂尔病、也可发生于其他自身免疫性疾病包括皮肌炎、系统性硬化症、混合性结缔组织病、抗磷脂综合征（anti-phospholipid syndrome，APS）、干燥综合征、血管炎等，该患者存在三系下降、肝功能异常、铁蛋白增高、出凝血障碍以及 IL－2R 的明显增高，虽骨穿未见明确噬血细胞，但仍需高度怀疑 MAS 相关的细胞因子活化。SLE 继发的 MAS 较为少见，可排查有无病毒感染，如 CMV、EBV 感染等诱因。

后续诊疗经过

患者后续出现纤维蛋白原(fibrinogen, Fib)、血三系进行性下降，甘油三酯轻度升高，细胞因子 IL－2R、TNF－α 均升高(TNF－α 52.3 pg/ml↑，IL－2R 2 261 U/ml↑)，肝功能异常，铁蛋白>10 000 μg/L，血 EBV－DNA>10^3/L，骨穿未见明确噬血细胞，考虑继发 HLH 可能，故予地塞美松(Dex)10 mg q8 h，依托泊苷(VP16)每周 2 次(biw)×3 次静滴(11 月 3 日 100 mg，11 月 6 日 150 mg，11 月 9 日 100 mg)，其间输注红细胞纠正贫血，给予丙种球蛋白 10 g qd 提高免疫，阿昔洛韦抗病毒治疗，复方磺胺甲噁唑(SMZ－co)1 粒 biw 预防抗感染，患者体温好转，血铁蛋白、纤维蛋白原等逐渐好转。后复查血象明显下降，考虑骨髓抑制，故停用 VP16，给予重组人促红素注射液、重组人粒细胞集落刺激因子注射液改善，输注红细胞及冰冻血浆。同时激素逐渐减量至泼尼松片 6 粒 bid 口服，患者体温平，各项指标恢复。后规律门诊随访，加用环孢素 1 粒 tid，病情稳定，激素逐渐减量至泼尼松 1.5 粒 qd、环孢素 1 粒 bid，维持一年后停用。

最终诊断

系统性红斑狼疮，神经精神狼疮，继发噬血细胞综合征，EBV 感染诱发可能。

疾病诊疗过程总结

该患者为育龄期女性，急性起病，反复发热伴皮疹、浆膜腔积液、神经精神症状，首先明确为 SLE、NPSLE。在经过强化免疫抑制治疗后，患者仍有反复发热，后出现三系下降、出凝血障碍，EB－DNA 拷贝数阳性，考虑 EBV 感染诱发的 HLH 可能性大，最终通过 VP16 的应用，达到了快速诱导缓解。

EBV 是一种广泛播散的疱疹病毒，在所有人群中均证实存在 EBV 抗体，呈全球性分布，90%～95%的成年人为 EBV 血清阳性。初次 EBV 感染大多数表现为亚临床和隐性感染，具有一定的潜伏期。EBV 感染可能会诱发抗 DNA 抗体，针对 SLE 儿童患者的研究表明，EBV 感染可能是导致临床 SLE 的触发事件，同时 EBV 感染与多种淋巴细胞增生性疾病有关，EBV 是 HLH 的公认诱因之一，常表现为发热、广泛的淋巴结肿大、肝脾肿大、肝炎、全血细胞减少症和凝血障碍。VP16 在免疫性疾病相关 HLH 的治疗中有相关病例报道，借鉴其临床经验，在该病人中，我们尝试了 VP16，它作为细胞毒类药物，作用于 DNA 拓扑异构酶Ⅱ，对单核巨噬细胞的选择性最强，能诱导细胞凋亡；同时清除异常活化的 T 淋巴细胞，减少炎症因子生成，最终也确实起到了快速诱导缓解的作用。

诊疗启迪

(1) 反复发热、血象下降、出凝血障碍，需要考虑到继发炎症风暴的可能性。

(2) 激素依赖，多种免疫抑制剂效果欠佳的 HLH，在祛除诱因的基础上，依托泊苷可能是控制病情的选择之一。

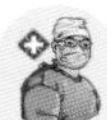

专家点评

1. 行业内知名专家点评

上海交通大学医学院附属瑞金医院 杨程德 主任医师

根据该病例的临床表现，SLE、狼疮脑病的诊断明确，核心的问题是在治疗 NPSLE 强化诱导缓解过程中出现发热、淋巴结肿大和三系的下降。在此情况下，临床上应扩展思路，从三系下降的角度出发，检查是否有引起三系下降的其他原因，如感染（病毒最为常见）、合并肿瘤（SLE 合并淋巴瘤）和药物等因素，根据患者的临床表现和实验室检查如肝功能损害、铁蛋白很高（>10 000 μg/L）、IL－2R 升高（2 261 U/ml）和 EB 病毒基因拷贝数阳性，诊断 SLE 合并 HLH/MAS 明确（虽然 sIL2R<2 400 U/ml）。在风湿病的范畴内，SLE 合并 HLH 最为常见，成人斯蒂尔病患者最容易出现 HLH/MAS，其他如皮肌炎等也可以并发 HLH/MAS。当出现 HLH/MAS 时，首先应检查可能的感染因素，特别是 EBV 和 CMV 病毒感染（临床上最为常见），其次，做 HLH 相关的易感和相关基因的检查（我们在临床上发现，即使是继发于 CTD 的 HLH，其基因的异常较为常见）。在治疗上应参照相关的治疗指南，但 CTD 合并 HLH 的治疗在治疗诱导的强度和时间上应与原发 HLH 有所不同，以免治疗过度。

2. 主任点评

上海交通大学医学院附属仁济医院 叶霜 主任医师

对于重症的狼疮患者，如在激素冲击等较强免疫抑制治疗基础上，仍有反复发热，需考虑 NPSLE 及 MAS 可能，除加强免疫抑制治疗外，强力抗炎对于控制后续病情至关重要。VP16 在 MAS 的治疗中已有相关病例报道，提示其可以快速诱导缓解，并且无明显不良反应，可作为临床的选择药物之一。

（孙舒慧）

参考文献

[1] HENTER JI, HORNE A, ARICÓ M, et al. HLH－2004: diagnostic and therapeutic guidelines for hemophagocytic lymphohistiocytosis [J]. Pediatric Blood Cancer, 2007,48(2):124－131.

[2] CONDE LF, AEDO KP, DE GUZMÁN TMN, et al. Macrophage activation syndrome: Experience in the questioned role of etoposide [J]. Rheumatol Clin, 2017,13(4):239－240.

病例9 发热、水肿、少尿、咯血——狼疮活动 or 感染?

主诉

患者女，57 岁；因“确诊系统性红斑狼疮 2 年余，食欲缺乏伴水肿 1 个月”入院。

病史摘要

现病史：患者于2年前无明显诱因下出现全身多发类圆形暗红色皮疹，大小不一，稍高出皮面，伴疼痛、瘙痒；有口眼干，无发热、关节疼痛，无脱发、口腔溃疡，无胸闷、腹痛等不适，抗过敏治疗无缓解。遂至上海某医院就诊，查血常规：WBC 5×10^9/L，Hb 102 g/L，PLT 151×10^9/L；ESR 53 mm/h；ANA：均质型（++），颗粒型（++），胞质颗粒型（+）；ENA：抗SSA/Ro-52抗体、抗SSA/Ro-60抗体、抗SSB抗体均（+）；24 h尿蛋白定量0.2 g；Schirmer试验：右2 mm，左1 mm，诊为双眼干眼症，角膜炎；胸部CT示右肺中叶内侧段炎症，双肺散在纤维灶，胸膜稍增厚。诊断为"系统性红斑狼疮，继发性干燥综合征，肺部感染"。予甲泼尼龙（40 mg qd）+羟氯喹（HCQ）（0.1 g bid）+MTX（10 mg qw）治疗原发病及抗感染；症状好转出院后改泼尼松（40 mg qd）+HCQ+MTX治疗。其后患者自行将激素逐渐减量，1年半前自行停药，未规律门诊随访。1个月前患者外出旅行期间出现食欲缺乏、乏力、眼睑水肿，伴咳嗽，无发热、气促、心悸、皮疹等不适，未予重视。2周前逐渐出现双下肢凹陷性水肿，尿中泡沫增多，乏力、食欲缺乏加重。尿常规：蛋白（+++），Hb 89 g/L，白蛋白22.2 g/L。考虑狼疮活动，告知需使用激素、建议住院治疗，因顾虑激素不良反应，患者拒绝。入院前10天患者出现发热，最高体温39.4℃，伴有畏寒、寒战；ESR 67 mm/L，白蛋白15.6 g/L，Hb 86 g/L；24 h尿蛋白定量3.78 g；Scr 102 μmol/L；补体C3 0.13 g/L，C4 0.01 g/L，ANA（+）1∶320，抗SSA抗体、抗SSB抗体（+）；胸部CT示右肺中下叶及左肺感染性病变，两侧胸腔积液，心包少许积液；心彩超：左心房增大，左心室舒张功能减退，左心室射血分数（left ventricular ejection fractions，LVEF）57%。予NSAIDs降温、阿奇霉素抗感染，2天后热平；1周前开始予甲泼尼龙（80 mg qd×7 d）+静脉丙种球蛋白（20 g×3 d→15 g×2 d）治疗原发病、白蛋白补充蛋白等治疗。患者仍诉乏力、食欲缺乏、口干明显，为进一步诊治收入院。

辅助检查：血常规：WBC 22.68×10^9/L，N% 89.1%，Hb 67 g/L，PLT 46×10^9/L，网织红细胞2.79%；ESR 40 mm/L；尿常规：镜检RBC>100个/HP，蛋白（+++）；肝肾功能：ALT 67 U/L，AST 52 U/L，LDH 350 U/L，白蛋白25.6 g/L，Scr 87 μmol/L，UA 451.00 μmol/L；TC 6.76 mmol/L，TG 9.75 mmol/L，HDL-C 0.69 mmol/L，LDL-C 2.22 mmol/L；24 h尿蛋白定量12.823 g；B型钠尿肽（B-type natriuretic peptide，BNP）171 pg/ml；dsDNA 25.31 IU/ml，IgG 23.20 g/L，补体C4 0.022 g/L，补体C3 0.200 g/L；痰病原学：白色念珠菌（++）；G试验（-），CRP（-）；肾脏超声：大小、结构均未见明显异常。

入院后予甲泼尼龙80 mg qd静脉滴注（×7 d→60 mg）+HCQ 0.1 g bid po，头孢吡肟+氟康唑抗感染，缬沙坦+硝苯地平控释片降压、托拉塞米利尿、补充人血白蛋白、依诺肝素钠注射液抗凝等治疗，治疗过程中患者出现少尿（400 ml/24 h），Scr进行性升高至327 μmol/L，并且出现咯血，氧合下降，肺部CT提示右肺团块影（图9-1A、B）。

既往史："甲状腺部分切除术"后，否认高血压病、糖尿病病史，否认乙肝、结核病史。

过敏史：青霉素过敏。

个人史：无烟酒嗜好。

家族史：否认家族类似病史。

体格检查：T 36.9℃，P 72 次/分，R 17 次/分，BP 165/90 mmHg。神清，精神欠佳，全身皮肤黏膜无黄染，未见皮疹，浅表淋巴结未扪及肿大，双肺呼吸音清，未闻及干、湿啰音，心律齐，各瓣膜区未及杂音，腹软，无压痛、反跳痛，肝、脾肋下未扪及，肠鸣音正常，双下肢水肿。

初步诊断：系统性红斑狼疮，狼疮性肾炎(lupus nephritis，LN)，肾病综合征，两系下降，多浆膜腔积液，继发性干燥综合征，肺部感染。

病例讨论

住院医师：

患者为 57 岁女性，确诊 SLE 2 年，狼疮治疗不规律，曾自行停药。近 1 个月出现颜面部、下肢水肿，实验室检查存在低补体、贫血、血小板减少，均提示目前为狼疮活动期。患者同时合并狼疮性肾炎，结合全身水肿、尿蛋白定量>3.5 g、高脂血症、低蛋白血症，符合肾病综合征。在入院后应用 80 mg 激素的情况下仍出现肌酐进行性上升，需考虑急进性肾小球肾炎可能，是否需要再次加大激素使用剂量以控制疾病进展。如持续少尿，需注意电解质、酸碱平衡状态。患者出现咯血，是否是心衰加重的表现，必要时需行血液透析治疗。

主治医师：

这是一位中年女性狼疮患者，病程 2 年，治疗仅半年就自行停药，1 年半后出现 LN 复发。患者此次入院前有高热，胸部 CT 提示右肺中下叶及左肺感染性病变，两侧胸腔积液，予阿奇霉素治疗 2 天后热平，入我科后继续予头孢吡肟+氟康唑抗感染，但治疗过程中出现咯血，肺部 CT 可见右肺团块影，在这种情况下需考虑侵袭性真菌感染可能，下步应积极寻找病原学依据，复查痰涂片及培养，可借助 NGS 等手段尽快明确病因，选用针对性抗感染手段。在肾炎治疗方面，大剂量激素使用的情况下患者出现了少尿，肌酐升高，需警惕有无肾前性原因，是否因水肿严格限水导致有效循环血容量不足；且目前肺部感染加重，不建议加大激素用量。

主任医师：

患者目前的主要矛盾为在积极治疗原发病的情况下仍出现肾功能不全进展，且肺部病灶较前增大，咯血，血氧饱和度下降。如果在大剂量激素治疗下肌酐仍进行性升高，需警惕其他狼疮并发症可能。值得注意的是，该患者入院检查时已经存在贫血和血小板减少，网织红细胞百分比和 LDH 轻度升高，虽然没有发热和精神症状，但需警惕有无狼疮合并血栓性微血管病(thrombotic microangiopathy，TMA)的可能，建议立即复查血常规、网织红细胞、LDH、外周血涂片找破碎红细胞，ADAMTS13 活性及抗体，有条件可行肾穿刺活检。一旦符合 TMA，立即开始血浆置换治疗。另外肺部病灶在原有基础上进展，确实要考虑常规抗真菌药物未覆盖到的侵袭性真菌，比如曲霉感染，根据病灶位置可考虑肺穿刺活检，治疗上可加用伏立康唑、卡泊芬净。该病例是一例难治、重症狼疮，其临床表现需从不同角度全面综合考量，以免贻误诊治。

后续诊疗经过

患者复查血常规：WBC 15.72×10^{9}/L，N% 88.3%，Hb 60 g/L，PLT 26×10^{9}/L，网织红细胞 6.69%。外周血破碎红细胞 5%；LDH 668 U/L；ADAMTS13 活性 79.7%，

ADAMTS13 抗体 150.25 ng/ml；肾穿病理：提示①符合狼疮性肾炎(Class Ⅳ - G(A/C) + Ⅴ)。②血栓性微血管病；痰培养提示烟曲霉复合体；肺穿刺标本接种培养获得烟曲霉(图 9 - 2)。

患者 TMA 诊断明确，予立即行血浆置换 qd 治疗。肺部曲霉菌病予静脉卡泊芬净 + 口服伏立康唑治疗，转入 ICU 病房，予经鼻高流量氧疗，加强促血小板、促红、补充白蛋白等对症支持治疗。肾功能逐渐恢复正常，尿量增加，静脉卡泊芬净 × 6 d→米卡芬净 × 35 d，序贯口服伏立康唑，肺部团块逐渐吸收(图 9 - 1C、D)。

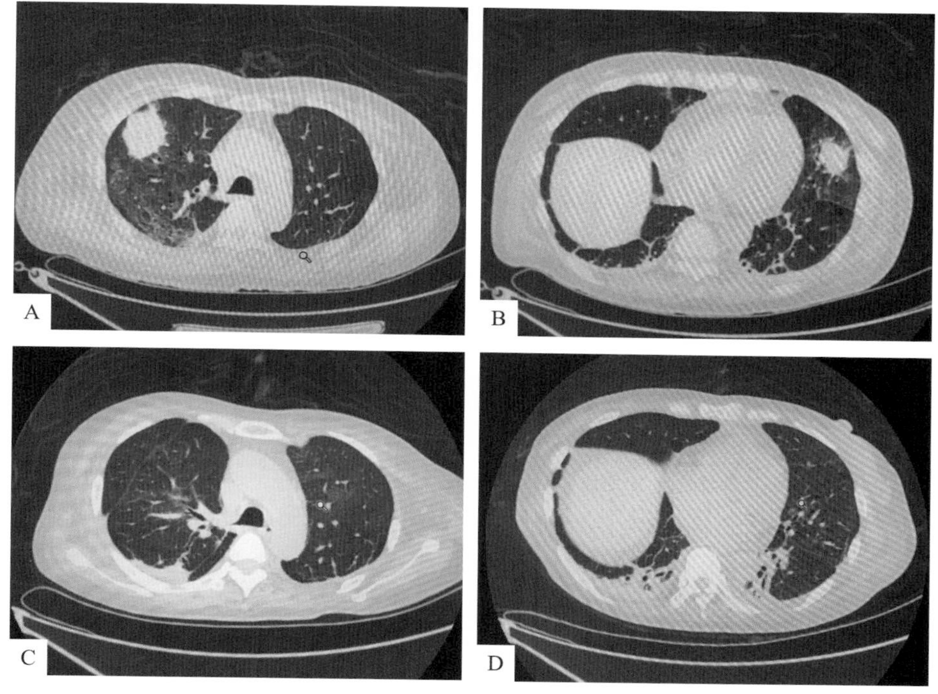

图 9 - 1　肺内团块灶治疗前后对比：治疗前(A、B)，治疗后(C、D)

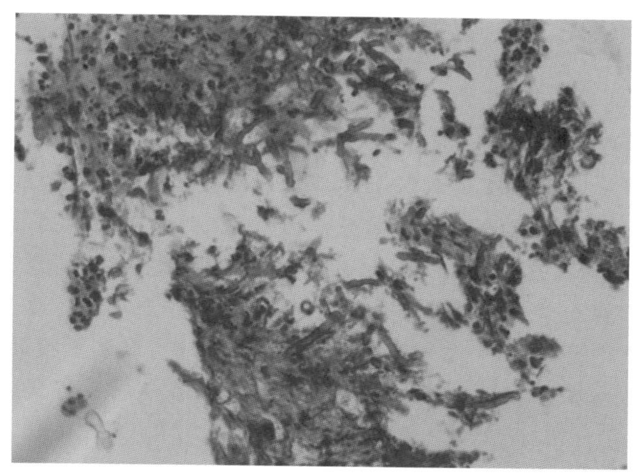

图 9 - 2　肺穿刺病理

最终诊断

系统性红斑狼疮，狼疮性肾炎(Ⅳ＋Ⅴ)，肾病综合征，血栓性微血管病，肺部曲霉菌感染。

疾病诊疗过程总结

该例患者狼疮治疗不规律、不系统造成疾病复发，首次就诊表现为LN，在激素80 mg qd加丙种球蛋白积极治疗的过程中，出现两系下降、急性肾功能不全，单纯用原发病不能解释，外周血找到破碎红细胞，肾穿提示TMA，故明确诊断为SLE合并TMA，经过规律血浆置换后好转。同时患者存在肺部感染，且常规抗细菌、真菌治疗下病灶仍持续增多，出现咯血，氧合指数下降，高度怀疑肺内侵袭性真菌感染，痰培养找到烟曲霉复合体；肺穿刺标本接种培养获得烟曲霉，与临床猜测一致，且在实验室结果之前已积极加用卡泊芬净和伏立康唑，把握了治疗时机。

诊疗启迪

(1) SLE、LN治疗过程中出现急性肾功能不全，需警惕TMA可能。

(2) 对于抗真菌治疗过程中新发肺内团块并出现咯血的病例，要考虑肺部曲霉菌感染可能。

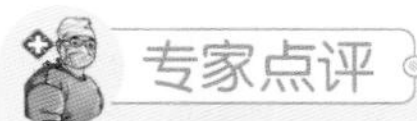

专家点评

1. 行业内知名专家点评

昆明医科大学第一附属医院 徐健 主任医师

SLE合并TMA临床上并不少见，其主要特征是微血管病性溶血性贫血和血小板减少，不可解释的水肿和肾功能异常亦为重要临床提示，实验室检测提示破碎红细胞、LDH升高，往往是某种病因带来的病理改变，而不是一种单一的疾病。本病例就可能为真菌感染后诱发的亚急性TMA，在积极控制原发病SLE及抗真菌治疗基础上联合血浆置换治疗后得以缓解，既去除了诱因，又采取了血浆置换的主要治疗方法。本病例通过肾脏穿刺确诊，文献报道以TMA为特征性病理改变的肾损害在SLE肾活检病例中也不少见，且临床表现特殊，肾损害重，应视为SLE肾损害的一种独特类型，诊断上需要提高警惕，治疗上需要稳、准、快。

2. 主任点评

上海交通大学医学院附属仁济医院 陈晓翔 主任医师

SLE合并TMA通常存在凝血因子或补体基因缺陷，导致代偿缺陷，代偿的凝血因子ADMTS13分泌不足或其自身抗体导致活性降低，引起血管内的凝血级联，其中伴有补体的大量活化，继发内皮炎症活化，形成肾脏血管内微血栓或微溶血。对SLE合并TMA的重症患者，在血浆置换至外周血无破碎红细胞和血小板基本正常后序贯利妥昔单抗等药物可以提高缓解率，补体C5抗体可以减少血透、血浆置换的次数，增加缓解比率。轻症患者使用血浆置换，序贯利妥昔单抗治疗，预后一般良好。

（张春燕）

病例10　难以控制的肺动脉高压——原因何在?

主诉

患者女，55 岁，因“确诊系统性红斑狼疮 35 年，活动后气促 7 年”入院。

病史摘要

现病史：患者 35 年前因面部红斑、四肢散在皮疹、脱发、关节痛，于外院诊断为“系统性红斑狼疮”，当时予泼尼松 35 mg/d 治疗，后曾服用雷公藤多苷及中药治疗。10 余年前转至我院门诊，予氯喹 0.25 qd(5 天/周)治疗，激素逐渐减量，患者未规范用药。2012 年 12 月因活动后胸闷气促于外院查心超，提示肺动脉收缩压 80 mmHg，予安立生坦治疗，泼尼松 10 mg/d，病情无明显好转；后改为波生坦加他达拉非治疗，一度因头痛停用他达拉非。2013 年 10 月 29 日查胸部 CT：右肺上叶及左肺下叶纤维灶，左肺间质纤维化改变伴下叶局部支扩，左侧胸廓收缩，肺动脉瘤，肺动脉高压；肺功能：弥散功能减退(重度)，中度混合性通气功能障碍；复查心超：肺动脉压 71 mmHg；加用地高辛 0.125 mg qd 及利尿治疗。因患者反复有头晕症状，多次查头颅 CT 均提示有多发性腔梗，自行停用前述药物，服中药治疗。2014 年 6 月 26 日因腰痛 4 个月于我科住院，后考虑为腰椎间盘突出所致，住院期间复查心超提示肺动脉压 73 mmHg，再次予波生坦＋他达拉非治疗肺高压，泼尼松＋硫酸羟氯喹片治疗原发病，美西律控制心律，地高辛强心等治疗，病情好转后出院。2016 年 7 月患者因胸闷、气促至普陀区中心医院就诊，查 BNP 1 557.74 pg/ml，血常规、肝肾功能正常，诊断为心力衰竭，予强心、利尿等治疗。2017 年 10 月因胸闷、气促再次住院，予泼尼松 10 mg 治疗原发病，呋塞米＋螺内酯利尿，利伐沙班片抗凝，米力农强心，先后予以阿奇霉素、左氧氟沙星片抗感染，安立生坦＋他达拉非治疗肺动脉高压，后因患者出现头晕、恶心等症状，改为波生坦，复查头颅 CT 提示腔梗，予以甲磺酸培他斯汀片和丹参酮治疗后好转。后患者门诊规律随访。2019 年 2 月患者活动后胸闷气促加重，查 BNP 4 222.26 pg/ml，予调整治疗方案为：甲泼尼龙 6 mg qd、马昔腾坦 10 mg qd、利奥西呱 1 mg tid、地高辛 0.125 mg qd、呋塞米 20 mg bid、螺内酯 20 mg bid。2019 年 8 月因出现血压下降停用利奥西呱，改为司来帕格联合马昔腾坦治疗肺动脉高压，患者住院期间多次诉胸闷，多次复查床边心电图及心肌酶无动态改变。

此次患者因发热 1 周，伴胸闷、气促加重再次入院。

既往史：否认其他慢性病史。

个人史：否认嗜烟、嗜酒。20 年前有卵巢囊肿手术摘除史。

家族史：否认家族类似病史。

体格检查：T 36.6℃，P 105 次/分，R 22 次/分，BP 133/65 mmHg。神清，全身皮肤黏膜无黄染，未见皮疹，浅表淋巴结未扪及肿大，双肺呼吸音清，未闻及干、湿啰音，心律齐，P2 亢进，腹软，无压痛、反跳痛，肝脾肋下未扪及，肠鸣音正常，双下肢轻度水肿。

辅助检查：

全血细胞分析：WBC 10.95×10^9/L，N% 82.5%↑，Hb 72 g/L↓，PLT 91×10^9/L↓↓。ESR 57 mm/h，CRP 103.9 mg/L↑；降钙素原：0.39 ng/ml。肝肾功能：白球比例 1.09↓，球蛋白 31.1 g/L↑，GTT 366.00 U/L↑，LDH 375 U/L↑，总胆汁酸 10.4 μmol/L↑，DBil 5.8 μmol/L↑，甘胆酸 3.59 mg/L↑，BUN 13.14 mmol/L↑，胱抑素 C 2.45 mg/L↑，UA 728.00 μmol/L↑，余正常。尿常规：尿潜血(±)↑。24 小时尿总蛋白 175.0 mg/24 h。ANA 1∶320 均质型(+)，抗 dsDNA(Far)50.81 IU/ml↑，抗 dsDNA(短膜虫法)阳性，抗 dsDNA(ELISA 法)292.16 IU/ml↑，抗 U1RNP(±)，抗 Ro52(+)，抗 SSA - Ro60(+)，抗心磷脂抗体 IgG 29.61 GPL/ml↑。IgG 16.20 g/L↑，IgA <0.24 g/L↓，IgG4 0.006 g/L↓，补体 C3 0.668 g/L↓。BNP 3 598.0 pg/ml↑；肌钙蛋白 I 0.10 ng/ml↑，NT - proBNP 8 236.00 pg/ml↑。

心电图：①窦性心律。②完全性右束支阻滞。③ST - T 改变(ST 段：Ⅱ、Ⅲ、aVF、V4～V6 水平型压低 0.05 mV，T 波：Ⅱ、Ⅲ、aVF、V4～V6 负正双向)。

心脏彩超：①右房室内径增大，左房室腔内径在正常范围，室间隔增厚。②室壁运动分析示：静息状态下室壁各节段收缩活动未见异常。③升主动脉不增宽。主动脉根部增宽，主动脉瓣环钙化，主动脉瓣增厚，开放不受限，彩色多普勒示轻度主动脉瓣反流。④二尖瓣不增厚，开放不受限，二尖瓣环钙化，彩色多普勒未见二尖瓣反流。⑤三尖瓣不增厚，彩色多普勒示中重度三尖瓣反流，跨瓣压差 75 mmHg，肺动脉显著增宽为 82 mm，肺动脉瓣不增厚，彩色多普勒示重度肺动脉瓣反流。连续多普勒根据三尖瓣反流估测肺动脉收缩压为 78 mmHg。⑥左室收缩功能测定(据二维及三维法估测)：左心室短轴缩短率(fractional shortening，FS)30%；LVEF 58%。⑦左室舒张功能测定：二尖瓣血流图示 E<A；DT=123 ms。⑧组织多普勒测定：DTI 示 S 波峰值：9 cm/s；E'<A'。

胸部高分辨率 CT(HRCT)：肺动脉高压，肺动脉主干显著扩张；心影增大；两肺间质性改变伴散在渗出；左肺上叶支气管狭窄，左肺体积缩小，与前片相仿；两肺多发纤维钙化灶伴局部牵拉性支扩(左肺为著)；左肺局限性肺气肿。双侧胸膜增厚；主动脉硬化。

6 分钟步行距离：患者心功能Ⅳ级，入院后始终卧床，未能完成。

入院诊断：系统性红斑狼疮，肺动脉高压(pulmonary arterial hypertension，PAH)，肺部感染，肺动脉瘤，慢性心力衰竭，心功能Ⅳ级。

病例讨论

住院医师：

患者女性，55 岁，确诊 SLE 35 年，但未规范治疗；7 年前出现活动后胸闷、气促，心超提示肺动脉收缩压 80 mmHg，诊断为 PAH，开始予安立生坦治疗，因症状改善不明显，后改为波生坦加他达拉非二联治疗，又因不耐受停用他达拉非。病程中发现存在肺动脉瘤，考虑为 PAH 所致。患者长期使用 PAH 靶向药物，且尝试过二联药物治疗，但心功能并未明显改善，并逐渐出现右心衰症状，属重度难治性 PAH。此次入院后检查发现 CRP、ESR、PCT 均升高，两肺间质性改变伴散在渗出，考虑合并肺部感染，目前首先要积极抗感染治疗。

主治医师：

这是 1 例长病程的 SLE 合并 PAH 女性患者，从狼疮原发病来看，肾脏累及轻，抗

dsDNA 升高，补体 C_3 轻度下降，SLEDAI 评分 4 分。此次发热考虑肺部感染所致，建议尽早经验性抗感染治疗，同时寻找病原学依据(血培养、痰培养、G 试验、GM 试验等)。患者 PAH 进展至右心功能不全，曾先后经过内皮素受体拮抗剂单药、内皮素受体拮抗剂＋磷酸二酯酶抑制剂二联药物治疗，但始终处于 PAH 高风险状态，提示预后差，死亡风险高。

主任医师：

该患者 SLE 诊断明确，但原发病治疗不规范，PAH 发现时已是重度。在 PAH 治疗用药上，一发现即开始使用 PAH 靶向药物，但心功能改善不明显。患者存在肺动脉瘤，肺动脉瘤的形成理论上会减轻肺动脉压力，但在这例患者并不明显，多次心超均提示重度 PAH。此时需警惕其 PAH 原因，除 SLE 继发所致外，是否存在其他预后不良因素，如肺栓塞，因此对靶向药物治疗反应差，这可进一步通过右心导管或肺动脉造影以明确。患者有肺间质病变史，在此基础上出现肺部感染加剧了心功能的恶化，控制感染是当前治疗的重点。

后续诊疗经过

患者入院后予吸氧，心电监护，美罗培南、万古霉素、SMZ－co、伏立康唑联合抗感染治疗，丙种球蛋白辅助支持治疗，以及强心、利尿处理，其间出现血小板减少，予重组人血小板生成素注射液、输注单采血小板治疗。

因患者总体情况差，优先考虑无创检查，故完善了肺部 CT 血管造影(CT angiography，CTA)，提示：心影增大(右心室明显)，两肺间质性改变伴散在渗出，肺动脉主干显著扩张及肺动脉干、左肺动脉血栓(局部钙化)，主动脉硬化；左肺上叶支气管狭窄，左肺体积缩小。两肺多发纤维钙化灶伴局部牵拉性支气管扩张，左肺气肿伴多发肺气囊，双侧胸膜增厚。双下肢静脉超声未提示深静脉血栓形成。

因此该患者对 PAH 靶向药物治疗反应差的原因可能是存在慢性血栓栓塞性肺动脉高压(chronic thromboembolic pulmonary hypertension，CTEPH)。肺动脉血栓内膜剥脱术是治疗 CTEPH 的首选方案，术后可明显降低肺动脉压力和肺血管阻力。但该患者目前肺部感染尚未控制，且治疗过程中出现血小板下降至 $22\times10^{9}/L$，目前无手术条件，故调整 PAH 治疗方案为司来帕格、马昔腾坦及西地那非，待病情平稳后再行手术治疗。

最终诊断

系统性红斑狼疮，重度肺动脉高压(结缔组织相关性＋慢性血栓栓塞性)，间质性肺炎，肺部感染，肺动脉瘤，右心衰竭，心功能Ⅳ级。

疾病诊疗过程总结

这是 1 例有 35 年病史的女性 SLE 患者，发现重度肺动脉高压 7 年，服用内皮素受体拮抗剂单药，继而予内皮素受体拮抗剂＋磷酸二酯酶抑制剂二联药物治疗，PAH 始终处于高风险状态。同时存在肺动脉瘤但肺动脉压力并未因此有所下降。因此进一步行肺部 CTA 发现存在肺动脉干、左肺动脉血栓，提示同时存在 CTEPH。综上考虑，该患者 PAH 的原因可能是两方面所致——SLE 继发以及 CTEPH，这是导致患者对 PAH 靶向治疗效果不佳的主要原因。

诊疗启迪

对于结缔组织病合并 PAH 的患者，如药物治疗效果不佳，难以达到并维持 PAH 低风险状态时，需考虑是否合并其他 PAH 继发因素，建议此类患者常规进行肺通气灌注扫描或肺部 CTA 以筛查，疑诊患者可通过右心导管检查和肺动脉造影以明确。

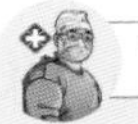

专家点评

1. 行业内知名专家点评

温州医科大学附属第一医院 朱小春 主任医师

患者 SLE 病史 35 年，已大大超过 SLE 的平均生存期。因 35 年前治疗 SLE 主要的西药可能只有激素，中药有雷公藤，总的疗效是满意的。近几年医学的快速发展，已有许多非常好的免疫抑制剂，如吗替麦考酚酯、环孢素、他克莫司、羟氯喹、贝利尤单抗、泰它西普、利妥昔单抗等，治疗效果明显提高，SLE 患者的生存期大大改善。对于该患者的晚期 SLE、严重肺动脉高压、严重心力衰竭、间质性肺炎与肺部感染，肺动脉瘤等，不可能有非常好的治疗效果。任何疾病都需要在早期进行有效的治疗，控制疾病活动、保护脏器损害、减少药物不良反应，才会改善患者的生存率。

本例患者重点讨论肺动脉高压的原因与机制，根据上述描述，可能的原因有：①肺血管炎：SLE 基本病理改变是血管炎，包括肺小血管炎症与肺动脉炎症，是导致肺动脉高压的主要原因。②抗磷脂综合征：该患者抗心磷脂抗体阳性，可能诱发凝血系统激活，导致肺小血管微血栓与肺动脉血栓形成。③肺通气血流比率失调：肺通气减少导致肺血管收缩。该患者于 2013 年出现左侧胸廓收缩，中度混合性通气功能障碍，左下肺叶局部支扩，提示有左肺通气下降。④间质性肺病是肺动脉高压的最常见原因。⑤肺部感染可导致肺上皮、血管内皮损伤，肺间质炎症水肿等均可导致肺循环阻力增加。⑥高尿酸血症：导致血浆渗透压升高。因此该患者治疗的重点是早期控制疾病活动，适当抗凝抗血栓（需测定凝血系统、抗凝系统、纤溶系统、血小板功能，目标值是四大系统均调节到正常低偏范围），控制与预防肺部感染，降低血尿酸水平均非常重要，单纯使用肺血管扩张药，其疗效可能不是很明显。

2. 主任点评

上海交通大学医学院附属仁济医院 张巍 副主任医师

PAH 是肺血管疾病，主要特征是肺血管病变导致肺循环阻力升高，继发肺循环压力升高，右心长时间负荷过大造成右心肥厚，最终失代偿引起右心衰竭。临床上肺循环阻力升高的原因很多，目前提倡的标准化诊疗流程能很好地进行病因定位，从而指导临床治疗。该患者的问题是没有在第一时间做肺血管的造影检查，因而没有及时发现肺血管的大血栓，而目前的多数 PAH 靶向药物对于 CTEPH 的治疗效果不尽如人意。如果及早发现肺动脉大血管血栓并行内膜剥脱取栓手术，将实质性地改善患者的症状和预后。

（张春燕）

病例11 血小板减少，下肢水肿——狼疮性肾炎？

主诉

患者，女，33岁，因“反复紫癜样皮疹15年，下肢水肿13年，加重2个月”入院。

病史摘要

现病史：患者15年前（2003年）无明显诱因下出现皮下紫癜、低热（体温38℃左右），外院考虑血小板减少性紫癜，给予泼尼松＋来氟米特治疗效果欠佳，故于13年前在外院行脾切除术，术后血小板恢复正常，故停药。停药后数月，患者出现双下肢水肿、大量蛋白尿（3～4 g/24 h），行肾穿示狼疮性肾炎（LN）Ⅳ型，当时血肌酐正常，给予激素联合CTX（1.0 g/mon×12 mon）治疗后尿蛋白降至1 g/24 h左右，改用来氟米特10 mg bid po治疗1年，自诉蛋白尿转阴。9年前患者于本院就诊，自诉因dsDNA升高、C3降低、蛋白尿小于1 g/24 h，加用吗替麦考酚酯（MMF，0.75 g bid）联合激素治疗。7年前患者因染发后出现明显脱发，反复低热（体温37.5～38℃），予以泼尼松加量（60 mg qd）后热平，蛋白尿持续在1 g/24 h左右，以后激素逐渐减量。5年前患者因文眉、染指甲后出现月经量大、血小板降低，于外院行利妥昔单抗（0.5 g qw×2次）治疗，并停用MMF，后血小板恢复正常。但患者使用利妥昔单抗后约2周，出现剧烈头痛，完善腰穿后考虑为隐球菌感染脑膜炎，给予两性霉素抗感染3个月，后序贯氟康唑治疗。2年前，患者再次出现双下肢水肿、蛋白尿增多，再次行肾穿刺，病理为狼疮性肾炎（Ⅲ＋Ⅴ型），给予泼尼松（30 mg qd）联合CTX治疗（0.6 g/mon×6 mon），患者自诉蛋白尿未见改善，故改用艾拉莫德（25 mg bid）治疗，治疗4个月后蛋白尿转阴，以小剂量激素联合艾拉莫德维持治疗。10个月前患者因行腘窝囊肿穿刺术，再次出现血小板降低，予甲泼尼龙80 mg静脉滴注（ivgtt）qd联合丙种球蛋白治疗后血小板恢复正常，出院后予泼尼松联合艾拉莫德（25 mg bid）控制原发病。8个月前，泼尼松减量至30 mg qd，血小板及蛋白尿情况稳定，再次行腘窝囊肿切除术，术后培养出堪萨斯分枝杆菌可能，考虑非典型分枝杆菌感染，给予异烟肼＋左氧氟沙星片＋利福平抗结核治疗。3个月患者于外院行Leep刀治疗后再次出现反复低热、周身水肿、蛋白尿增多（3 043.3 mg/24 h），查Scr 124 μmol/L，予激素加量，停用艾拉莫德，加用抗凝治疗，联合广谱抗感染及丙种球蛋白治疗后患者体温平，但蛋白尿及血肌酐水平无明显改善，腹胀明显，尿量每日1 200 ml左右，为行进一诊治收入院。患者自起病以来，精神萎，胃纳差，自觉尿量较前减少，大便如常，睡眠尚可，体重较前增长3 kg。

既往史：甲状腺功能减退症。

个人史：待业，否认吸烟、饮酒史，无药物滥用史。

家族史：无殊。

体格检查：T 37.1℃，P 86次/分，R 18次/分，BP 142/86 mmHg；双上肢见两处皮下瘀斑，其他未见明显皮疹，无红斑，口腔黏膜无溃疡，两肺呼吸音粗，未及明显干、湿啰音，心率85次/分，律齐，各瓣膜区未及病理性杂音，腹围增大，全腹无压痛反跳痛，肠鸣音不亢。四肢关节无肿胀或压痛，双下肢可及中度凹陷性水肿。

初步诊断：系统性红斑狼疮，狼疮性肾炎（Ⅲ＋Ⅴ型），肾功能不全，狼疮性血液系统损害，腘窝囊肿切除术后，非结核分枝杆菌（nontuberculosis mycobacteria，NTM）感染，脾切除术后，甲状腺功能减退症。

病例讨论

住院医师：

总结病例特点：①青年女性，慢性病程，病程呈复发后缓解及感染后复发相交替，病情复杂。②临床表现：SLE 病史 15 年，主要脏器累及为血小板减少和肾小球肾炎，病程中曾使用多种免疫抑制剂及生物制剂，合并难治性机会性感染。③辅助检查：ANA 1∶2560，dsDNA 166 IU/ml↑，抗 Chrom 抗体（＋），抗核糖体 P 蛋白（＋）；补体 C3 0.238 g/L，补体 C4 0.071 g/L；β_2－GPI－IgM（＋），抗心磷脂抗体 IgM（＋）；24 h 尿蛋白定量 6328 mg；Scr 175 μmol/L，UA 1119 μmol/L，Alb 22.8 g/L。肺 HRCT：两肺间质水肿伴多发渗出，两侧胸腔积液伴两肺下叶局部膨胀不全，心影增大，肺动脉瓣饱满，心包积液，心功能不全。肾脏血管超声：双侧肾动脉流速曲线正常，阻力指数正常，双侧肾静脉流速未见异常改变。④体格检查：血压 142/86 mmHg；双上肢见两处皮下瘀斑，腹围增大，双下肢可及中度凹陷性水肿。⑤既往史：甲状腺功能减退症。

主治医师：

这是一个诊断明确，但病情发展一波三折、治疗过程跌宕起伏的病历，患者虽年仅 33 岁，但生命中将近一半的时光都是在与病魔的斗争中度过，这在 SLE 患者中并不少见。纵观患者的整个病程，其病情的主线是 SLE 的两个重要脏器（系统）累及：血液系统（血小板减少）和肾脏（LN），每一次的疾病活动伴随着一定的诱因事件（如染发、文眉、染甲及 Leep 刀治疗），病情的插曲是两次特殊的感染（隐球菌脑膜炎和腘窝 NTM 感染），串联病情进展的是各种治疗方案的选择和使用，整个病史可用下表（表 11－1）来总结。

表 11－1　患者病史情况总结

时间	诱因	血小板情况	狼疮性肾炎情况	肾活检	其他问题	原发病治疗	免疫抑制剂	并发症治疗	是否有效
2003 年	不详	紫癜，PLT↓	无		低热	激素	Lef		否
2005 年	治疗无效	PLT↓	无		无	脾切除			是
2005 年	脾切后停药	无	水肿，3～4 g/24 h	Ⅳ	无	激素	CTX→Lef		是
2009 年	复诊	无	＜1 g/24 h		dsDNA 升高，补体 C3 降低	激素	MMF		是
2011 年	染发	无	＜1 g/24 h		脱发，低热	激素	MMF		是
2013 年	文眉、染甲	月经量大，PLT↓	＜1 g/24 h		CD20 单抗治疗后隐脑	激素	利妥昔单抗	两性霉素→氟康唑	是
2016 年	不详	无	下肢水肿	Ⅲ＋Ⅴ		激素	CTX		否

（续表）

时间	诱因	血小板情况	狼疮性肾炎情况	肾活检	其他问题	原发病治疗	免疫抑制剂	并发症治疗	是否有效
2017年1月	治疗无效	无	下肢水肿			激素	IGU		是
2017年9月	不详	无	无		腘窝囊肿，NTM感染	激素	IGU	异烟肼＋左氧氟沙星片（可乐必妥）＋利福平	是
2018年4月	Leep刀治疗	无	水肿，3 g/24 h		发热	激素		丙种球蛋白，广谱抗感染	否

PLT：血小板；Lef：来氟米特；CTX：环磷酰胺；MMF：吗替麦考酚酯；IGU：艾拉莫德；NTM：非结核分枝杆菌。

就血小板减少而言，这是患者出现的第一个症状，虽然既往的病史资料并不详细，但从治疗经过来看，支持免疫相关性的血小板减少，是否合并有磷脂抗体综合征的因素，由于缺乏既往的实验室报告，暂时无法明确。但是从患者对治疗的反应分析，一次脾切除，一次利妥昔单抗，均能够解决其血小板下降的问题，过程中并未涉及抗凝治疗。

就LN而言，患者的诊治过程不可谓不规范，第一次出现蛋白尿时就进行了肾活检，活检提示为Ⅳ型LN，选择了经典的标准剂量环磷酰胺（CTX）方案治疗，治疗12个月后达到缓解，予以续贯来氟米特治疗1年后停药。此处有两点值得商榷：第一，续贯来氟米特的方案并非指南推荐的一线治疗，但在本例患者中有效；第二，患者维持治疗时间过短，未达到指南推荐的3年时间，这可能为其后LN的复发埋下了伏笔。大约10年后，患者出现蛋白尿复发，并再次行肾活检，活检提示为Ⅲ＋Ⅴ型，医生基于患者既往使用CTX治疗有效再次为患者选择了CTX治疗方案，但是治疗6个月后患者蛋白尿消退不明显。考虑到患者既往曾接受MMF治疗，于是换用了新型的免疫抑制剂艾拉莫德。艾拉莫德治疗4个月后，患者的蛋白尿明显下降，但随后又出现了腘窝NTM感染，为了兼顾肾炎的治疗，在加用异烟肼＋左氧氟沙星片＋利福平抗痨的同时，并没有停用艾拉莫德，患者表现出不错的耐受性。可是，好景不长，患者在蛋白尿转阴1年后，由于Leep刀治疗再次诱发肾炎活动，此次还合并不易被控制的发热和肾功能不全，于是，医生不得不停用艾拉莫德，采用广谱抗感染联合丙种球蛋白治疗，同时考虑感染可能进一步诱发疾病活动，将激素用量增加。当患者的体温得到控制以后，主要矛盾出现了——蛋白尿和肌酐进行性升高（24小时尿蛋白6.3 g；Scr 175 μmol/L），如何兼顾患者LN的免疫抑制治疗同时避免诱发感染成为接下来的焦点问题。

主任医师：

这位患者目前的主要矛盾或者说治疗焦点是狼疮性肾炎，我们首先要评估患者的肾炎是否属于复发难治性。根据改善全球肾脏病预后组织（Kidney Disease：Improving Global Outcomes，KDIGO）对复发性LN的定义，该患者属于重度肾脏复发（蛋白尿＞5 g/24 h）；根据欧洲抗风湿病联盟（European League Against Rheumatism，EULAR）的定义，该患者属于难治性LN。那么，难治性、复发性LN的治疗，究竟该如何选择？

并非所有的难治性病例都是真正意义上的难治性，在判断LN患者是否为难治性之前，我们应当从以下方面对患者进行全面评估：

(1) 治疗依从性：外国数据统计，40%左右的SLE患者存在药物依从性问题，而药物依从性直接与预后相关。LN患者难治，究竟是药物真的没有效果，还是患者在服药过程中"偷工减料"，是一个值得临床医生认真评估的问题。本例患者从病情发展来看，是在一定诱因下再次出现的疾病活动，原本免疫抑制治疗有效，依从性不佳的可能性较小。

(2) 治疗充分性：由于药物在不同个体中的药代动力学存在差异，因此，不同的患者对于药物的耐受性不同，药物在患者体内达到的血药浓度也不同，由此可能产生部分患者按剂量服药而未达血药浓度的情况。本例患者既往治疗有效，并不存在上述问题。

(3) 临床与病理相关性：本例患者一共有3次LN活动，前两次均行肾活检，虽有一定的分型转变(Ⅳ→Ⅲ+Ⅴ)，但基本以增殖型LN为主，此次活动合并肾功能不全在以往活动中未曾出现。在排除药物因素后，患者此次肌酐升高究竟是多年LN慢性化的表现，还是合并其他特殊病理情况(如血栓微血管病变、狼疮足细胞病、高血压肾病等)？回答上述问题的最佳方案是排除禁忌后再次行肾活检，不过考虑到患者情况和本人意愿，此次肾活检并未像前两次一样进行。考虑到患者存在两种磷脂抗体阳性，再次阅片第二次肾活检结果，考虑有微血栓形成，予依诺肝素钠注射液(克赛)抗凝治疗，后逐渐过渡为口服利伐沙班。由于患者此次病情活动合并感染，但始终未出现血小板下降，亦未出现神经精神系统异常，故血栓性血小板减少性紫癜(thrombotic thrombocytopenic purpura，TTP)诊断暂不符合。患者高血压病史为此次病情活动后出现，且无糖尿病、乙肝等合并症，暂不考虑合并症所致肾脏损伤。因此，目前仍然考虑患者存在LN活动，是否合并特殊LN病理改变由于无肾活检支持，暂时无法定论。

全面评估之后，我们考虑该患者为LN复发活动，确实为难治性LN，决定转换免疫抑制剂治疗。

后续诊疗经过

LN的免疫抑制剂治疗，通常根据肾活检病理及患者的治疗应答情况进行选择。本例患者既往曾使用过的免疫抑制剂和生物制剂包括：来氟米特、CTX、MMF、艾拉莫德、利妥昔单抗。在指南推荐中还有钙调磷酸酶抑制剂(CNIs)尚未使用，但由于其肾功能不全，CNIs的使用暂时亦无法考虑。于是，在征得患者知情同意后，结合目前Janus激酶(JAK)通路可能成为SLE治疗的新靶点的临床证据，我们选择了JAK抑制剂托法替尼(5 mg bid)作为其LN治疗的免疫抑制剂。

治疗后，患者的肌酐和蛋白尿水平平稳下降(图11-1)，激素逐渐减量，治疗后10个月达到部分缓解(肌酐恢复至基线±25%水平，尿蛋白水平下降>50%)，获得了较为满意的疗效。

最终诊断

系统性红斑狼疮，狼疮性肾炎(Ⅲ+Ⅴ型)，肾功能不全，狼疮性血液系统损害，腘窝囊肿切除术后，非典型分枝杆菌感染，脾切除术后，甲状腺功能减退症。

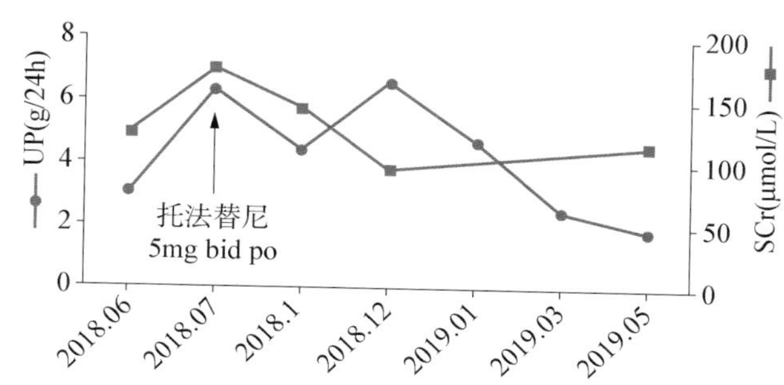

图 11－1 托法替尼治疗后患者蛋白尿和肌酐随时间变化情况

UP，尿蛋白；Scr，血清肌酐

疾病诊疗过程总结

这是一例诊断明确、病程漫长、治疗过程错综复杂的 SLE 病例，患者以血小板减少发病，病程中出现肾脏系统受累，后续治疗过程中间断出现疾病活动，每次疾病活动都伴有伴随着一定的诱因事件（如染发、文眉、染甲及 Leep 刀治疗），并在病程中出现两次较为特殊的感染，导致免疫抑制剂的选择受到一定的限制。多种免疫抑制剂治疗无效或失效后，在循证的基础上另辟蹊径，选择了靶向药物 JAK 抑制剂，获得临床疗效。

诊疗启迪

（1）难治性 LN 患者需接受全面评估，排除一切可能导致治疗效果不佳的因素。

（2）多种免疫抑制剂治疗无效、失效或存在禁忌时，在循证的基础上另辟蹊径，或许会有意想不到的收获。

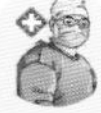

专家点评

1. 行业内知名专家点评

安徽省立医院 厉小梅 主任医师

类似本病例的病程长、使用了多种类型免疫抑制剂仍不能理想控制蛋白尿控制的狼疮性肾炎患者，在临床实践中也不少见。如何选择下一步的治疗方案，成为实际需要面对的问题。该病例给了我们一个例证，已经应用过 CTX、MMF、来氟米特、艾拉莫德，甚至生物制剂利妥昔单抗，因肾功能因素不适宜选择钙调磷酸酶抑制剂的患者，还有哪些药物可供选择。JAK 抑制剂或许是可探索的选择之一。但是需要注意 JAK 抑制剂使用的相关不良反应，比如较为常见的带状疱疹以及其他感染。

2. 主任点评

上海交通大学医学院附属仁济医院 戴岷 副主任医师

本病例的一波三折其实涵盖了 LN 治疗的两个重要内容——难治性 LN 与合并感染的问题。难治，无论怎么定义，至少表现出，按照指南的方法不能达到 LN 临床部分缓解。为了延长寿命，改善生活质量，从二线药物中选择甚至组合各种手段以达到目的是治疗的根本。从上述病例中可以看出，这样的选择，遵从一个原则：抗炎＋清除免疫复合物。

控制感染也是难题之一，感染本身也是 SLE 患者主要死亡原因之一。从上述病例可以得出一个结论：精准定位感染致病原，是彻底控制感染、改善预后的根本，所以，在面临患者出现感染问题的时刻，寻找确切的感染源比手忙脚乱地使用广谱抗感染药物要合理。

（丁慧华）

参考文献

[1] KDIGO Glomerulonephritis Work Group. KDIGO clinical practice guideline for glomerulonephritis [J]. Kidney Int Suppl, 2012,2(2):139－274.

[2] HAHN BH, MCMAHON M A, WILKINSON A, et al. American College of Rheumatology guidelines for screening, treatment, and management of lupus nephritis [J]. Arthritis Care Res (Hoboken), 2012,64(6):797－808.

[3] FANOURIAKIS A, KOSTOPOULOU M, CHEEMA K, et al. 2019 update of the joint European league against rheumatism and European renal association-European Dialysis and transplant association (EULAR/ERA-EDTA) recommendations for the management of lupus nephritis [J]. Ann Rheum Dis, 2020,79(6):713－723.

病例 12 面部皮疹 2 年余，突发意识丧失，四肢肌力下降——急性脑血管病？

主诉

患者女，30 岁，因“面部皮疹 2 年余，发热 2 周余”入院。

病史摘要

现病史：2015 年 3 月左右患者无明显诱因开始出现双侧面颊红斑样皮疹，日照后明显，无瘙痒等不适。2016 年 1 月 2 日患者至我院门诊就诊，查 ANA 1：1 280，anti－SSA/Ro－60（＋），抗核小体抗体（＋）；anti－dsDNA 10.26 IU/ml（FARR）；IgM－ACL 120.82 MPL/ml，IgM－beta2GP1 抗体 8.2；24 h 尿蛋白（UP）0.962 g。诊断为系统性红斑狼疮，予泼尼松、硫唑嘌呤等药物治疗。2017 年 2 月、2017 年 4 月、2017 年 6 月患者反复多次因肺部感染至当地医院及我院住院行抗感染治疗，其间停用硫唑嘌呤。2017 年 7 月 24 日患者无明显诱因出现发热，最高体温 38.8℃，无寒战、畏寒，无咳嗽、咳痰，无尿频、尿急、尿痛，无腹痛、腹泻。至当地医院就诊，查 ANA 1：320，抗 SSA 抗体（＋＋），AMA－M2（＋＋），p－ANCA（＋），MPO－ANCA 49.08AU/ml，IgM－ACL 44.4MPL，IgM－beta2GP1 抗体 43.7 SMU。24 h 尿蛋白 0.474 g。ESR 22 mm/h。CRP 13.7 mg/L。血生化：AST 601 U/L H，LDH 864 U/L，GGT 385 U/L。EBV-DNA：阳性。血常规、肾功能等正常。肺部CT、心脏彩超、腹部B超、心电图等未见明显异常。当地医院予甲泼尼龙40 mg+20 mg治疗后，最初患者体温平。2017年8月5日患者出现全身皮疹，考虑药物过敏可能，2017年8月7日患者再次出现发热，2017年8月12日患者为求进一步诊治，转入我院治疗。

患者自起病来，精神可，饮食、睡眠尚可，二便正常，体重无明显变化。

既往史：否认高血压病、糖尿病等慢性病史，否认传染病史。

个人史：无不良嗜好，无手术、外伤、输血史。

家族史：否认家族类似病史。

体格检查：T 39.2℃，P 88次/分，R 18次/分，BP 105/65 mmHg。神清，精神萎，皮肤黏膜略苍白，未见明显皮疹，双肺呼吸音粗，未及明显干、湿啰音，心律齐，未及明显杂音。浅表淋巴结未及明显肿大。肠鸣音活跃，腹部无压痛、反跳痛。神经系统体征(－)。脑膜刺激征(－)。全身关节无明显肿胀、压痛。四肢肌力4^-级。

初步诊断：系统性红斑狼疮，原发性胆汁淤积性胆管炎，EBV感染。

入院后病情变化及相关诊疗：

患者入院后仍有高热，血培养阴性，甲泼尼龙40 mg治疗效果不佳。相关实验室及影像学检查如下：

2017.8.14 血常规：WBC 2.2×10^9/L，Hb 41 g/L，PLT 50×10^9/L。肝功能：白蛋白26.9 g/L，ALT 398 U/L，AST 280 U/L，LDH 216 U/L，GGT 355 U/L，ALP 117 U/L，TG 5.2 mmol/L。出凝血：纤维蛋白原(Fib)1.17 g/L。铁蛋白>1 500 μg/L；可溶性IL-2受体4 100 U/ml；PCT 0.27 ng/ml；CRP 11.9 mg/L；ESR 10 mm/h；G试验(－)；GM试验(－)；T-SPOT(－)。

2017.8.15 ANA 1∶160，SSA(＋)；AMA-M2 130(＋)；MPO-ANCA(＋)；IgM-beta2GP1抗体1.48(＋)；抗心磷脂抗体(－)；狼疮抗凝物(lupus anticoagulant，LA)(－)；补体：C3 0.237 g/L，补体C4 0.019 g/L。

2017.8.16 肺部CT示：左上肺毛玻璃结节影(图12-1)。

2017.8.18 痰涂片、培养：丝状菌生长。

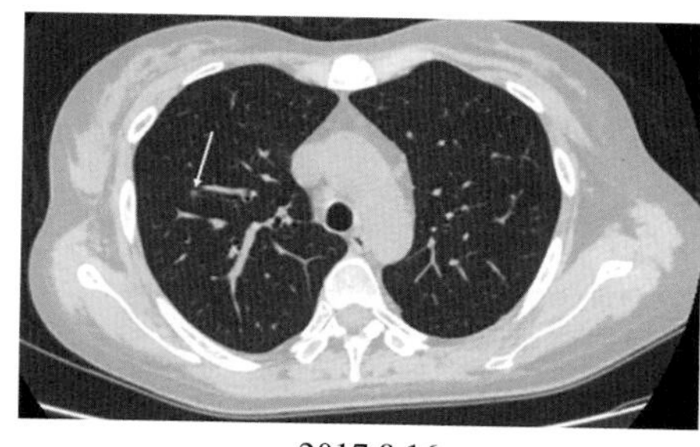

2017.8.16

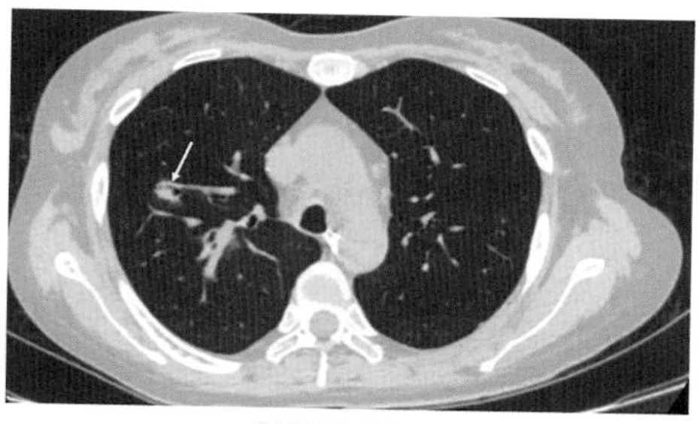

2017.8.24

图12-1 肺部真菌感染CT表现

考虑患者出现巨噬细胞活化综合征(MAS)、肺部真菌感染，遂予大剂量激素治疗(甲泼尼龙240 mg)，同时予米卡芬净抗真菌治疗，激素逐渐减量。患者体温逐渐下降，2017年8

月 20 日开始体温平。

2017 年 8 月 24 日患者出现明显咳嗽、气喘，听诊双肺可见哮鸣音，呼吸科会诊考虑变应性支气管肺曲霉病(allergic bronchopulmonary aspergillosis, ABPA)，予加用布地奈德、博利康尼雾化后症状明显好转。2017 年 8 月 29 日患者体温平，肺部症状、体征明显好转，复查血常规、肝肾功能、凝血功能明显好转，补体水平亦较前明显上升，考虑予出院继续随访治疗。

突发病情变化：

2017 年 9 月 1 日约 13:00 患者雾化后突发意识丧失，呼之不应。查体：昏迷，无自主呼吸，大动脉搏动微弱，血氧饱和度(SpO_2)、血压测不出。予去枕平卧，球囊辅助通气，开放静脉通道。予多巴胺升压，NS 补液，患者血压逐渐升高，恢复自主呼吸。13:15 复测生命体征 BP 121/69 mmHg，SpO_2 96%，HR 158 次/分。约 13:20 患者再发呼吸停止，双上肢肘关节屈曲，伴双侧瞳孔散大，等大等圆，无对光反射，双眼向左上凝视。予球囊辅助通气，并予地西泮 10 mg 静脉注射(iv)。患者后上肢松弛，自主呼吸恢复。13:35 复测生命体征：BP 121/70 mmHg，HR 134 次/分，SpO_2 99%。行腰椎穿刺，脑脊液常规：潘氏试验阴性；RBC 1×10^6/L；WBC 2×10^6/L。脑脊液生化：蛋白定量 277.2 mg/L；糖定量 4.2 mmol/L；氯化物 129 mmol/L。脑脊液培养阴性；涂片阴性；隐球菌乳胶凝集实验阴性。

2017 年 9 月 2 日 23:15 患者自行起床解小便时突发意识丧失，即刻血压 74/36 mmHg，HR 66 次/分，家属呼喊后意识可恢复，予急查心电图未见明显异常，复予多巴胺升压维持，23:40 心电监护示 BP 94/61 mmHg，HR 103 次/分，SpO_2 97%，患者意识清，无头痛等特殊不适主诉。

2017 年 9 月 3 日凌晨 3:30 患者于睡眠中突然咳嗽数次，再次出现意识丧失、呼之不应，全身抽搐，双肘屈曲，双手握拳，双眼凝视前方，有自主呼吸，即刻 BP 108/66 mmHg，HR 150 次/分，SpO_2 96%，指末血糖 10.8 mmol/L，予吸痰，未吸出痰液，立即予苯巴比妥 1 支肌注，地西泮 10 mg 静注并静滴维持，约 1 min 后患者停止抽搐。查体：左脚巴氏征可疑阳性。急查头颅 CT，未见明显异常。

2017 年 9 月 3 日 6:00 患者意识恢复。查体：神清，精神萎，对答切题。双肺呼吸音粗，未及明显干、湿啰音，心律齐，未及明显杂音。浅表淋巴结未及明显肿大。肠鸣音活跃，腹部无压痛、反跳痛。神经系统体征(－)。脑膜刺激征(－)。全身关节无明显肿胀、压痛。右上肢肌力 3^+ 级，双下肢及左上肢肌力 1 级。

2017 年 9 月 4 日行头颅 MRI＋弥散加权成像(diffusion-weighted imaging, DWI)＋头颅磁共振静脉造影(magnetic resonance venogram, MRV)检查：DWI 示双侧大脑实质弥漫性高信号影(图 12－2)。MRV 成像质量欠佳，右侧乙状窦可疑充盈缺损(图 12－3)。

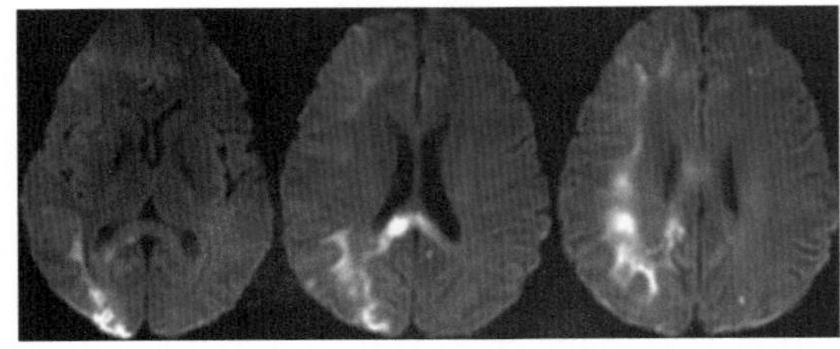
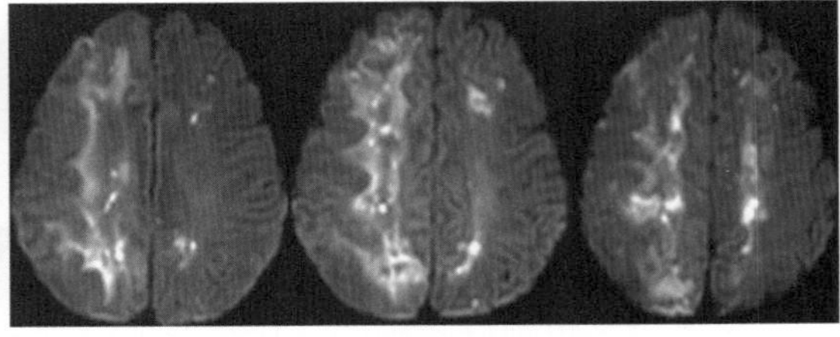

图 12－2 头颅 MRI－DWI 示：双侧大脑弥漫性高信号灶，边界不清，边缘模糊

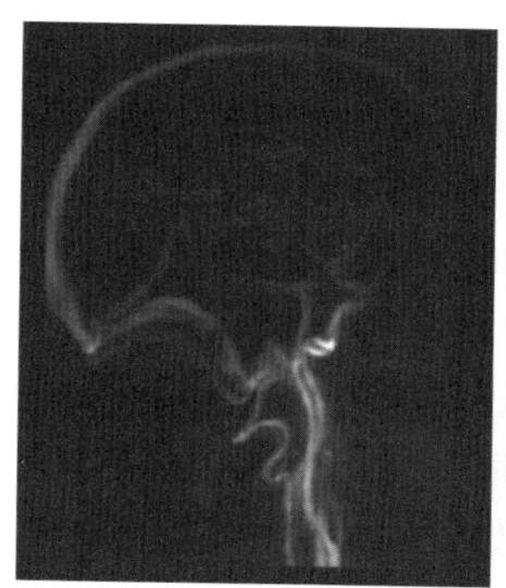
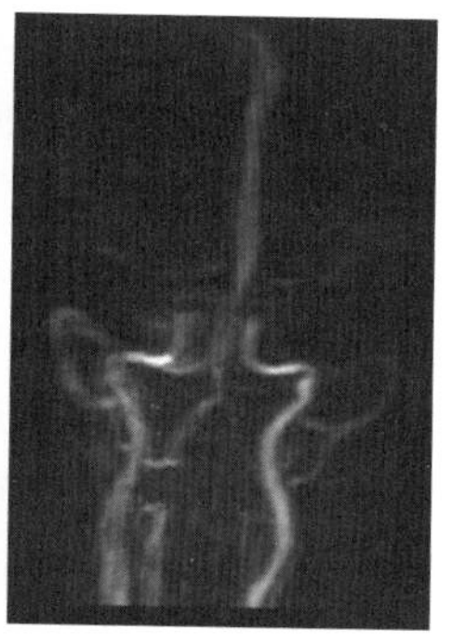

图 12－3 头颅 MRV，右侧乙状窦可疑充盈缺损

病例讨论

住院医师：

患者年轻女性，以面部蝶形红斑、少量蛋白尿起病，免疫相关检查示 ANA、抗核小体抗体、SSA/Ro、ACL、beta2GP1 等抗体阳性，诊断为 SLE。病程中患者出现反复肺部感染，提示免疫力较低。本次患者因反复高热入院，入院后实验室检查提示 MAS。MAS 是 SLE、成人斯蒂尔病、幼年特发性关节炎等风湿免疫疾病的一种严重的有潜在生命威胁的并发症，当合并病毒、细菌、真菌感染，尤其是 EBV 感染时更容易被诱发。本例患者外院检测 EBV－DNA 阳性，同时存在肺曲霉菌感染，存在 MAS 的高危因素。该患者对大剂量激素治疗敏感，体温逐渐下降并完全正常。病程中曾出现 ABPA，予抗真菌及雾化吸入治疗后病情好转。就在患者病情稳定，各项实验室指标基本正常准备出院时，突发严重的神经精神症状，即两次长为 15～25 min 的低血压、意识丧失后强直－阵挛癫痫发作，伴四肢肌力明显下降。腰椎穿刺脑脊液常规、生化及病原学检查未见明显异常。而头颅 MRI－DWI 示双侧大脑半球弥漫大片高信号病灶，提示出现急性脑血管意外。患者在 SLE 本身病变处于低疾病活动度时出现中枢神经系统症状，究竟是何种原因导致，以及怎样确定下一步治疗方案是目前亟待解决的问题。

主治医师：

患者年轻女性，根据临床和免疫学指标，符合 SLE。3 周前患者发热起病，外院治疗过程中病情反复。入院后发现继发 MAS，肺部真菌感染。该例患者中 MAS 可能与 SLE 疾病活动(补体 C3、C4 水平很低)及 EBV、肺真菌感染有关。在疾病活动度、肺部感染等逐渐被控制后，患者突发严重的中枢神经系统症状，头颅 MRI－DWI 可见弥漫病灶。对于神经精神性狼疮(NP－SLE)，一般认为动脉粥样硬化、血栓性或栓塞性脑血管疾病常见，出血性卒中少见，血管炎所致的卒中罕见，大多数情况下不需要免疫抑制治疗。但本例患者颅内病变累及范围广，不局限于某一动脉供血区，有非典型的脑卒中表现。而另一方面，出现神经精神症状时，患者 SLE 本身疾病活动度低，是否为血管炎及是否需要进一步免疫抑制治疗是目前的关键。另外，患者抗磷脂抗体长期阳性，头颅 MRV 虽因患者配合欠佳显像差，但右侧乙状窦可疑充盈缺损，本次发病是否能诊断为抗磷脂综合征，后期是否需要长期抗凝治疗，也需进一步讨论。

主任医师：

同意主治医师的分析。患者 SLE 及入院后 MAS、肺部真菌感染等诊疗没有问题，且患者治疗反应可。目前主要问题是，患者在狼疮低疾病活动度基础上出现严重的中枢神经系统症状。头颅 MRI－DWI 示广泛病变，仔细分析可以发现，病变同时累及大脑前、中、后动脉供血区，且病灶边缘模糊，边界不清。结合患者病史及发病时表现，这种非典型动脉供血区的病变主要可以考虑静脉性梗死、分水岭梗死和血管炎相关的梗死。首先是静脉性梗死，患者抗磷脂抗体长期阳性，发病后头颅 MRV 示右侧乙状窦充盈可疑缺损，不能完全排除静脉窦血栓形成，但脑脊液压力正常，患者亦无头疼、视乳头水肿等颅高压表现，头颅 MRV 成像欠清晰。分水岭梗死指因血压降低所致颅内动脉供血区之间的边缘地带发生的缺血性损害，该患者偏瘫前，曾有两次“休克”样表现致颅内低灌注，但仔细分析可发现本例患者病变累及范围大于外分水梗死范围（不论“内”分水，还是“外”分水）。最后是血管炎相关的梗死，患者颅内病灶边缘模糊、边界不清，且病变范围不局限于某一动脉供血区均可以是血管炎颅内病变的特点。虽此时狼疮活动度低是可疑之处，但综合考虑，该患者血管炎相关病变可能性最大，建议给予大剂量激素联合抗凝治疗，同时监测血压，维持血压稳定。

后续诊疗经过

根据讨论结果，予甲泼尼龙 160 mg，依诺肝素钠 0.4 ml，皮下注射，每日一次，监测血压变化。患者双下肢及左上肢肌力量逐渐恢复，1 个月后患者双下肢肌力 3^{+} 级，左上肢肌力 2^{+} 级，病情好转出院。2 个月后，患者再次入院评估，可独立行走，双下肢肌力 4^{+} 级，左上肢肌力 3^{+} 级。8 个月后，患者入院评估病情，四肢肌力 4^{+} 级，左手精细操作略差。

最终诊断

系统性红斑狼疮，神经精神性狼疮，巨噬细胞活化综合征，肺真菌感染。

疾病诊疗过程总结

患者年轻女性，确诊 SLE 1 年余。本次因高热 3 周入院，入院后发现继发 MAS，肺部真菌感染。该例患者中 MAS 可能与 SLE 疾病活动（补体 C3、C4 水平很低），EBV、肺真菌感染有关。后患者在病情趋于稳定时突发神经精神症状伴四肢感觉运动障碍，头颅 MRI 示双侧大脑半球弥漫病变。综合考虑，认为患者血管炎相关梗死或颅内病变可能性大，予大剂量激素联合抗凝治疗后患者逐渐恢复。

诊疗启迪

（1）SLE 相关心血管疾病的主要病理机制包括：动脉粥样硬化、血栓/栓子、炎症。

（2）有效的治疗依赖于对病例主要发病机制的正确判断。

（3）系统的影像学检查及分析对于发病机制的判断至关重要。

专家点评

1. 行业内知名专家点评

上海中医药大学附属龙华医院 曲环汝 主任医师

这是一例短程时间内相继出现 MAS、感染（EBV 感染/肺部真菌感染）并中枢神经症状（意识丧失/肢体偏瘫等）的危重而病症复杂的患者。在整个诊治过程中，明辨病因，处理果断，诊治非常成功。反思病例：一方面应强调在狼疮疾病背景上一元论解释问题；二是任何危重病症的发生往往会有细微的前兆的积累。①MAS：此例患者年轻、病程仅仅2年，患者2017始反复出现长程间歇发热，应积极寻找发热原因，当SLE出现发热伴血液三系下降并肝酶、乳酸脱氢酶升高时就应警惕MAS出现，早期识别MAS，可明显改善患者预后。②SLE＋MAS：SLE并MAS往往有两种表型差异，一是基于SLE疾病活动；二是SLE治疗合并感染（尤其EBV/CMV感染等）引发，而继发于感染的MAS（此患者EBV＋肺部真菌感染）往往提示预后不佳。③SLE＋MAS＋中枢神经症状：该患者SLE及MAS病情缓解后续出现中枢神经症状，经分析最终归因于颅内血管炎及抗磷脂综合征可能大，并给予大剂量激素及抗凝治疗，获取成功。但同时也应该注意噬血细胞综合征（HLH）亦可导致中枢受累，出现神经和（或）精神症状，甚至是首发症状，如偏瘫、癫痫、中枢神经系统影像学异常（包括头颅MRI脑实质、脑膜异常改变）等，且中枢受累的HLH治疗方案亦是不同的。

2. 主任点评

上海交通大学医学院附属仁济医院 戴岷 副主任医师

SLE患者由于自身免疫异常而发病，除本身疾病损伤，而抗感染免疫能力亦有改变，往往同时合并感染。治疗原则中除精准针对致病原应用抗感染药物，并不能因此简单减少激素用量。反之，合理的激素用量，甚至大剂量，可以控制SLE损伤，亦能改善感染引发的炎症因子风暴所致损伤。

（徐安涛，戴岷）

参考文献

BERTSIAS GK, IOANNIDIS JP, ARINGER M, et al. EULAR recommendations for the management of systemic lupus erythematosus with neuropsychiatric manifestations: report of a task force of the EULAR standing committee for clinical affairs [J]. Ann Rheum Dis, 2010, 69(12): 2074-2082.

病例13 皮肤红斑伴贫血、胸闷——单纯的系统性红斑狼疮？

主诉

患者女，16岁，因“皮肤红斑8个月余，发热10天伴胸闷、气促3天”入院。

病史摘要

现病史：患者2013年7月无明显诱因下双侧膝关节皮肤出现红斑，伴脱发，无瘙痒、疼痛、发热，无关节疼痛、口腔溃疡等，未重视，未就诊。2014 年 1 月因停经 3 个月于外院予黄体酮肌注后仍未来月经，未进一步处理。2014 年 2 月初无明显诱因下出现发热，最高体温 39.1℃，当时无咳嗽咳痰、无胸闷气、无关节疼痛等不适，自服退热药能退热，但反复，当地医院检查发现贫血。后至外院就诊，查尿 WBC 6～10 个/HP，蛋白(++)，RBC 1～3 个/HP，尿胆原(+++)，胆红素(+)，潜血(++++)；血常规：WBC 4.96×10^9/L，N% 54.4%，Hb 68 g/L，PLT 112×10^9/L；血生化 ALT 27 IU/L，AST 99 U/L，白蛋白 25 g/L，Scr 42 μmol/L；活化部分凝血活酶时间(activated partial thromboplastin time，APTT)43.2 s，D-二聚体 2.3 mg/L，RF 28 IU/L，IgG 22.7 g/L，ESR 122 mm/h，循环免疫复合物 0.357，补体 50 降低，ANA 1∶80(+)，dsDNA 845.2，ENA(−)，24 h 尿蛋白 0.7 g。B 超：双肾大小正常，考虑贫血、SLE 可能。予谷胱甘肽保肝，头孢呋辛抗感染，并输注人体白蛋白、洗涤红细胞等治疗，2 月 15 日起予甲泼尼龙 120 mg qd，并予低分子肝素皮下注射，患者出现胸闷、气促，后 2 月 17 日来我院就诊，查血常规：WBC 15.54×10^9/L，N% 34%，Hb 44 g/L，PLT 84×10^9/L，网织红细胞 10.86%，ANA 1∶2 560(+)，SSA/SM/RNP(+)，Coombs 试验阳性。肺部 CT：两肺多发感染，右侧胸腔积液，纵隔内及两侧腋下多发肿大淋巴结，左下胸膜增厚，心影饱满，心包积液。予甲泼尼龙 240 mg qd 静滴，头孢替安抗感染，氨基酸静脉营养支持，今为进一步治疗收入病房。

既往史：否认高血压、糖尿病等慢性病史，否认传染病史。

个人史：无不良嗜好，无手术、外伤史。

家族史：否认相关家族史。

查体：T 36.8℃，P 110 次/分，R 20 次/分，BP 125/93 mmHg。鼻导管吸氧 3L/min SpO_2 90%～93%。神清，精神稍萎，气稍促，贫血貌，浅表淋巴结未及，心律齐，未及杂音，双肺呼吸音粗，未及干、湿啰音，腹软，无压痛，无反跳痛，肝、脾肋下未及。双下肢无水肿。双膝关节见陈旧性红斑，关节无肿痛，双手指肿胀，见冻疮样改变。

肺部 CT：见图 13-1。

初步诊断：系统性红斑狼疮，弥漫性肺泡出血。

病例讨论

住院医师：

该病例的特点：青少年女性，既往以皮肤表现为主，本次急性起病伴有胸闷症状，血色素明显降低。血红蛋白降低需考虑丢失、合成障碍、原料不足等原因。该患者否认其他部位包括消化道出血、月经过量等，Coombs 试验阳性，自身免疫性溶血需要考虑。患者自身抗体丰富，除皮疹外，有蛋白尿、血尿肾脏受累表现，有血液系统受累，补体降低、多浆膜腔积液，符合 1997 美国风湿病学会(American College of Rheumatology，ACR)狼疮诊断标准，按 2019 年分类标准打分 24 分，考虑诊断为系统性红斑狼疮。胸部 CT 见弥漫性渗出，需要考虑肺泡出血或感染，应进一步完善支气管镜或增强 CT 的检查。

主治医师：

该患者需考虑 SLE 自身免疫性溶血。另外，虽然患者咯血症状不明显，但其 CT 表现为肺内弥漫性渗出且双侧均有，合并短时间内血红蛋白明显降低，需要考虑系统性疾病伴发肺泡出血可能。弥漫性肺泡出血(diffuse alveolar hemorrhage，DAH)大多为突然起病或持续

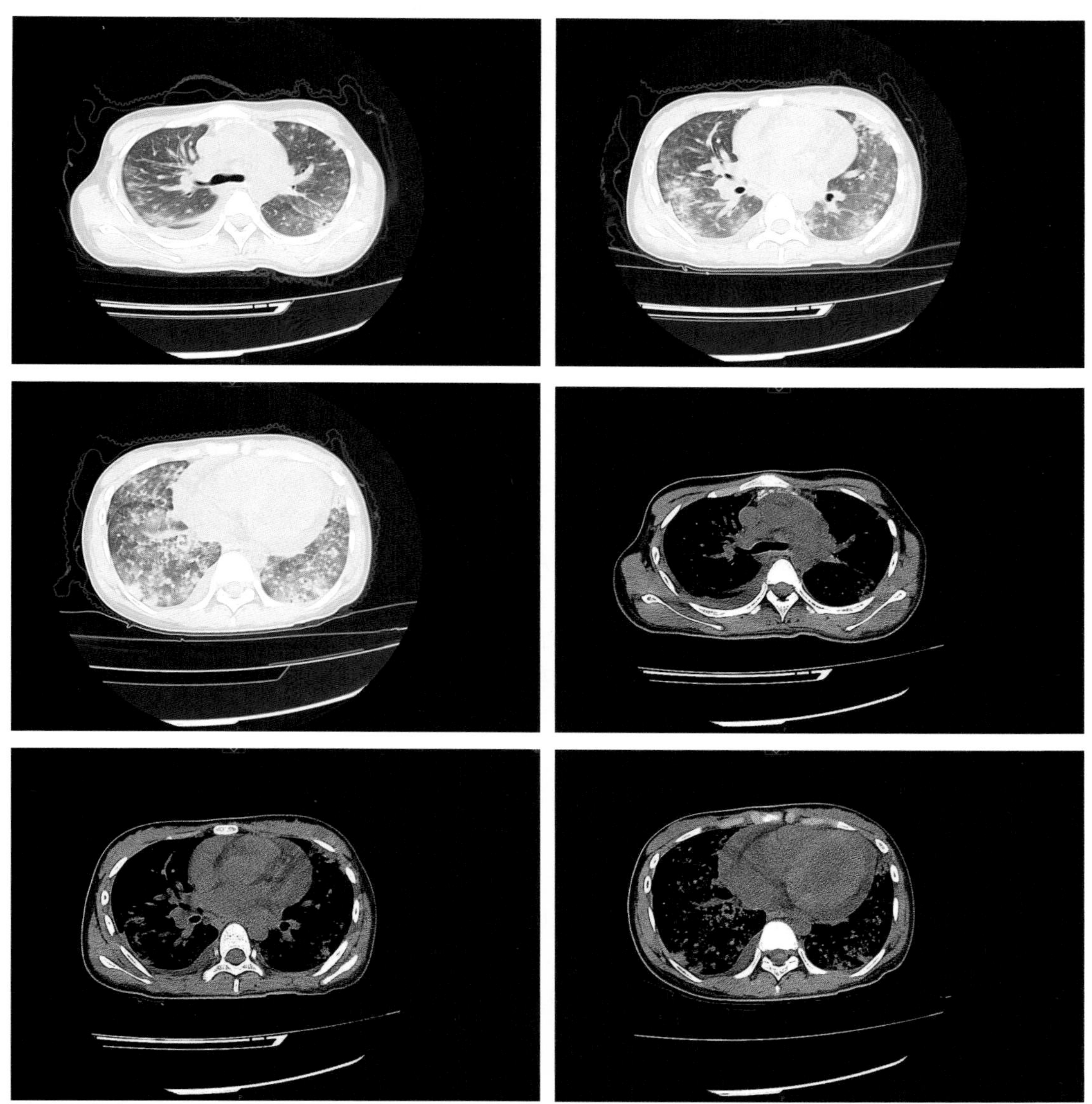

图 13-1 肺部多发渗出伴胸腔积液、心包积液 CT 表现

时间很短。常见初始症状为咳嗽、咯血、发热和呼吸困难，但有 1/3 的患者起病时不咯血。DAH 的典型 CT 表现为磨玻璃影或实变影，常为弥漫性双侧分布，但偶尔可能为单侧分布。这些阴影更好发于肺中央区域，而不是周围区域。DAH 的实验室检查往往为非特异性改变。血红蛋白或血细胞比容往往偏低或呈下降趋势，白细胞计数往往升高，但这些并非诊断的必要条件。应检查血小板计数、凝血酶原时间(prothrombin time，PT)、国际标准化比值(international normalized ratio，INR)和 APTT 来排除凝血异常。含铁血黄素巨噬细胞的存在或一氧化碳扩散能力的增加可能帮助诊断。DAH 的诊断往往是基于连续行支气管肺泡灌洗(bronchoalveolar lavage，BAL)发现灌洗液的血性程度不断加重。具体方法是将纤维支气管镜楔入影像学示阴影区域的亚段支气管内。然后连续行 BAL：依次向亚段支气管

内灌入并回收 3 份 50～60 ml 无菌的非抑菌生理盐水。若灌洗液血性程度越来越重，则确诊肺泡出血，这也是各种原因所致 DAH 的典型征象。

主任医师：

DAH 的特点是血液进入肺泡腔，原因是肺泡-毛细血管基底膜破裂。多种疾病均可出现 DAH，包括系统性血管炎、抗肾小球基底膜病（抗 GBM 抗体病，也称肺出血肾炎综合征）、风湿性疾病、特发性肺含铁血黄素沉着症（idiopathic pulmonary hemosiderosis，IPH）和特发性肺毛细血管炎，某些药物（例如胺碘酮、卡比马唑、左旋咪唑、来氟米特、呋喃妥因、青霉胺、丙硫氧嘧啶、西罗莫司、TNF－α 拮抗剂）的使用或暴露也可引起 DAH。

在各种原因的 DAH 患者中，多达 33%的患者在起病时不咯血。如果患者不咯血，但有新发呼吸系统症状，且影像学检查示磨玻璃影或实变影（弥漫性或局限性），也应考虑 DAH，特别是在血红蛋白水平呈下降趋势时。

确定基础病因后，有条件时应给予针对性治疗。因此，停用致病药物和停止暴露、治疗感染以及逆转过度抗凝是关键。DAH 患者通常因低氧血症而需吸氧，很多时候低氧血症严重到需要无创或有创机械通气。体外膜肺氧合（extracorporeal membrane oxygenation，ECMO）有时用于为少数 DAH 并发难治性低氧性呼吸衰竭的患者提供支持。

对于系统性疾病引起的 DAH，需立即开始全身糖皮质激素治疗，如静脉用甲泼尼龙冲击治疗。在糖皮质激素冲击疗法的基础上加用环磷酰胺或利妥昔单抗。DAH 的短期和远期生存率视基础病因而异。SLE、血管炎、抗 GBM 抗体病以及 IPH 患者的早期病死率非常高，介于 25%～50%，因此我们应该早期鉴别诊断，在明确病因的同时开始积极治疗，遏制病情进一步加重的趋势。

后续诊疗经过

该患者入院后立即完善支气管镜检查，明确诊断 DAH，当日即予甲泼尼龙 500 mg qd×3 d 冲击治疗，联合丙种球蛋白 20 g×3 d 治疗，排除相关禁忌后加用利妥昔单抗治疗。后续患者病情逐步得以控制，复查血红蛋白逐步回升，治疗 1 周复查肺部 CT 较前明显吸收（图 13－2）。

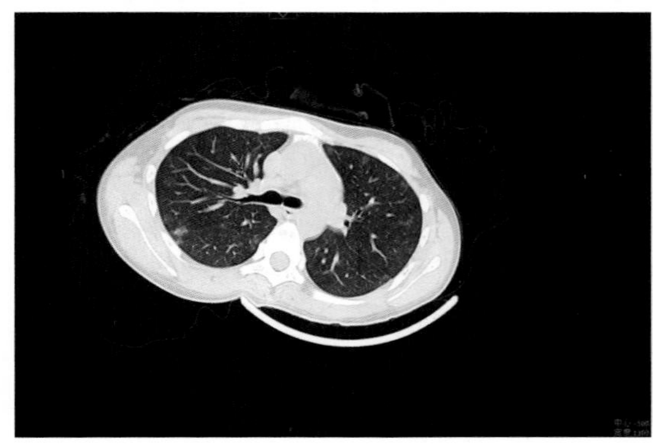

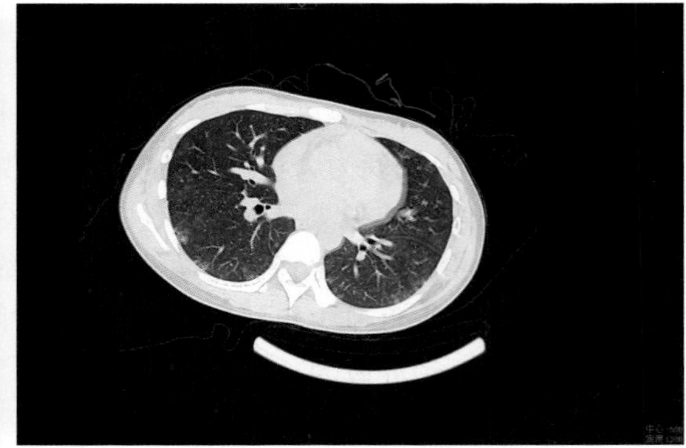

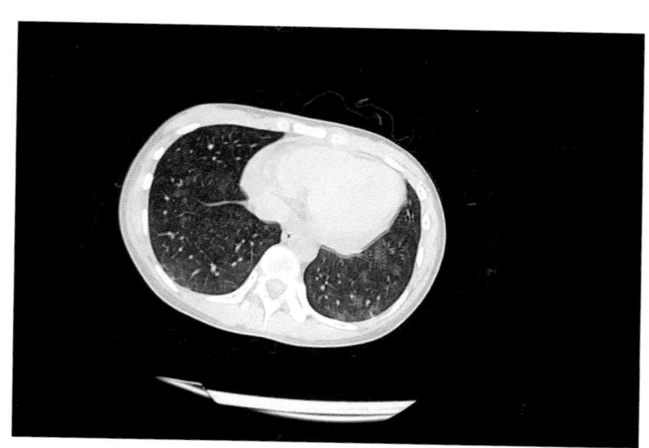

图 13-2 治疗后肺部 CT 影像较前明显吸收

最终诊断

系统性红斑狼疮，弥漫性肺泡出血。

诊疗启迪

关键性的鉴别诊断提示点有可能就在病史、体检及化验结果中，不能忽视病史询问的各个要素，我们需要抽丝剥茧、细细品读每一条线索，尽早完善关键检查，因为 DAH 来势凶猛，早期病死率高，把握住关键点后该下手不容迟疑。

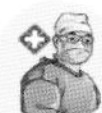

专家点评

1. 行业内知名专家点评

四川大学华西医院 赵毅 主任医师

DAH 是 SLE 的严重并发症，病情经过凶险，病死率高。早期明确诊断、积极治疗，是挽救危重症的核心环节。DAH 临床上呈急性经过，影像学表现为两肺弥漫性病变，实验室检查发现血红蛋白进行性下降。治疗方面强调糖皮质激素和免疫球蛋白冲击治疗，采用血浆置换或免疫吸附可尽快清除体内自身抗体和免疫复合物，可迅速控制疾病活动，缓解症状。

2. 主任点评

上海交通大学医学院附属仁济医院 叶霜 主任医师

DAH 在自身免疫性疾病中是一种危及生命的并发症，在急性期，大剂量肾上腺皮质激素是首选的方案，同时予以积极有效的免疫抑制剂治疗，一旦出现严重低氧血症，需要机械通气呼吸支持，同时仍需进行抗感染和支持治疗，预防继发感染。目前抗 CD20 治疗不断前移，是可选择的强效手段。掌握对危重症的处理，可提高学科诊治水平。

一项法国多中心回顾性研究评估了 104 例入住 ICU 的自身免疫性疾病相关 DAH 患者的特点及预后因素。69%、11.5%及 55%的患者分别接受环磷酰胺、利妥昔单抗和血浆置换治疗。50%和 53%的患者分别需要接受机械通气和肾脏替代治疗。ICU 病死率为 15%。与机械通气脱机相关的因素包括年龄、血管炎相关 DAH 和从呼吸困难开始到入 ICU 时间。与存活状态相关的因素包括慢性心力衰竭、抗磷脂综合征相关 DAH 和入院时的氧流量。

（顾立扬）

参考文献

[1] FRANKS T J, KOSS M N. Pulmonary capillaritis [J]. Curr Opin Pulm Med, 2000,6(5):430－435.

[2] YACHOUI R, SEHGAL R, AMLANI B, et al. Antiphospholipid antibodies-associated diffuse alveolar hemorrhage [J]. Semin Arthritis Rheum, 2015,44(6):652－657.

[3] MARTÍNEZ-MARTÍNEZ MU, Oostdam, DAHv Abud-Mendoza C. Diffuse alveolar hemorrhage in autoimmune diseases [J]. Curr Rheumatol Rep, 2017,19(5):27.

[4] MIROUSE A, PARROT A, AUDIGIER V, et al. Severe diffuse alveolar hemorrhage related to autoimmune disease: a multicenter study [J]. Crit Care, 2020,24(1):231.

病例14 活动后气促，盆血——溶血性贫血？

主诉

女，30 岁，因“活动后气促 1 个月，咳嗽 1 周”入院。

病史摘要

现病史：患者于入院前 1 个月无明显诱因下出现活动后气促，约爬 2 楼楼梯或行走 500 米后出现。患者求诊于上海某医院，查血常规示 WBC 5.6×10^9/L、Hb 79 g/L↓、MCV 59.1 fl↓、MCH 18.9 pg↓、MCHC 320 g/L↓、PLT 105×10^9/L；肝肾功能无异常；尿蛋白（＋＋）；补体 C3 为 22 mg/dl↓；IgG 1 950 mg/dl、IgA 467 mg/dl；抗核抗体示 ANA 1∶640 阳性（均质型）、抗 dsDNA 494.5 U/ml，余阴性；RF 阴性；狼疮抗凝物 1.1（正常）；抗 β_2GP1 ≤9.4MU；ESR 68 mm/h；CRP 0.8 mg/L；抗心磷脂抗体 IgM 18MPL（0～12），抗心磷脂抗体 IgG 及 IgA 无异常；p－ANCA 及 c－ANCA 阴性”，诊断为“系统性红斑狼疮（SLE）”，予“泼尼松 30 mg qd、羟氯喹 0.1 g tid、环孢素 A 50 mg tid”治疗 2 周，气促无明显缓解。

入院前 1 周，患者受凉后出现咳嗽，呈阵发性单声咳，无咳痰及咯血，自服止咳药水后有所改善。再次求诊于上海某医院，查 WBC 19.6×10^9/L，N% 82.1%，Hb 43 g/L，MCV 60.4fl，MCH 18.5pg，MCHC 305 g/L，PLT 224×10^9/L；ALT 及 Scr 无异常；ESR 14 mm/h，考虑贫血与 SLE 有关，将激素加量至泼尼松 6 片 bid，余药物不变。

随后患者求诊我院，门诊查血常规示 WBC 26.99×10^9/L，N% 88.1%，Hb 52 g/L，MCV 67.9 fl，MCH 18.6 pg，MCHC 274 g/L，PLT 256×10^9/L；尿蛋白（＋）；TBil 25 μmol/L；

网织红细胞 6.54%，拟“系统性红斑狼疮、狼疮性肾炎、重度贫血”收入院。病程中患者无反复发热、皮疹、口腔溃疡、关节肿痛、黑便、月经过多等表现，无口眼干燥、双手雷诺现象。自起病以来，精神可，胃纳可，大便如常，小便如常，睡眠尚可，饮食未见异常，体重无明显变化。

既往史：平素体健。

个人史：无不良嗜好。否认手术、输血史。

家族史：否认家族类似病史。

体格检查：T 36.4℃，BP 110/75 mmHg，SpO_2 99%，HR 120 次/分，R 16 次/分。

神清，精神可，睑结膜苍白，巩膜无黄染，全身未及皮疹。咽稍红，双扁桃体无肿大，颈软，心律齐，未及杂音，无心包摩擦音。双肺呼吸音稍粗，未及干、湿啰音。腹平软，无压痛及反跳痛。双下肢轻度凹陷性水肿，病理征阴性。四肢关节 S(−)T(−)。

初步诊断：系统性红斑狼疮，重度贫血。

病例讨论

住院医师：

患者年轻女性，病程 1 个月余，以气喘起病。曾在外院诊断为 SLE，并使用激素和免疫抑制剂治疗。患者入院后主要实验室检查如下：WBC 25.84×10^9/L↑，N% 86.3%↑，RBC 2.70×10^{12}/L↓，Hb 51 g/L↓，血细胞比容(hematocrit，Hct)0.186↓，MCV 68.9 fl↓，MCH 18.9 pg↓，MCHC 274 g/L↓，红细胞分布宽度变异系数(CV)23.3%↑，网织红细胞 18.25%↑；血清铁 25.9 μmol/L，不饱和铁结合力 38.70 μmol/L，总铁结合力 64.60 μmol/L；铁蛋白 0.40 μg/L。Coombs 试验(−)，乳酸脱氢酶 331 U/L↑，TBil 30.1 μmol/L↑，DBil 9.1 μmol/L↑。肝、肾功能正常。BNP(−)。表现为一个典型的小细胞低色素性贫血，而且存在铁缺乏。尿、粪隐血(−)。没有尿路和消化道出血表现。外周血异常细胞形态：N% 83.0%↑，L% 10.0%↓，异常红细胞形态检查(成熟红细胞)明显大小不均，中央浅染区扩大，可见嗜多色性红细胞，全片观察血小板形态及分布未见明显异常。免疫学方面，抗核抗体均质型，1∶640 阳性，抗增殖细胞核抗原抗体 52+；24 小时尿总蛋白 349.4 mg/24 h↑，补体 C3 0.311 g/L↓，补体 C4<0.018 g/L↓；抗 dsDNA 26.27 IU/ml↑；炎症和感染指标：ESR、CRP、PCT 正常；G 试验、GM 试验、隐球菌乳胶凝集试验(−)；痰培养：肺炎克雷伯菌和近平滑念珠菌。B 超：全身浅表淋巴结未见明显肿大，甲状腺、肝脏、胆囊、胰腺、脾脏、双侧肾脏目前未见明显异常；胸部 HRCT：两肺弥漫细支气管炎伴渗出可能，建议治疗后复查；心包积液。头颅 MRA＋MRI＋DWI：双侧半卵圆中心多发腔隙灶，请随访。头颅 MRA 扫描未见明显异常。常规心脏超声检查(心脏彩超＋左心功能＋TDI＋3DE＋AQ)：①中度二尖瓣反流，轻度三尖瓣反流。②肺动脉增宽。③少量心包积液。患者育龄期女性，存在抗 dsDNA 阳性、低补体、尿蛋白阳性以及肺部病变，考虑 SLE。无明显心衰的体征和影像学，尽管痰培养有病原体，但患者无发热，CRP 正常，首先不考虑感染所致的肺部病变。目前考虑为疾病活动期，肺部病变，血液系统病变(溶血性贫血？肺出血？)可能。

主治医师：

SLE 的呼吸系统和血液系统受累十分常见。呼吸系统受累可以有多种表现，比如胸膜炎、慢性间质性肺病、弥漫性肺泡出血(DAH)、肺高压以及罕见的萎缩肺综合征等。血液系统受累中最常见的贫血原因是慢性病贫血。表现为正细胞、正色素性贫血或小细胞、低色素性贫血，伴有血清铁和转铁蛋白降低，血清铁蛋白正常或者增高。此外从生成减少的角度，还包括肾性贫血、缺铁性贫血、营养不良性贫血，破坏增加则有溶血性贫血、血栓性微血管病(TMA)、巨噬细胞功能活化、脾功能亢进等，还有各种出血造成的失血性贫血。该患者表现为小细胞低色素性贫血，血清铁和铁蛋白降低，缺铁性贫血可以诊断。此外该患者网织红细胞 10%，LDH 升高，间接胆红素升高，Coombs 试验(—)，肝、胆、胰、脾 B 超(—)，外周血涂片大小不均，中央淡染区扩大，可见嗜多色性红细胞，Coombs(—)的溶血性贫血病不能完全排除。但是患者表现为明确的缺铁性贫血，结合患者偶尔有痰中带血和比较弥漫的肺部病灶，可能存在肺泡出血的情况。此外，患者无营养不良、偏食、月经过多，无泌尿系统和消化系统出血，无慢性肾功能不全，外周血图片均正常。阵发性睡眠性血红蛋白尿(paroxysmal nocturnal hemoglobinuria，PNH)相关指标检测也正常。综上所述，考虑为 DAH。于是我们进行了支气管镜的检查。肺泡灌洗液表现出了特征性的血性肺泡灌洗液，同时细胞内出现了含铁血黄素的沉积。从病因角度，患者没有明确感染、肺肾综合征、心衰等表现，抗磷脂抗体阴性，考虑为 SLE 造成的 DAH。

主任医师：

DAH 是 SLE 危重症，通常发生在血清学和临床病情活动的 SLE 患者，有时作为 SLE 的首发症状出现，发生率不超过 2%。DAH 的特点是血液进入肺泡腔，原因是肺泡-毛细血管基底膜破裂。基底膜破裂的原因是小动脉、小静脉或肺泡隔(肺泡壁或肺间质)毛细血管损伤或炎症。其特征性的表现是急性或亚急性发作的呼吸困难和咳嗽，患者可以表现为痰中带血，或者是咯血，也可以没有明显的呼吸道症状。

DAH 的组织病理学表现有 3 种：肺毛细血管炎、温和性肺出血，以及弥漫性肺泡损伤(diffuse alveolar damage，DAD)。肺毛细血管炎也称肺泡毛细血管炎，其病理表现为中性粒细胞浸润肺间质，导致间质坏死、毛细血管结构不完整，红细胞进入肺泡腔和间质。中性粒细胞产生的氧自由基和蛋白水解酶参与了该型肺损伤的发生。肺毛细血管炎的原因包括：抗肾小球基底膜病(抗 GBM 抗体病，也称肺出血肾炎综合征)、风湿性疾病、某些药物、特发性肺含铁血黄素沉着症(IPH)和特发性肺毛细血管炎。温和性肺出血是指肺泡腔出血、但肺泡结构无炎症和破坏。其原因包括左室舒张末期压力升高、出血性疾病和抗凝治疗。偶尔，抗 GBM 抗体病或 SLE 也可引起温和性肺出血，但更常引起肺毛细血管炎。DAD 是急性呼吸窘迫综合征(acute respiratory distress syndrome，ARDS)的基础病变，表现为肺泡隔水肿和肺泡腔内形成透明膜。DAD 的原因有很多，包括细胞毒和非细胞毒药物、感染、风湿性疾病等。

支气管肺泡灌洗液的特征性表现(如血性灌洗液或检出吞噬含铁血黄素的巨噬细胞)可用于确诊 DAH。普鲁士蓝染色可以显示含铁血黄素细胞。一氧化碳弥散量(diffusing capacity for carbon monoxide，DLCO)升高也支持 DAH 的诊断，但大多数患者的病情不够稳定，无法行肺功能检测。DAH 的治疗包括支持治疗和原发病治疗，如抗感染治疗，激素和免疫抑制剂治疗等。SLE 所致的 DAH 采用激素冲击，可以联用 CTX、利妥昔单抗、MMF 或者硫唑嘌呤(AZA)等药物。难治性病例可以加用血浆置换和静脉丙种球蛋白。

2020 年法国一项关于自身免疫病相关 DAH 的多中心回顾性研究纳入了 79 例(76%)系统性血管炎和 25 例(24%)其他结缔组织疾病。所有患者均接受类固醇治疗，分别有 72(69%)、12(11.5%)和 57(55%)例患者进行了 CTX、利妥昔单抗和血浆置换治疗。重症监护病房出院时与生存相关的因素是慢性心力衰竭、抗磷脂综合征相关的DAH、简化急性生理功能评分Ⅱ(simplified acute physiology score Ⅱ，SAPS Ⅱ)和转入ICU时的氧需求。

利妥昔单抗是难治性DAH的可选方案。尽管仍然缺乏相关的随机对照试验(randomized controlled trial，RCT)，一些病例报告显示出利妥昔单抗在SLE并发DAH治疗中的良好应答。2018年中国台湾汉族人群的单中心研究显示，23.5%的DAH患者使用利妥昔单抗治疗。其随访生存期是12～58个月，疾病活动度明显降低，3例有复发史的患者没有出现再次复发。鉴于B细胞在SLE发病中的重要角色，靶向B细胞的治疗在SLE并发DAH的医疗实践中将会有自己的地位。

后续诊疗经过

结合病史、检验检查结果，考虑为SLE引起的肺泡出血，行支气管镜明确肺泡出血诊断，予甲泼尼龙500 mg×3 d后逐渐减量，丙种球蛋白20 g×5 d，利妥昔单抗500 mg×2次(q2w)静滴，同时输注红细胞2 U，予补铁、刺激造血、补钙、护胃等治疗；患者痰中检出念珠菌，予氟康唑200 mg qd×8 d。患者无发热，无胸闷、气急，无咳嗽、咳痰等，复查胸部CT较前吸收(图14-1)。出院后给予醋酸泼尼松片12片qd po、硫酸羟氯喹片2片bid po，以及护胃、补钙、补铁等治疗。

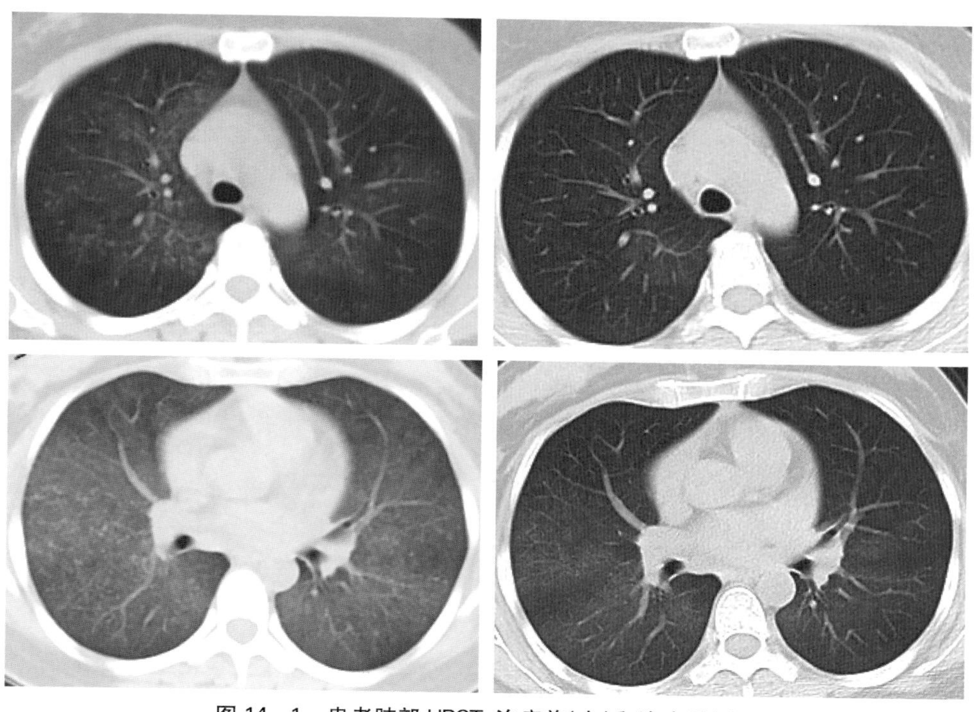

图14-1　患者肺部HRCT：治疗前(左)和治疗后(右)

最终诊断

系统性红斑狼疮，弥漫性肺泡出血，重度贫血。

疾病诊疗过程总结

患者贫血，有呼吸道表现及肺部影像学改变，支气管镜明确诊断为肺泡出血，排除感染，给予甲泼尼龙冲击治疗及利妥昔单抗治疗后好转。

诊疗启迪

DAH 的呼吸道症状可以不明显甚至缺乏，因此，当 SLE 患者存在不明原因的贫血和肺部弥漫性病灶时需要警惕 DAH。

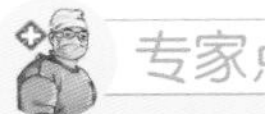

专家点评

1. 行业内知名专家点评

海军军医大学附属长海医院 赵东宝 主任医师

本例患者以活动后气促、咳嗽起病，在完善相关检查后明确了 SLE 的诊断，但辅助检查反复提示小细胞低色素贫血，是本例诊断的难点。众所周知，SLE 所致贫血大多为溶血性贫血，表现为大细胞性贫血、网织红细胞升高以及 Coombs 阳性等，本例不符合这些常见特征，应该寻找其他贫血原因。从小细胞低色素贫血的鉴别诊断出发，尽管患者可诊断为缺铁性贫血，亦有狼疮炎症相关的慢性病贫血可能，但主诊医师未忽视缺铁背后的可能原因——出血。事实上，失血是缺铁性贫血的重要原因，应询问有无消化道出血、月经过量、呼吸道出血等慢性失血病史。本病例结合肺部影像学，高度怀疑患者出血部位在肺部；通过完善支气管镜、肺泡灌洗等检查明确了肺泡出血的诊断，是本例诊断的亮点。

此外，本例因“活动后气促 1 个月”为主诉入院，即以呼吸困难为主，表现为“约爬 2 楼楼梯或行走 500 米后出现气喘”，针对“呼吸困难”应作鉴别诊断，除了本例相对严重的贫血所致外，通过肺 CT 已排除常见的间质性肺炎，超声心动图已排除肺动脉高压以及心源性呼吸困难，医生应该继续积极寻找呼吸困难可能的少见原因，如肺泡含铁色黄素沉积症等，如能这样顺藤摸瓜，结合胸部 HRCT 所示两肺弥漫细支气管炎伴渗出的结果，很有可能考虑到肺泡内慢性出血。

本例治疗方面，采用了经典的激素冲击治疗，并选用了利妥昔单抗作为二线药物方案，获得了满意的应答。

2. 主任点评

上海交通大学医学院附属仁济医院 吕良敬 主任医师

DAH 是以咳嗽、咯血、发热、呼吸困难为主要临床表现的临床危重症，通常起病急骤，部分起病即出现严重的呼吸衰竭、需机械通气治疗。约 1/3 的患者起病隐匿，无咯血表现，仅表现为低氧、干咳，因此易被临床忽视。典型的胸部 CT 表现为弥漫的、累及双肺的磨玻璃或偏实性病灶，更多见于两肺中央而非外带，反复的 DAH 发作可导致慢性纤维化改变。

在疑诊 DAH 时，应完善血常规、出凝血功能、BNP、肾功能、尿常规、免疫学指标（包括 ANA、ANCA、RF、抗 GBM 抗体、抗心磷脂抗体/抗 beta2 - GP1 抗体/狼疮抗凝物、CK 等），并注意询问患者的前驱用药史。DAH 根据病理表现可将病因分为毛细血管炎、分支血管出血、弥漫性肺泡损伤和混合性四大类。多种自身免疫病，包括 SLE、ANCA 相关性血管炎、Goodpasture 综合征、炎症性肌病等，均可继发 DAH；SLE 继发 DAH 发病率较低，但病理上可表现为上述各种类型。

血红蛋白的动态评估和氧合指数是临床常用的监测 DAH 病情变化的指标，凝血功能、心肾功能、免疫学指标等可协助鉴别 DAH 的具体病因。支气管镜肺泡灌洗是诊断 DAH 的重要依据，亦可用于鉴别感染引起的 DAH。对于部分经上述检查仍无法明确诊断的疑难患者，有时需完善肺穿刺活检，通过组织学表现明确 DAH 及其病因。

（李佳，扶琼，郭强）

参考文献

[1] TSE JR, SCHWAB KE, MCMAHON M, et al. Rituximab: an emerging treatment for recurrent diffuse alveolar hemorrhage in systemic lupus erythematosus [J]. Lupus, 2015, 24(7): 756 - 759.

[2] MIROUSE A, PARROT A, AUDIGIER V, et al. Severe diffuse alveolar hemorrhage related to autoimmune disease: a multicenter study [J]. Crit Care, 2020, 24(1): 231.

[3] WANG CR, LIU MF, WENG CT, et al. Systemic lupus erythematosus-associated diffuse alveolar haemorrhage: a single-centre experience in Han Chinese patients [J]. Scand J Rheumatol, 2018, 47(5): 392 - 399.

[4] MONTES-RIVERA G, RÍOS G, VILÁ LM. Efficacy of rituximab in a systemic lupus erythematosus patient presenting with diffuse alveolar hemorrhage [J]. Case Rep Rheumatol, 2017, 2017: 6031053.

病例 15　反复皮疹、癫痫——神经精神狼疮？

主诉

患者，男，16 岁，因“反复皮疹 2 年余、癫痫 1 个月余”入院。

病史摘要

现病史：患者 2 年前无明显诱因出现面部红色斑疹，稍突起于皮面，局部皮温升高，无瘙痒、发热、关节疼痛，伴有口腔溃疡、脱发。2018 年 7 月就诊于北京协和医院儿科，查血细胞、CRP、肝肾功能、免疫球蛋白均正常，补体 C3 0.696 g/L，ANA S1∶160，dsDNA、抗 sm、RNP、SSA 抗体均阳性，考虑 SLE，给予泼尼松 5 mg/d，羟氯喹 0.3 g qd 治疗，皮疹稍减轻，但仍有反复，维持原剂量治疗。2020 年 8 月患者面部皮疹加重，伴双下肢肌肉及膝关节间断性疼痛，无肿胀，体温波动于 37.7℃左右，于北京协和医院儿科住院，查 WBC 2.66×10^9/L，

HB 106 g/L，PLT 114×10^9/L，头颅 MRI 筛查提示双侧上颌窦多发黏膜下囊肿，右侧筛窦炎。甲状腺彩超阴性、免疫固定电泳正常。PET/CT：双侧颈部、左侧颈后三角区、左侧腮腺区、纵隔 5 区、双肺门、双腋窝、腹主动脉旁、双侧髂血管区、双侧腹股沟多发代谢增高淋巴结。诊断为 SLE 可能性大，白细胞减低，轻度贫血，原发性免疫缺陷病不除外，亚临床甲减，CMV 感染。9 月 3 日泼尼松加量至 9 片，厄他培南 1 g，更昔洛韦 0.75 g 治疗 5 天，白细胞恢复正常出院。出院后停用激素，于外院行腋下淋巴结活检，但停激素后 1 周(9 月 23 日)再次出现发热，体温 38.5℃，无寒战，口服阿奇霉素无效，10 月 6 日患者突发癫痫，伴意识丧失，无口吐白沫，无尿便失禁，数分钟后自行缓解。10 月 7 日入住温州医科大学第一医院，查 PLT 58×10^9/L，头颅 MRI 提示脑内少许缺血灶，符合狼疮性血管炎改变，脑电图中度异常，多灶性痫样放电，诊断为 SLE、神经精神狼疮(NPSLE)，给予甲泼尼龙 60 mg qd(10 月 8～10 日)、80 mg qd(10 月 11～16 日)，加用 MMF 2 片 bid，但患者出现血三系下降，体温未平。行骨髓穿刺示：骨髓增生活跃，巨核细胞增生不明显，血小板偏少，未见噬血细胞。10 月 14 日 MMF 减至早 1 片晚 2 片(10 月 14～17 日)，加用环孢素 2 片 bid(10 月 14～31 日)，10 月 17 日患者出现癫痫发作 1 次，给予甲泼尼龙 500 mg×3 天(10 月 17～19 日)，丙种球蛋白 10 g×5 天，同时继续羟氯喹 0.2 qd，MMF 4 片 bid 联合环孢素治疗原发病，左乙拉西坦片 1 片 bid 抗癫痫、复方甘草酸苷片护肝，盐酸莫西沙星抗感染治疗，其间体温正常。10 月 20 日甲泼尼龙减至 40 mg×6 天；10 月 21 日血浆置换 1 次，但患者出现全身红色瘙痒性皮疹。10 月 24 日、25 日、28 日行免疫吸附，其间患者精神症状仍偶有出现，伴幻觉，血三系仍偏低，且再次出现体温反复，最高 38.4℃。10 月 26 日改为地塞米松 5 mg bid，体温平；10 月 29 日地塞米松减至 7.5 mg qd 时体温再次升至 39.2℃，面部红斑加重。转至我院急诊，查头颅、胸部 CT 未见异常，停用环孢素及吗替麦考酚酯，给予甲泼尼龙 30 mg bid，羟氯喹 0.3 qd 治疗。11 月 3 日再发意识不清，呼之不应、口吐白沫，1～2 min 后缓解，体温 37.5℃，进一步就诊住我科。

患者自起病以来，胃纳可，精神可，体重持续上涨，大小便正常。

既往史：否认高血压病、糖尿病等慢性病史，否认传染病史。

个人史：无不良嗜好，无手术、外伤、输血史。

家族史：否认家族类似病史。

体格检查：T 37.5℃，P 67 次/分，R 18 次/分，BP 106/51 mmHg。神清，精神可，面部散在片状红斑，颈软，无抵抗。浅表淋巴结未及肿大，未及明显皮疹、皮肤紫癜、皮下结节，心律齐，未及杂音，双肺呼吸音清，未及干、湿啰音，腹软，无压痛，无反跳痛，肝、脾肋下未及。无明显关节肿痛，四肢肌力、肌张力可，双下肢无水肿，病理征阴性。

初步诊断：系统性红斑狼疮，神经精神狼疮，血液系统受累，肝功能异常。

病例讨论

住院医师：

该病例的病例特点：①青春期男性，病程 2 年余。②面部皮疹起病，逐渐进展为多系统受累，表现为发热、全血细胞减少、癫痫、意识改变等。③多种自身抗体(ANA S1∶160，dsDNA、抗 sm、RNP、SSA 抗体均阳性)阳性，伴有低补体血症。④头颅 MRI 提示颅内病变，脑电图提示弥漫性异常表现。考虑 SLE、NPSLE 诊断明确。治疗上，①激素治疗有效，但呈现依赖性减量过程中有体温及症状反复。②曾使用多种免疫抑制剂及血浆置换、免疫吸附等治疗手段，病情仍有反复，主要表现为发热及癫痫发作。鉴别发热原因，权衡原发病/感染风险，控制精神症状，进一步制定合适的免疫抑制方案是此次入院的主要矛盾。

主治医师：

患者年轻男性，以面部皮疹起病，长病程，此次急性加重，有多系统受累表现，全身症状突出，血液系统受累及精神神经表现，多种自身抗体阳性，血清学活跃，对激素有效，考虑SLE、NPSLE诊断明确。但患者对激素依赖，多种免疫抑制剂效果欠佳，考虑重症、难治性狼疮，选择合适的方案至关重要。对于病程中出现的体温及癫痫症状反复，应注意鉴别诊断，且患者已有大剂量激素冲击的背景，是感染高风险人群，应完善血培养、PCT、腰穿及脑脊液病原学检查以排除感染。

主任医师：

该患者为青春期男性，多系统受累，有发热、血液系统、神经系统表现，化验自身抗体阳性，直接抗人球蛋白抗体阳性，补体下降，结合脑电图异常，颅内MRI表现，SLE、NPSLE诊断明确。对激素需要较大，外院曾使用甲泼尼龙500 mg冲击治疗，症状改善，但激素迅速减至40 mg后症状再发，对激素呈现一定依赖性，完善血培养、颅内感染、颅内影像学排除其他原因后考虑原发病未控制；对于三系下降的原因，在排除感染因素后，应警惕炎症风暴甚至继发噬血细胞综合征的风险，注意监测三系、出凝血、铁蛋白及血脂的变化；曾尝试使用传统免疫抑制剂MMF、环孢素及免疫手段（血浆置换及免疫吸附）后，效果欠佳；且患者前期已有大剂量激素冲击和多种免疫抑制剂暴露史，属于感染高危人群，注意感染风险，给予复方磺胺甲噁唑片（SMZ－co）预防卡氏肺孢子虫肺炎（PJP）。对于后期的免疫抑制剂选择，考虑患者是难治复发性重症人群，有血液系统及神经系统表现，抗体丰富，血清学活跃，可考虑用B细胞清除剂-利妥昔单抗治疗。

后续诊疗经过

头颅MRI提示脑萎缩，腰穿示球蛋白升高，外送寡克隆区带阳性，AQP4阴性，脑脊液病原学阴性，考虑原发病未控制

予甲泼尼龙40 mg bid治疗，11月9日起连续三周给予利妥昔单抗200 mg＋500 mg＋300 mg治疗（末次11月23日），同时给予左乙拉西坦1.0 g bid控制癫痫，高压氧康复治疗，此后症状逐渐改善，激素逐渐减量，精神、食欲逐渐好转，未再有癫痫发作。

最终诊断

SLE，NPSLE。

疾病诊疗过程总结

青春期男性，慢性病程，急性加重，表现为多系统受累（血液系统、神经系统），伴多种自身抗体阳性，头颅MRI提示颅内病变，脑电图有异常表现，考虑SLE、NPSLE诊断明确。既往激素治疗有效，但呈现依赖性减量过程中有体温及症状反复；曾使用多种免疫抑制剂及血浆置换、免疫吸附等治疗手段，病情仍有反复。入院后换用生物制剂利妥昔单抗治疗原发病，加强抗癫痫治疗后，症状明显改善，激素可逐渐减量。

诊疗启迪

(1) 对激素治疗过程中出现的发热,需注意鉴别诊断。

(2) 对于激素依赖、多种免疫抑制剂效果欠佳的、多系统受累的难治性、重症 SLE 患者,利妥昔单抗可能是控制病情的选择之一。

专家点评

1. 行业内知名专家点评

上海交通大学医学院附属上海儿童医学中心 周纬 主任医师

患者为青少年,有多系统受累和多种自身抗体阳性,SLE 诊断明确,在慢性病程基础上出现癫痫和意识丧失,诊断为 NPSLE。激素减量过程中有反复发热及关节、肌肉疼痛,在排除感染后,要考虑 SLE 疾病活动,需调整治疗方案。该患者出现 NPSLE 症状后,需要更积极免疫抑制治疗和控制精神神经症状治疗。

2. 主任点评

上海交通大学医学院附属仁济医院 叶霜 主任医师

对于重症、难治复发性且有血液系统及神经系统受累的 SLE 患者,利妥昔单抗是选择之一。已有较多证据显示利妥昔单抗对血液系统受累,尤其是免疫介导的血小板减少有一定疗效。对于神经系统受累,在抗精神类药物的基础上,越来越多的证据显示利妥昔单抗对于控制后续病情的疗效。

(孙芳芳)

参考文献

[1] SUN F, CHEN J, WU W, et al. Rituximab or cyclosporin in refractory immune thrombocytopenia secondary to connective tissue diseases: a real-world observational retrospective study [J]. Clin Rheumatol, 2020,39(10):3099-3104.

[2] TOKUNAGA M, SAITO K, KAWABATA D, et al. Efficacy of rituximab (anti-CD20) for refractory systemic lupus erythematosus involving the central nervous system [J]. Ann Rheum Dis, 2007,66(4):470-475.

病例16 网状青斑、皮疹、发热、黄疸——系统性红斑狼疮?

主诉

患者,男,49 岁,因"全身网状青斑 1 个月,尿色加深 3 天,发热 2 天"于 2018-01-29 入院。

病史摘要

现病史：患者入院前1个月(2018-01-03)遇冷后出现双下肢网状青斑，温暖环境下好转，伴口腔溃疡，无发热、面部红斑、关节肿痛、口眼干、生殖器溃疡、脱发、光过敏等不适；3天后出现全身皮肤瘙痒，诉可见散在“风团”，伴局部皮肤隆起，无破溃，同时网状青斑逐渐蔓延至全身。2018-01-09就诊于外院，查生化：AST 12 U/L，CK 19 U/L，CK-MB 12 U/L，LDH 215 U/L；免疫指标：ANA(+)1∶320胞浆均质型，补体C3 0.854 g/L，C4<0.068 g/L；肿瘤指标阴性。考虑“网状青斑、荨麻疹”，予白芍总苷0.6 g tid、复方甘草酸苷、阿伐斯汀对症处理后未见明显好转。2018-01-17于当地医院皮肤活检示“角化过度，表皮萎缩，真皮浅层血管周围少许淋巴细胞浸润，血管壁增厚，血管周围及胶原束间黏液沉积，病理改变为非特异性炎症”；2018-01-25起予甲泼尼龙8 mg bid，羟氯喹0.1 g qd，左西替利嗪、阿司匹林、双嘧达莫、维生素E等治疗。2018-01-26患者出现尿色加深，伴乏力、食欲缺乏、皮肤巩膜黄染，大便颜色无明显改变，未予重视；后尿色及大便颜色进一步加深，呈酱油色。2018-01-28下午着凉后出现发热，最高体温39.5℃，伴畏寒、咽痛，伴咳嗽、流涕、咳痰，少量黄痰，无腹痛、腹泻、尿痛、尿急等不适。查血常规：WBC 11.8×10^9/L，N% 0.58，Hb 48.4 g/L，RBC 0.75×10^{12}/L，PLT 164.4×10^9/L；肝肾功能：TBil 83.4 μmol/L，DBil 24.3 μmol/L，ALT 31.6 U/L，AST 65.5 U/L，LDH 997 U/L，CK 17.7 U/L，Scr 97 μmol/L，电解质、淀粉酶、心肌标志物(－)；腹部超声示“脂肪肝，脾肿大(厚46 mm，长度130 mm)”；予甲泼尼龙80 mg静滴1次治疗原发病，阿奇霉素、头孢地嗪控制感染，还原性谷胱甘肽、异甘草酸镁护肝，体温有所下降，后有反复升高。因考虑“系统性红斑狼疮，继发溶血性贫血”可能，于2018-01-29入院。患者自起病以来，精神可，食欲差，大便如常，睡眠尚可，体重1个月内减少3 kg。

既往史：既往体健。

个人史：否认烟酒史。否认手术、输血史。

家族史：否认家族类似病史。

体格检查：T 37.4℃，P 82次/分，R 20次/分，BP 116/66 mmHg。神志清，精神可，皮肤巩膜可见黄染，无出血点，颈软，气管居中，颈静脉无怒张。咽部充血，双侧扁桃体无充血、肿大。双肺呼吸音清，未及明显干、湿啰音，心律齐，各瓣膜区未及病理性杂音，腹软，未及压痛及反跳痛，肝、脾肋下未及，双下肢无水肿。双侧腹股沟、双侧颌下、右侧腋窝可及数枚淋巴结肿大，最大3 cm×4 cm，质硬，无压痛。

辅助检查：

血常规：(2018-01-29) WBC 5.86×10^9/L，N% 77.0%↑，L% 17.7%↓，Hb 37 g/L↓↓，Hct 0.078↓，MCV 125.3 fl↑，MCHC 469 g/L↑，PLT 233×10^9/L；网织红细胞1.10%；(2018-01-30) Hb 28 g/L↓↓；外周血异常细胞形态(共计数100个细胞)：N% 73.0%↑，L% 15.0%↓，M% 10.0%；成熟红细胞轻度大小不均，中央浅染区扩大，可见嗜多色性红细胞，部分红细胞可见聚集；全片观察血小板形态及分布未见明显异常，异常细胞2.0%；静脉血气分析：pH 7.472↑，PCO_2 29.7 mmHg，标准碱剩余－1.7 mmol/L，标准碳酸氢根浓度22.9 mmol/L；生化：电解质(－)，BUN 8.70 mmol/L↑，Scr 63.0 μmol/L，UA 381.00 μmol/L；Alb 33.9 g/L↓，Ig 44.4 g/L↑，ALT 40 U/L，AST 35 U/L，LDH

875 U/L↑，TBil 57.2 μmol/L↑，DBil 15.6 μmol/L↑；PTH 37.8 pg/ml，铁蛋白 1 255.30 μg/L↑，叶酸>24.2 μg/L↑，维生素 B_{12} 235.0 pg/ml；尿含铁血黄素阴性，尿游离血红蛋白阴性；出凝血功能：纤维蛋白(原)降解产物(fibrin/fibrinogen degradation products，FDP)8.54 μg/ml↑，D-二聚体 0.86DDU μg/ml↑，PT 15.40 s↑，INR 1.42↑，PT 正常参比 10.8 s，Fib 3.28 g/L，APTT 26.6 s。炎症指标：ESR 136 mm/h↑；CRP 19.6 mg/L↑；PCT 0.76 ng/ml↑↑。免疫指标：IgG 22.90 g/L↑，IgA 5.26 g/L↑，IgM 11.20 g/L↑；ANA(+)1∶160 胞质颗粒型，抗 dsDNA 抗体轻度升高，ENA、ACA(−)；CCP、RF、GPI 均↑；补体 C3 0.760 g/L↓，补体 C4 0.085 g/L↓；IL-1β<5.00 pg/ml，IL-2 受体 6 041.00 U/ml↑，IL-6 9.60 pg/ml↑，IL-8 10.30 pg/ml，IL-10 33.30 pg/ml↑；ASO 170.00 IU/ml。Coombs 试验：DAT(+)，IgG+C3 型；血清可检出冷抗体。

感染指标：EBV-DNA 1.51×10^3/ml↑；支原体、军团菌、流感病毒、腺病毒、呼吸道合胞病毒等病原体 IgM 均(−)；GM 试验、G 试验、CMV-DNA(−)。

肿瘤标志物：NSE 21.69 ng/ml↑，余(−)；免疫固定电泳 λ 带可疑阳性。

胸部 HRCT：两肺下叶胸膜下线伴两侧胸膜增厚；纵隔及双侧腋下多发淋巴结，部分肿大。

初步诊断：自身免疫性溶血性贫血，系统性红斑狼疮？

病例讨论

住院医师：

该病例主要特点：患者中年男性，既往体健，个人及家族史无殊。患者本次以网状青斑起病，病程 1 个月；入院前 3 天病情急性进展，以发热、尿色加深、血红蛋白进行性下降为主要表现。入院查体可见皮肤、巩膜黄染，并触及多个淋巴结区肿大、质硬淋巴结。辅助检查提示重度贫血，胆红素升高、间接胆红素为主；ANA、抗 dsDNA 抗体阳性，补体 C3、C4 偏低；炎症指标均明显升高；Coombs 试验(+)、IgG+C3 型，血清可检出冷抗体；EBV-DNA 阳性；脾大，胸部 CT 提示双侧腋下、纵隔多发淋巴结。诊断方面，结合发热、尿色加深、间接胆红素升高为主的黄疸、贫血，考虑患者为溶血性贫血。溶血性贫血的临床病因包括红细胞内在缺陷和红细胞外在因素，前者包括红细胞膜缺陷(如 PNH)、红细胞酶缺陷、血红蛋白结构或合成异常(如地中海贫血)，后者包括免疫性因素[如自身免疫性溶血性贫血(autoimmune hemolytic anemia，AIHA)、血型不合输血]、物理或机械性因素(如机械瓣膜破坏、行军性血红蛋白尿、烧伤、TMA)、化学因素(如中毒、药物等)、生物因素(如特殊病原体感染)、脾功能亢进等。该患者入院后完善辅助检查提示 Coombs 试验直抗阳性，并可检出冷抗体，考虑 AIHA 明确。AIHA 可分为温抗体型、冷抗体型，罕见温冷抗体混合型。该患者血清中可检出冷抗体，考虑为冷抗体型 AIHA。但无论何种抗体介导的 AIHA，均须考虑几大继发性病因：淋巴增殖性疾病、自身免疫性疾病、病毒及支原体等感染、免疫缺陷状态、其他恶性肿瘤等。如除外继发性病因，可诊断为原发性 AIHA。

主治医师：

目前患者 AIHA 诊断明确。鉴别诊断主要考虑以下几大疾病：①系统性红斑狼疮。患者我院及外院多次检测 ANA、抗 dsDNA 抗体阳性，补体 C3、C4 偏低，病程中有网状青斑、口腔溃疡，拟诊“系统性红斑狼疮”。根据 2012 年系统性红斑狼疮国际临床协作组(the

Systemic Lupus International Collaborating Clinics，SLICC)分类标准，患者符合 2 条临床标准(口腔溃疡、溶血性贫血)，3 条实验室标准(ANA 阳性、Farr 法抗 dsDNA 抗体阳性，低补体血症)，可分类为系统性红斑狼疮。②淋巴瘤。狼疮诊断需排除其他可能疾病，该患者临床表现中存在不典型之处，尤其是多发肿大质硬无痛淋巴结、EBV-DNA 阳性，需警惕淋巴瘤模拟系统性红斑狼疮可能，应积极完善病理活检明确。③特殊病毒感染。病毒感染亦是引起 AIHA 的主要因素。患者发病中伴随发热、皮疹，EBV-DNA 阳性，存在 EB 病毒感染诱发 AIHA 的可能。④药物。患者病程 1 个月，但入院前服用中药后出现急性溶血，须考虑药物因素诱发自身免疫性溶血可能。

主任医师：

患者入院后的主要矛盾在于：①诊断方面，原发病目前仍诊断不明，需进一步明确系统性红斑狼疮背后是否存在血液系统恶性肿瘤。②患者溶血表现出现急骤、进展快速，目前重度贫血，存在生命危险。③由于诊断未明，后续治疗存在一定顾虑。目前，自身免疫性溶血性贫血的主要治疗包括：输血等支持治疗、糖皮质激素、二线治疗等。尽管对 AIHA 患者应尽量避免或减少输血，但对于危及生命的重度贫血、急性溶血仍具有输血指征。输血前应用糖皮质激素可减少和减轻输血反应，应注意碱化尿液、维持电解质平衡。常规治疗效果欠佳可行血浆置换。该患者本次溶血发病急，目前血红蛋白仅 28 g/L，应尽快输血支持、密切监测生命体征。糖皮质激素治疗通常推荐剂量为泼尼松 0.5～1.5 mg/(kg · d)，但如 4 周仍未达到疗效，应考虑二线用药。激素治疗的前提是无激素使用禁忌，该患者目前淋巴系统增殖性疾病无法排除，激素应用可能掩盖病情，应在保证患者安全的前提下尽量避免激素使用，尽快完善淋巴结活检。同时，可考虑血浆置换及丙种球蛋白封闭抗体，对该患者目前均无禁忌，但血浆置换在目前贫血状态下风险较高、需注意血流动力学稳定，尽可能在输血后完成。同时，患者血清检测为冷抗体型，应注意保暖。

后续诊疗经过

血液科、肾内科、普外科多学科会诊后，完善腹股沟淋巴结活检，给予洗涤红细胞输注、血浆置换(共 3 次)治疗，并予大剂量人免疫球蛋白[0.4 g/(kg · d)]，尼美舒利 1/4 片每 12 小时 1 次(q12 h)口服控制体温；输血及血浆置换前使用地塞米松共 30 mg。患者在治疗期间出现幻觉，完善头颅 MRI 提示“双侧额叶、侧脑室旁及右侧半卵圆中心腔隙灶，部分偏急性”(图 16-1)，停用了经验性使用的抗生素，加用氯硝西泮。

经治疗后黄疸明显改善，Hb 升至 78 g/L，体温平、幻觉消失。腹股沟淋巴结活检病理回报：“血管免疫母细胞性 T 细胞淋巴瘤，免疫组化：CD3(+)，CD20(+)，CD79a(+)，BCL-2(+)，CyclinD1(-)，CD30(-)，Ki-67(70%+)，CD21(+)，CD5(+)，CD23(+)”。后转入血液科继续化疗。

最终诊断

血管免疫母细胞性 T 细胞淋巴瘤，肿瘤模拟系统性红斑狼疮，继发性自身免疫性溶血性贫血。

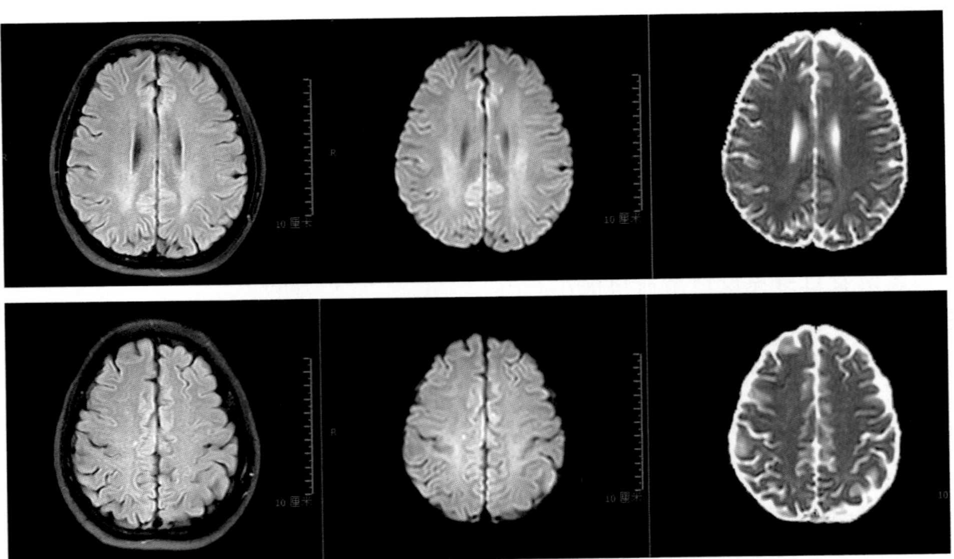

图 16－1　头颅 MRI 提示双侧额叶、侧脑室旁及右侧半卵圆中心腔隙灶，部分偏急性

疾病诊疗过程总结

患者为中年男性，以皮疹、网状青斑起病，黄疸、急性溶血加重入院，因 Coombs 试验直抗阳性确诊 AIHA。又因多种免疫指标阳性，初步考虑诊断系统性红斑狼疮，但因入院后发现的多发淋巴结肿大、EBV 感染，而不能排除淋巴瘤，应积极完善淋巴结活检。治疗上充分考虑到继发性 AIHA 不同病因的需求，尽可能少用激素，而是应用输血、血浆置换及丙种球蛋白治疗为患者赢得了等待明确诊断和后续治疗的时间，是一个成功的急性继发性冷抗体型 AIHA 抢救案例。

诊疗启迪

（1）急性 AIHA 是临床重症，冷抗体型较为少见。继发于特殊感染及血液系统恶性疾病的 AIHA 血清学检查常可符合系统性红斑狼疮的实验室表现，常在疾病初期被误诊。系统性红斑狼疮的诊断没有“金标准”，需正确理解“分类标准”的意义。风湿免疫科医师应具备大内科思维，重视 AIHA 的病因诊断与系统性红斑狼疮的鉴别诊断。

（2）血管免疫母细胞性 T 细胞淋巴瘤是较少见的外周 T 细胞淋巴瘤，侵袭性强，临床表现不典型，常发现晚、进展快、预后不良。病理及免疫组化是其诊断的主要依据。该疾病常伴随 B 细胞的增殖和活性异常，可表现为关节炎，皮疹（丘疹、斑丘疹、荨麻疹、红色结节及皮损），瘙痒，约半数以上患者出现溶血性贫血、高球蛋白血症、嗜酸性粒细胞增多症，部分可见 RF 阳性、ANA 阳性、抗 SSA 阳性，初期对激素敏感，激素使用可能延缓其进展，使病因鉴别更为困难。

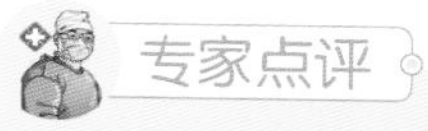

1. 行业内知名专家点评

上海中医药大学附属岳阳中西医结合医院 薛鸾 主任医师

患者为中年男性，以全身网状青斑、口腔溃疡起病，1 个月内出现明确的 AIHA；结合患者 ANA(＋)，dsDNA(＋)，补体 C3、C4 低下等免疫学异常，初步诊断系统性红斑狼疮；但该患者存在多发肿大质硬无痛淋巴结等不典型临床表现，诊断上仍需警惕淋巴瘤模拟系统性红斑狼疮可能；进一步腹股沟淋巴结活检病理提示血管免疫母细胞性 T 细胞淋巴瘤。该病例的最终诊断得益于对不典型临床表现的识别，正确理解"分类标准"的含义，以及自身免疫性疾病的鉴别诊断思路。

治疗上，充分到考虑大剂量糖皮质激素的使用可能掩盖对血液系统肿瘤的诊断，积极应用输血、血浆置换及丙种球蛋白治疗不仅使患者的重度贫血得以改善，也为患者的最终诊断创造了条件，并为后续淋巴瘤的治疗提供依据。

2. 主任点评

上海交通大学医学院附属仁济医院 扶琼 副主任医师

血管免疫母细胞性 T 细胞淋巴瘤最早见于 19 世纪 70 年代，被报道为合并有异常蛋白血症的血管免疫母细胞性淋巴结病。早年认为这是一种非肿瘤性疾病，只是针对 B 淋巴细胞的异常高免疫反应，是一种不典型的淋巴结增生的过程。此后，渐渐观察到一些病例具有恶性肿瘤的形态学特征，故于 1979 年改称"血管免疫母细胞性 T 细胞淋巴瘤"。血管免疫母细胞性 T 细胞淋巴瘤是一种侵袭性的外周 T 细胞淋巴瘤，

患者以老年人多见，常伴有 B 细胞的增殖和活性异常，可表现为关节炎，皮疹(丘疹、斑丘疹、荨麻疹、红色结节及皮损)，瘙痒，约半数以上患者出现溶血性贫血、高球蛋白血症、嗜酸性粒细胞增多症，部分可见 RF 阳性、ANA 阳性、抗 SSA 阳性。究其机制，该病起源于滤泡生发中心 $CD10^{+}CD4^{+}$ 辅助性 T 细胞(TFH)。TFH 细胞的单克隆增生使趋化因子 CXCL13 表达增高，诱导滤泡树突细胞(FDC)增生和 B 细胞增殖活化，从而出现多种 B 细胞相关的免疫功能异常的表现。因此在临床工作中，要警惕满足分类诊断标准的患者仍可能存在潜在的病因，注意对感染性疾病和肿瘤性疾病的排查。

(吕遐，陈盛，吕良敬)

参考文献

[1] 中华医学会血液学分会红细胞疾病(贫血)学组. 自身免疫性溶血性贫血诊断与治疗中国专家共识(2017 年版)[J]. 中华血液学杂志，2017，38(4)：265－267.

[2] GO RS, WINTERS JL, KAY NE. How I treat autoimmune hemolytic anemia [J]. Blood, 2017，129(22)：2971－2979.

病例17 发热、肝损及三系减少噬血细胞综合征?

主诉

患者女性,44 岁,SLE 史 20 余年,因“反复发热 1 个月”入院。

病史摘要

现病史:患者于外院诊断 SLE 20 余年,自诉药物控制后病情尚稳定(曾服用泼尼松、羟氯喹、硫唑嘌呤等,具体剂量不详),长期服用泼尼松 5 mg/d。1 个月前出现发热,曾伴有“感冒”症状(鼻塞、流涕),无咳嗽、咳痰,无心慌、胸痛,无腹痛、腹泻,无关节疼痛,无皮疹,无紫癜。自行药物治疗后感冒症状改善,但仍持续发热,最高可达 40℃,热型不规则,发热前有畏寒、寒战,自行服用布洛芬可退热。血常规 WBC 3.99×10^9/L, Hb 102 g/L, PLT 109×10^9/L;尿常规(—);CRP 79 mg/L, ESR 73 mm/h,补体 C3 1.53 g/L,补体 C4 0.47 g/L, ANA:1∶320, ENA(—), dsDNA(—)。胸部 CT:肺舌段及双肺下叶散在少许渗出,两侧胸腔/心包少量积液,纵隔及腋窝多发肿大淋巴结。考虑肺部感染,于当地住院治疗。入院后辅助检查示肝肾功能:ALT 94 U/L, AST 103 U/L, TBil 44 μmol/L, DBil 32.8 mmol/L, Scr 34 μmol/L;血常规:WBC 1.31×10^9/L, Hb 83 g/L, PLT 116×10^9/L; Coombs 试验阴性;ESR 79 mm/h;骨穿:骨髓有核细胞增生减低,粒、红、巨三系减少。诊断考虑“SLE、肺部感染、噬血细胞综合征可能,再障可能”,予头孢哌酮钠舒巴坦及热毒宁抗感染治疗,并予氢化泼尼松 200 mg/d+环孢素 75 mg bid 治疗原发病,辅以重组人粒细胞刺激因子升白细胞,重组人白细胞介素-11 升血小板、尼美舒利退热等对症处理。患者体温略好转,但三系下降仍进行性恶化,且胆红素持续升高,为行进一步诊治入院。患者自发病以来,无明显尿频、尿痛,无腹痛、腹泻,睡眠欠佳,体重无明显下降。

既往史:否认高血压、糖尿病、传染病、肿瘤等病史;否认手术史、过敏史及疫区接触史。

个人史:已婚已育,月经正常,目前工作为职员,无吸烟、酗酒史。

家族史:否认家族相关遗传病史。

体格检查:T 36.8℃, P 135 次/分,R 20 次/分,BP 120/66 mmHg。神志清,精神可,肝损病容,皮肤及巩膜黄染,四肢散在瘀斑,双肺呼吸音粗,未闻及明显干、湿啰音,心率快,135 次/分,律齐,各个瓣膜区未闻及明显病理性杂音,腹软,无压痛及反跳痛,双下肢无水肿,巴氏征(—),克氏征(—)。

初步诊断:系统性红斑狼疮,三系下降,肝功能不全,肺部感染,噬血细胞综合征?

辅助检查:

血常规:WBC 1.34×10^9/L, Hb 61 g/L, PLT 7×10^9/L。

炎症指标:ESR 38 mm/h, CRP 57.3 mg/dl。

肝肾功能:Alt 286 U/L, AST 455 U/L, γ-GT 883 U/L, TBil 153 μmol/L, 24 h 尿蛋白:287.3 mg/1 700 ml。

脂质代谢：LDH 12.34 mmol/L，TG 2.62 mmol/L，HDL－C 0.39 mmol/L，LDL－C 6.66 mmol/L。

甲状腺功能：三碘甲状腺原氨酸（triiodothyronine，T_3）0.99 nmol/L，甲状腺素（thyroxine，T_4）146.10 nmol/L，促甲状腺激素（thyroid stimulating hormone，TSH）0.23 mIU/L，抗甲状腺球蛋白抗体（anti-thyroglobulin antibodies，TGAb）8.62 IU/ml，甲状腺过氧化物酶抗体（thyroid peroxidase antibody，TPOAb）26.94 IU/ml；BNP（－）。

免疫学：ANA 1∶80，ENA（－），APS（－），dsDNA（－），ANCA（－）。

免疫球蛋白：正常。补体：补体 C3 1.610 g/L，补体 C4 0.680 g/L。

感染指标：降钙素原 0.30 ng/ml，G 试验 32.2 pg/ml，隐球菌（－）。

痰涂片：真菌（涂片）发现。痰培养（－）。血培养（－）。

呼吸道病毒九联（－）；CMV IgG 119（＋）U/ml，EBV 核心抗原 IgG 阳性，衣壳抗原 IgG 阳性，衣壳抗原 IgG 高亲合力。

乙肝、丙肝、HIV、TRUST：乙肝表面抗体滴度 119.46，其余阴性。

肿瘤标志物：AFP 2.81 ng/ml，CEA 3.03 ng/ml，CA199 156.90 U/ml，CA125 623.80 U/ml，CA153 32.37 U/ml，CA724 0.77 U/ml，NSE 18.64 ng/ml。

淋巴细胞亚群：B 淋巴细胞 CD19 50.1%，CD3 T 44.2%，Th CD4 7.5%，Ts T CD8 30.0%，CD4/CD8 0.25，NK CD56＋CD16 3.1%，L 0.76×10^9/L，B 380.8 个/μl，T 335.6 个/μl，Th 56.6 个/μl，Ts 228.0 个/μl，NK 23.5 个/μl。

IL－8 118.00 pg/ml，IL－10 379.00 pg/ml，IL－1β ＜5.00 pg/ml，IL－2 ＞7 500.00 U/ml，IL－6 8.05pg/ml。

2016－02－22 心电图示：正常心电图。

2016－02－23 腹部超声：脾大，肝脏、胆囊、胰腺、肾脏目前未见明显异常。

2016－02－22 胸部 CT：右肺多发渗出，左肺下叶近膈面小结节，请抗感染治疗后复查；左肺下叶轻度间质性改变；两肺散在条索灶；纵隔及两侧腋下多发淋巴结，部分略大；肺动脉增粗；扫及甲状腺左叶低密度影。

初步诊治经过：完善相关辅助检查，予告病重，地塞米松 10 mg qd 治疗原发病；米卡芬净＋亚胺培南西司他丁＋替考拉宁联合抗感染；异甘草酸镁＋腺苷蛋氨酸保肝退黄，并予丙种球蛋白增强免疫力，重组人粒细胞集落刺激因子注射液、重组人血小板生成素注射液升白细胞及血小板等对症支持治疗。但患者入院第 2 天（02－24）突发胸闷促加重，伴有大量咯血。查血常规：WBC 2.94×10^9/L，Hb 64 g/L，PLT 12×10^9/L，CRP 14.3 mg/L；肝功能：Alt 240 U/L，AST 368 U/L，γ－GT 680 U/L，TBil 159 μmol/L，DBil 128.7 μmol/L，白蛋白 26.2 g/L；出凝血：凝血酶时间（thrombin time，TT）17.7 s，纤维蛋白原 2.89 g/L，D－二聚体 11.6 mg/L，FDP 1.8 μg/ml；血气：pH 7.47，PaO_2 78.6 mmHg，$PaCO_2$ 31.6 mmHg，HCO_3^- 23.2 mmol/L，SpO_2 97.3%；肺部 CT 见双肺大面积渗出（图 17－1），较入院时加重，考虑 SLE 合并弥漫性肺泡出血可能，予甲泼尼龙 500 mg×3 天，并加用更昔洛韦抗病毒、伏立康唑抗真菌，间断输血及血小板治疗。02－26 患者胸闷、咯血有好转，查 WBC 3.95×10^9/L，Hb 55 g/L，PLT 34×10^9/L，CRP 7 mg/L。ALT 202 U/L，AST 242 U/L，TBil 110 μmol/L，改甲泼尼龙为 120 mg×2 天后减为 80 mg/d 继续治疗。03－02 复查肺部 CT 提示较前明显吸收，但是复查血指标提示血常规：WBC 1.72×10^9/L，Hb 42 g/L，PLT 4×10^9/L，CRP

5.62 mg/L;肝功能:ALT 105 U/L, AST 149 U/L, GGT 1 094 U/L, TBil 52.4 μmol/L, DBil 40 μmol/L,白蛋白 23.7 g/L;出凝血:TT 25.3 s,纤维蛋白原 0.92 g/L, D-二聚体 23.4 mg/L, FDP 2.9 μg/ml。予继续输注纤维蛋白原、红细胞悬液、血小板等治疗。

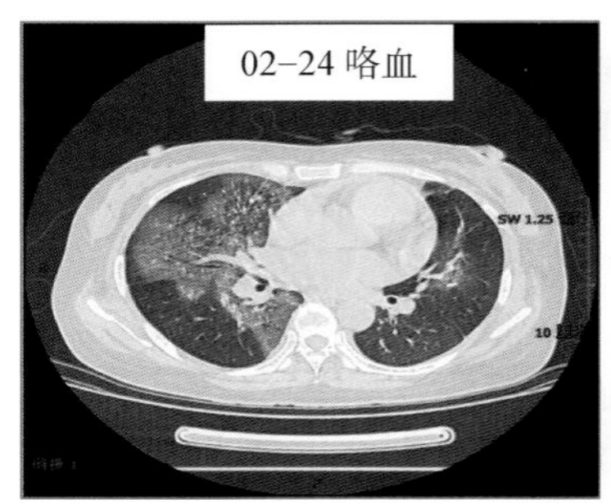

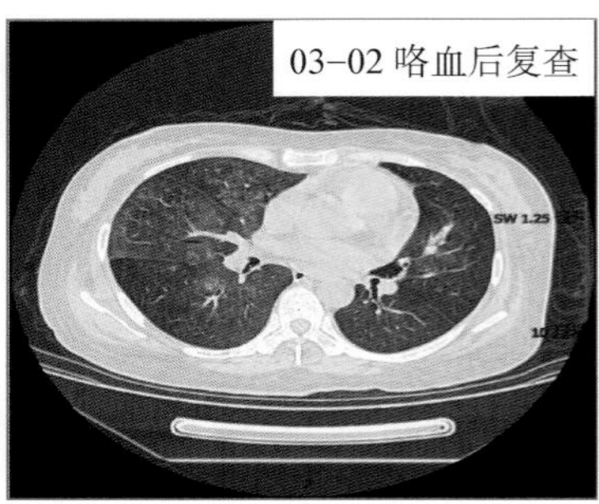

图 17-1 患者不同病程阶段肺部 CT 表现

病例讨论

住院医师:

患者中年女性,外院诊断 SLE 20 年,长期口服激素 5 mg/d;反复发热 1 个月伴皮肤巩膜黄染,辅助检查示 ANA(1∶320+)、ENA(-)、dsDNA(-),补体正常,三系下降,肝酶升高,胆红素升高,外院骨穿提示增生减低,肺 HRCT 示双肺渗出,给予激素、环孢素、抗生素以及升白细胞、血小板对症处理后均疗效差。虽然患者狼疮血清学提示病情比较稳定,但因出现明显肺泡出血,仍考虑 SLE 活动导致。同时,患者有反复发热、三系下降、脾大、低纤维蛋白原、高甘油三酯及 IL-2 受体明显升高,考虑 SLE 活动导致噬血细胞综合征不能排除,但患者外院骨穿未见噬血细胞,与此不符,需进一步观察病情变化,必要时再次骨穿。

主治医师:

同意以上分析,患者有 SLE 慢性病程,长期控制病情尚可,无明显内脏累及。此次入院时有反复发热、三系下降、肝功能不全,需鉴别以下情况。①SLE 病情活动:患者此次有感冒症状,可诱发病情活动,住院过程中出现两肺明显渗出伴咯血,考虑 SLE 肺泡出血可能性大,且激素 500 mg 冲击治疗后复查肺部 CT 好转。但患者血清学指标均比较稳定,需继续观察病情变化。②噬血细胞综合征:患者有反复发热、三系下降、脾大、低纤维蛋白原、高甘油三酯及 IL-2 受体明显升高,需考虑噬血细胞综合征可能性,但患者外院骨穿未见噬血细胞,且激素治疗后体温已平,但肝功能及三系仍不能改善,需进一步重复骨穿以明确。③肺部真菌感染:患者痰涂片可见真菌,入院后有抗真菌治疗,肺部渗出有好转,炎症指标 CRP 下降,但患者 G 实验及乳胶凝集实验正常,有条件可进一步行肺泡灌洗液病原菌检测。④肿瘤:患者有长期 SLE 病史,免疫低下,有三系下降、脾大,积极治疗后三系下降无明显改善,需排除血液系统疾病可能,但患者外院骨髓穿刺未见血液系统肿瘤,必要时重复骨髓穿刺。

主任医师:

同意以上两位医师的分析。对于长病程的 SLE 患者,需考虑患者的各种并发症可能。长期发热伴三系下降、原发病、感染、噬血细胞综合征,甚至肿瘤都有可能。患者此次突发肺泡出血,治疗比较及时,但患者三系下降及胆红素升高仍未见好转,建议重复骨髓穿刺,必要时完善肿瘤免疫分型以进一步分析。

后续诊疗经过

2016-03-02 与患者及家属沟通后，行骨髓穿刺术，但患者 2016-03-03 出现胸闷、气促加重，心率偏快，考虑患者心衰发作，予面罩吸氧，去乙酰毛花苷+托拉塞米强心、利尿，硝酸甘油扩张冠脉，急查出凝血系列提示纤维蛋白原降低，血常规示三系极低，予补充纤维蛋白原并输注红细胞纠正贫血，当晚 21:20 出现心跳、呼吸减慢，心跳、呼吸、血压进行性下降。

骨髓病理报告(2016-03-15)：骨髓组织增生明显活跃，造血组织 85%，脂肪组织 15%；异型细胞弥漫浸润，粒、红二系受抑，巨核细胞 3 个/mm^2。酶标提示异型细胞呈 B 淋巴细胞表型。符合弥漫大 B 细胞淋巴瘤累及骨髓。

免疫组化(2016-03-15)：骨髓内异型细胞呈 LCA(+)，CD20(+)，CD79a(+)，Ki-67(70%+)，CD34(-)，MPO(-)，CD117(-)，PG-M1(-)，CD68(-)，CD3(-)，CD5(-)，TdT(-)，CD10(-)，CD138(-)，CD43(-)，CD30(-)，C-MYC(-)，CD1a(-)，CD23(-)。结论：符合弥漫大 B 细胞淋巴瘤累及骨髓。

最终诊断

弥漫大 B 细胞淋巴瘤累及骨髓。

疾病诊疗过程总结

患者 SLE 病史 20 余年，长期口服泼尼松 5 mg/d，病情稳定. 此次先后出现反复发热和黄疸，化验提示三系下降、肝功能异常及胆红素升高等表现；第一次外院骨髓穿刺未发现有特殊的意义，治疗过程均围绕着原发病活动可能导致的噬血细胞综合征以及肺部感染进行诊治，治疗过程中体温好转，但肝功能及三系下降仍反复。其中还有一次肺泡出血，起初考虑是 SLE 活动所致，尽管激素冲击治疗后患者肺泡出血明显好转，但仍无法纠正三系下降的问题，只能再次重复骨髓穿刺。很遗憾的是患者在骨穿后第二天突发急性左心功能衰竭离世。之后的骨髓涂片及病理结果最终揭晓了答案：弥漫大 B 细胞淋巴瘤累及骨髓。

诊疗启迪

(1) 不要拘泥于已明确的诊断和自己的专科：尽管是已经明确的诊断，仍有合并各种疾病的可能，尤其是风湿科中的很多疾病都有可能与血液系统疾病有关。对于在诊疗过程中难以确诊的患者，可联系多学科会诊，并尽量早点完善相关检查。此外，还意识到淋巴瘤的有些临床表现与 SLE 很相似，可累及多个系统。

(2) 重复的检查很必要，强调病理的重要性！

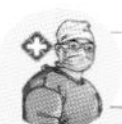

专家点评

1. 行业内知名专家点评

复旦大学附属华山医院 万伟国 主任医师

患者为一长病程的系统性红斑狼疮患者，以发热、外周血三系严重降低、黄疸、肺部大面积渗出等全身表现为主要症状，而系统性红斑狼疮本身的特异性血清学指标活动不明显。治疗过程中虽大剂量激素对肺部急性渗出病变有效，但血液系统反应差。患者直接胆红素和总胆红素均增高，常规应该考虑梗阻性黄疸，在排除了病毒性肝炎或者溶血所致，也没有胆道梗阻的情况下，是否需要排除血液系统疾病。在第一次骨髓穿刺涂片没获得有临床意义的结果时是否应该尽快进行第二次骨髓穿刺以及活检。淋巴瘤骨髓活检阳性率不高，更可靠的是淋巴结活检。对于一个弥漫大B细胞淋巴瘤累及骨髓的患者，很难想象外周淋巴结没有肿大，遗憾的是病例对此没有介绍。淋巴瘤的临床表现千变万化，跟系统性红斑狼疮一样可以“Do everything”。对于一个长病程的系统性红斑狼疮患者，出现不能用狼疮本身解释的发热、三系降低、黄疸等情况时，需要考虑到淋巴瘤的可能。

2. 主任点评

上海交通大学医学院附属仁济医院 张巍 副主任医师

结缔组织病患者多脏器受累及多数伴有血清标志物阳性是其主要临床特点之一。在长病程患者中可以伴随发生其他疾病或者本身疾病的转化。当患者的临床表现和治疗反应不能用原发疾病解释时需要拓展诊断思路。狼疮出现血液系统受累时需要与血液系统相关疾病鉴别。本例患者是长病程狼疮，但是血细胞减少对激素的治疗不敏感，而且狼疮血清学表现平淡，与临床征象不符。另外重要的提示是胆红素的急剧上升，这是一个非同寻常的现象。破解的关键在于重复骨髓穿刺活检。

（林艳伟，张巍）

参考文献

[1] JIANG Q, YANG SM, JIANG B, et al. Diffuse alveolar hemorrhage as a complication in patients with hematologic malignancies after chemotherapy: report of two cases and literature review [J]. Zhonghua Xue Ye Xue Za Zhi, 2007,28(4):230－234.

[2] 林宁晶，宋玉琴，郑文，等. 淋巴瘤相关噬血细胞综合征27例的临床特征及生存分析[J]. 肿瘤，2015(2):197－204.

病例18 非洲裔狼疮患者，发热伴双髋部疼痛——狼疮肾炎？

主诉

患者，女，21岁，非洲裔。因“确诊SLE 6年余，发热伴双髋部疼痛1周”入院。

病史摘要

现病史：患者6年前因晨起指尖关节肿痛，伴晨僵、高热等不适，去当地医院就诊，完善血常规示异常，并自诉有蛋白尿病史，当地诊断为 SLE、狼疮肾炎、类风湿性关节炎（具体检查及结果不详，自诉未行肾穿刺）。患者口服硫酸羟氯喹片及甲氨蝶呤治疗原发病（具体剂量不详），病情相对平稳。1 年前患者无明显诱因再发关节肿痛，遂到瑞金医院就诊，患者自诉未行特殊诊治，病情自行缓解。1 周前患者无明显诱因出现颜面部及双上肢、颈部、前胸部多发皮疹，高出皮肤表面，伴瘙痒，伴髋关节疼痛及活动受限，休息后可稍缓解。有发热，体温未测。昨日遂到我院门诊就诊，予完善相关检查示：WBC 2.16×10^9/L，N% 57.9%，N 1.25×10^9/L，Hb 107 g/L，PLT 138×10^9/L，D-二聚体 1.55 mg/L，CRP 1.64 mg/L，ALT 428 U/L，AST 1 507 U/L，CK 4 170 U/L，Scr 62 μmol/L，UA 270.00 μmol/L，空腹血糖 5.73 mmol/L，钾 4.5 mmol/L，钠 125 mmol/L，氯 92 mmol/L，心肌肌钙蛋白 I（cardiac troponin，cTnI）（－）。静脉血气 pH 7.434，PCT 2.24 ng/ml，IgM 2.07 IU/ml，IgA 6.84 IU/ml，IgG 26.9 IU/ml，补体 C3 0.30 g/L，补体 C4 0.11 g/L，ESR 74 mm/h，24 h 尿总蛋白 1 224.9 mg。门诊予甲泼尼龙 80 mg 静滴治疗原发病，头孢吡肟 2.0 g bid 抗炎，1 天后体温平，患者遂入院治疗。

入院后查大腿 MRI 提示肌群广泛炎症水肿（图 18－1）。遂沿用甲泼尼龙 80 mg/d 剂量，并予静脉丙种球蛋白冲击治疗，改善肌炎。患者未再发热，口腔溃疡以及腹泻好转。

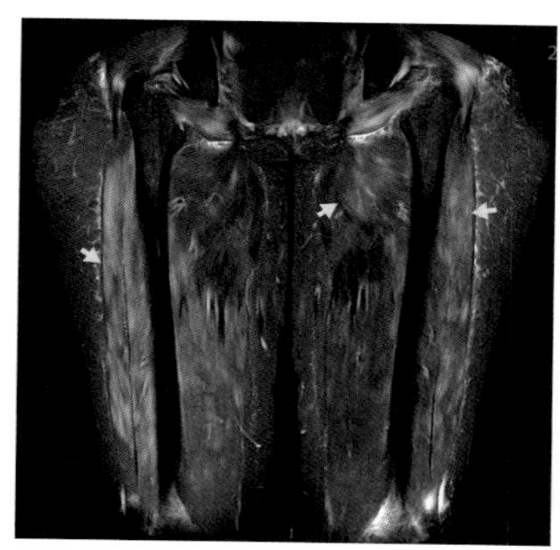
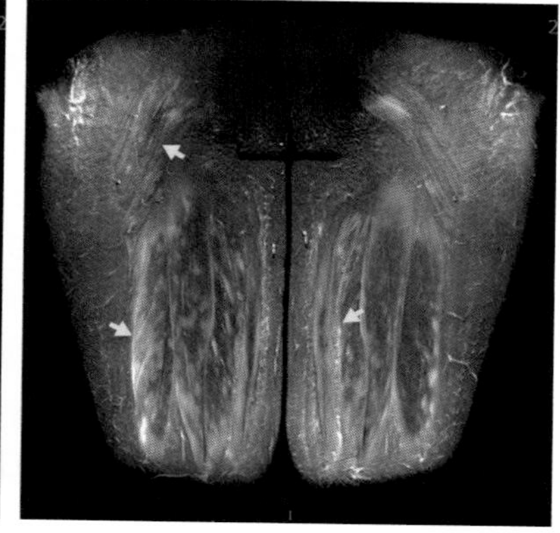

图 18－1 患者大腿 MRI 平扫，T2 脂肪抑制序列。可见双侧大腿、盆底肌筋膜广泛高信号水肿炎症（箭头所示）

入院第 3 天，患者出现心率下降，静息心率在 60 次/分左右，并有胸闷。查心电图：窦缓，Ⅰ、aVL 导联 T 波负正双向或倒置，肌钙蛋白 0.03 ng/ml，BNP 由门诊的正常升至 138.0 pg/ml。与此同时，患者除白细胞减少，外周血另两系也出现下降，入院第 3 天血常规：WBC 1.61×10^9/L，Hb 85 g/L，PLT 78×10^9/L，网织红细胞百分比 1.3%。纤维蛋白原由入院时 2.52 g/L 降至 1.88 g/L，铁蛋白高于检测上限。

既往史：否认高血压病、糖尿病等慢性病史，否认传染病史。

个人史：无不良嗜好，无手术、外伤、输血史。

家族史：否认家族类似病史。

体格检查：T 36.8℃，P 92 次/分，R 14 次/分，BP 134/75 mmHg。神志清楚，呼吸平稳，颈软，全身浅表淋巴结未触及肿大，全身见散在分布的黑色皮疹（同肤色），高出皮面，以颜面及颈部、双上肢为主，双肺音清，未闻及明显干、湿啰音，心律齐，腹软，肝脾肋下未触及，全腹无压痛。双髋区域弥漫压痛,活动有困难,双下肢无水肿。

初步诊断:SLE,肌炎,狼疮肾炎,全血细胞减少。

病例讨论

住院医师:

该病例综合各项结果,目前 SLE 诊断明确,病情高度活动。患者以髋痛为突出主诉,有发热等系统表现,并累及皮肤黏膜、血液、肺、胃肠道等多系统。后进一步评估病情发现,患者肌酸激酶为 5 337 U/L,查大腿 MRI 提示肌群广泛炎症水肿,未见髋关节炎症,可以对患者主诉确诊为单纯肌炎。鉴于甲泼尼龙 80 mg/d 对患者症状有效,故沿用。目前尽管发热、皮肤黏膜损伤等症状逐步好转,但肌痛仍然明显,出现新的情况,包括血象进一步恶化以及心率减缓。心电图检查为非特异性改变,cTnI、BNP 仅略升高,CK-MB、LDH 等指标被肌酶干扰,原因尚不明确。

主治医师:

患者 SLE 诊断明确,病情高度活动。目前血象进一步恶化,三系均下降,网织红细胞无明显增高。同时有纤维蛋白原进行性下降、铁蛋白明显升高,需要警惕巨噬细胞活化综合征(MAS)可能。目前患者脾脏不大,应该完善可溶性 CD25(sCD25)、NK 细胞活性、骨穿等检查,进一步明确诊断。激素可考虑进一步加量,丙种球蛋白已用。

主任医师:

患者 SLE 诊断明确,病情高度活动。同意上述意见,进一步完善骨髓象检查,排除 MAS。患者同时存在间歇的窦性心动过缓。虽然患者目前没有发热,但考虑到患者正在使用大剂量激素,入院时热平状态基础心率在 90 次左右。因此目前的心率异常具有临床意义,需要考虑心肌受累、累及窦房结可能,需警惕出现更严重心律失常的风险。由于患者 cTnI、心电图等检查没有特异性发现,心衰指标 BNP 轻度升高,建议查心脏 MRI, T2 序列可以帮助显示心肌水肿等急性炎症,钆延迟增强(late gadolinium enhancement, LGE)可帮助显示心肌纤维化或梗死等慢性损伤,可以更敏感地提示心脏病变。

后续诊疗经过

患者 sCD25 大于 2 000 U/ml, NK 细胞活性我院暂不能检测。

骨髓象:骨髓增生正常,巨核细胞可见,粒系占 46%,各阶段细胞均可见,偶见巨晚幼粒和巨杆状核粒细胞。红系占 31%,以中晚幼红细胞为主,偶见晚幼红细胞核呈花瓣状,成熟红细胞大小稍不等,部分中央浅染区扩大。成熟淋巴细胞占 14.5%,偶见噬血细胞。

心肌增强 MRI:乳头肌至心底水平前间隔、下间隔、前壁及下壁 T2-STIR 高信号(以外膜下为著,图 18-2),考虑炎性水肿改变可能大,SLE 心肌累及首先考虑。

患者 BNP 在 2 天内进一步快速上升,峰值为 863.0 pg/ml。

考虑到非洲裔狼疮患者的治疗反应相对更差,随即予甲泼尼龙 500 mg/d 冲击治疗 4 天,并做好感染预防、抗凝、支持治疗等细节工作。3 天内患者症状迅速缓解,心动过缓消失、血象逐步恢复、肌痛明显改善、肌酶逐步下降,疾病活动得到了有效控制。

为尽可能降低后续感染风险,治疗组将激素迅速减量,并在冲击后第 5 天予 VP-16 100 mg 静滴,巩固疗效。患者激素减量顺利,病情没有反复,后续治疗中也没有发生明显感

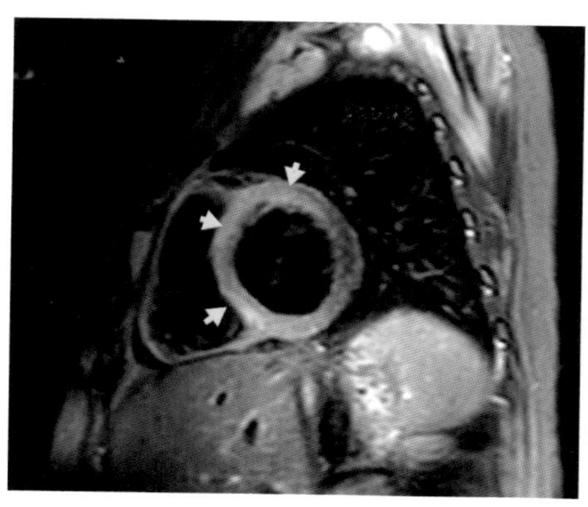
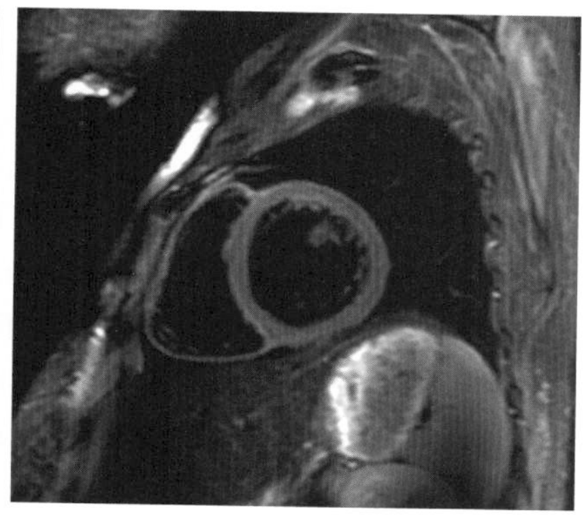

图 18-2 患者心肌 MRI 结果，发现乳头肌至心底水平前间隔、下间隔、前壁及下壁 T2 脂肪抑制序列高信号（以外膜下为著），提示炎性水肿（箭头指出部分受累位置）。右图为治疗 14 天后复查结果，水肿炎症明显改善

染。予口服激素＋环孢素出院。

最终诊断

SLE，心肌炎，巨噬细胞活化综合征，肌炎，狼疮肾炎。

疾病诊疗过程总结

该患者为一例非洲裔重症 SLE，病情变化迅速。以往的临床实践中，常常因为不能准确及时评估病情变化而贻误短暂的治疗窗口。心肌受累是重症狼疮的一个棘手问题。心肌累及在早期缺乏有效评估指标，当心超出现明确问题时往往为时已晚。特别是此例患者，尚有弥漫的骨骼肌炎症，严重干扰了心肌酶结果；尽管胸闷、心率偏慢提示可能有心脏问题，但以往没有更进一步的有效检查。心肌 MRI 在近年的研究中被证明是一种有效的发现 SLE 早期心肌病变及缺血的检查手段。我科与心内科、放射科通力合作，开展了狼疮患者的心肌 MRI 检查，发现即使是初发 SLE 患者也存在相当比例的亚临床心肌受累，甚至是 LGE 信号阳性，为及时治疗提供了可靠的依据。

MAS 是经常出现在重症狼疮或 Still 病患者中的危重并发症，常常以噬血细胞综合征为主体表现。因此以往诊断需要参照通行的 2004 版噬血细胞综合征的诊断标准，诊断需符合下列 8 条中的 5 条：①持续发热；②脾肿大；③血细胞减少（外周血二系或三系减少），Hb＜90 g/L（4 周以内婴儿，Hb＜100 g/L）、PLT＜100×10^9/L、中性粒细胞计数＜1.0×10^9/L；④高甘油三酯血症（空腹甘油三酯＞3.0 mmol/L 或＞265 mg/dl）和/或低纤维蛋白原血症（纤维蛋白原＜1.5 g/L）；⑤骨髓检查或脾、淋巴结活检发现噬血现象，但无恶性肿瘤克隆者；⑥NK 细胞活性降低或缺如；⑦血清铁蛋白≥500 mg/L；⑧可溶性 CD25（即可溶性 IL-2 受体）≥2 400 U/ml。该诊断标准特异性较好，但往往需要 2 周左右才能明确诊断，易延误治疗。对此，近年来风湿领域针对容易出现 MAS 的系统性幼年型关节炎（sJIA）提出改良版的 MAS 积分系统，可以帮助快速诊断。我科医生将此标准应用于成人斯蒂尔病（AOSD），发现 sJIA-MAS 积分仍然具有很好的敏感性和特异性。虽然本例患者原发病为 SLE，sJIA-MAS 积分高达 7.04，即使去掉被激酶干扰的 LDH 项，也远高于－2.1 界值。结合临床特别是治疗反应，符合 MAS 诊断。因此，sJIA－MAS 积分在 SLE 中的诊断效力同样值得验证。

诊疗启迪

重症狼疮是临床治疗治疗难题，难在治疗分寸和节奏的把握。激素冲击是有效的治疗手段，但在我们以往的实践中，发现单纯冲击治疗对重症患者往往不能完全稳定病情，一轮冲击减量后病情反复的病例时常见到，不得不面临多轮冲击的困境，最终患者死于感染。通过对既往工作的总结，我们现在更加重视辅助治疗，对累及脏器的对症支持治疗是治疗效果的重要保证；同时，早期免疫抑制剂的配合使用也是改善预后的重要一环。以上两者有力地保障了单轮冲击的效果，有效减少了激素用量和疗程，减少了病情反复、继发感染等不利情况。有发热、自发缓解、有家族史的病例，需要考虑到自身炎症性疾病的可能性，要做基因测序。

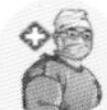

专家点评

1. 行业内知名专家点评

新疆维吾尔自治区人民医院 武丽君 主任医师

这是一例非常好的重症 SLE 的病例，并且对于病情的变化有快速处理的能力，对临床有非常大的启发。该病例的转归给了我们一些启示，首先是早期阶段的治疗欠规范，导致了后期病情的活动，此外，治疗中激素的使用增加了感染的风险。给我们最大的启发就是对 MAS 的判断，比如是否符合 MAS 的诊断标准以及改良版的 MAS 积分系统（sJIA－MAS 积分）在 SLE 中的应用，提示我们如果 SLE 患者出现上述问题，这些评分都是可以采纳的。SLE 肌炎的受累很常见，但是肌酶超乎异常的增高，对肌酶谱的判断，加之 MRI 技术在心脏的应用，早期便发现了心肌受累的问题，挽救了患者的生命。这些都是由于团队有着丰富的经验，对这例重症狼疮患者接二连三的病情变化判断非常准确、处置非常得力，为患者争取了时间，为未来临床的诊治思路提供了宝贵的经验。

2. 主任点评

上海交通大学医学院附属仁济医院 张巍 副主任医师

本例患者为年轻女性，有较长病程的狼疮，既往没有接受正规和持续的治疗。本次入院即表现为重症活动性病例。临床上有系统性症状和多脏器受累，同时合并 MAS 在狼疮中比较少见。另外狼疮患者可以有肌炎的表现，但是肌酶值升至数千的情况不多见，同时心肌受累也是预后凶险的征兆。本例的亮点在于早期洞察到了 MAS 的存在，另外应用 MRI 技术检查心脏，达到了近似病理层面的对狼疮性心肌炎的诊断。在此基础上第一时间进行强力治疗，取得了较好的临床效果，同时最大限度地避免了并发症的发生。

（严青然，郭强）

参考文献

[1] MAVROGENI SI, KITAS GD, DIMITROULAS T, et al. Cardiovascular magnetic resonance in rheumatology: Current status and recommendations for use [J]. Int J Cardiol. 2016, 217: 135 - 148.

[2] YAN Q, WU L, GUO Q. Myocardial diffusion weighted imaging reveals subclinical myocardial inflammation in patients with systemic lupus erythematosus. Lupus Congress, 2017, Melbourne, Australia.

[3] HENTER JI, HORNE A, ARICÓ M, et al. HLH - 2004: diagnostic and therapeutic guidelines for hemophagocytic lymphohistiocytosis [J]. Pediatr Blood Cancer, 2007, 48(2): 124 - 131.

[4] MINOIA F, BOVIS F, DAVÌ S, et al. Development and initial validation of the MS score for diagnosis of macrophage activation syndrome in systemic juvenile idiopathic arthritis [J]. Ann Rheum Dis, 2019, 78(10): 1357 - 1362.

[5] WANG R, LI T, YE S, et al. Application of MS score in macrophage activation syndrome patients associated with adult onset Still's disease [J] Ann Rheum Dis, 2021, 80(9): e145.

病例19 肾炎、发热、淋巴结肿大：一元论？

主诉

患者，男，29 岁，因“反复皮疹尿蛋白十余年，发热 1 个月”入院。

病史摘要

现病史：患者 9 年前因军训晒太阳后出现皮疹，诉为面部、四肢红斑，部分高于皮面，轻度瘙痒。外用激素后缓解，停用后复发。尿常规发现尿蛋白阳性(具体不详)。其间发生感冒发热腹泻，导致昏迷，诊断为“化脓性脑膜炎”，治疗后好转无后遗症。

因患者皮疹始终无法痊愈、尿蛋白反复阳性，皮肤科建议明确尿蛋白病因，患者遂于 2012 年至南京军区总医院就诊，查尿蛋白 1.8 g/24 h。肾穿刺活检后病理：肾小球膜性病变伴系膜增生，结合临床，符合狼疮性肾炎Ⅴ。考虑患者皮疹及补体低等情况后诊断为“系统性红斑狼疮，狼疮性肾炎”。予泼尼松 45 mg/d＋吗替麦考酚酯治疗，疗效欠佳；遂将吗替麦考酚酯调整为环孢素，再次因不适停药；再次调整为激素＋羟氯喹＋雷公藤方案，患者出现血压升高、面色变黑，停用雷公藤；激素逐渐减量至泼尼松 10 mg/d＋羟氯喹 0.2 g/d＋火把花根方案维持治疗，蛋白尿维持在 1 g/24 小时左右。红色皮疹一度基本不再发作，近 1 年再次出现；双下肢反复出现紫癜、色素沉着。在此过程中，偶有发热，颈部淋巴结逐渐肿大、融合成团，曾行穿刺，均提示炎症，予短期抗感染处理，未予重视。

2019 年 7 月患者无明显诱因下出现反复发热、干咳，体温达 40℃，无明显畏寒、寒战、鼻塞、流涕、头晕、头痛，体温可自行下降，未就诊。半个月后至当地县人民医院内科就诊，予抗感染治疗 5 天，效果欠佳，遂转至南通大学附属医院血液科就诊，查血示 ANA 阴性，2019 年

7月20日肺部CT示：右上肺少许支扩伴感染；颏下、两侧颊下、锁骨下、腋窝及纵隔内多发肿大淋巴结，右前胸壁皮下结节，脾脏增大。淋巴结穿刺病理：纤维组织中见慢性淋巴细胞浸润；淋巴结活检病理：(左颈部肿大淋巴结)淋巴组织增生伴慢性炎及胶原化。予抗病毒及盐酸莫西沙星抗感染治疗3天后体温消退，后根据药敏改成利奈唑胺抗感染治疗，病情好转后出院。

2019年8月19日患者受凉后再次出现发热39℃，红色皮疹复发，就诊于我科。

入院后常规检查：WBC 3.30×10^9/L↓，N% 84.6%↑，Hb 111 g/L↓，平均红细胞体积77.6 fl↓，PLT 116×10^9/L。肝、肾功能基本正常。

24小时尿总蛋白891.6 mg。

炎症指标：CRP 41.5 mg/L，ESR 21 mm/h。

免疫指标：补体C3 0.182 g/L↓，补体C4 0.078 g/L↓，免疫球蛋白IgG、IgM、IgA、IgG4均在正常范围内。

抗dsDNA 8.24 IU/ml，狼疮抗凝物(＋)，ANA、ENA均阴性。

淋巴细胞亚群：CD8 46.0%↑，L 0.23×10^9/L↓，B淋巴细胞绝对值11.3个/μl↓，T淋巴细胞绝对值171.4个/μl↓，Th淋巴细胞绝对值67.8个/μl↓，Ts淋巴细胞绝对值105.8个/μl↓，自然杀伤细胞绝对值41.9个/μl↓。

病原学检查：CMV-IgG抗体(＋)，CMV-IgM抗体(＋)。CMV-DNA(－)，EBV-DNA 3.27×10^3 copies/ml(＋)。血培养、G实验、GM实验、乳胶凝集实验、T-SPOT均阴性。

淋巴结超声：后腹膜未见明显肿大淋巴结图像；双侧腹股沟见数枚淋巴结，右侧最大约40 mm×12 mm，左侧最大约35 mm×11 mm，边界清，形态不规则，皮、髓质分界不清。双侧颌下见数枚淋巴结，右侧最大约49 mm×25 mm，左侧最大约37 mm×21 mm，边界清，形态不规则，皮、髓质分界不清。右侧锁骨上见多发淋巴结，最大约20 mm×11 mm，边界清，形态不规则，皮、髓质分界不清。左侧锁骨上见多发淋巴结，最大约23 mm×13 mm，边界清，形态不规则，皮、髓质分界不清。

心脏超声：①室间隔增厚(11 mm)。②肺动脉增宽，为31 mm，估测肺动脉收缩压为33 mmHg。轻度三尖瓣反流。

心电图：窦性心动过速

PET/CT：①全身多发淋巴结肿大，多处皮下、肌肉结节，右侧第10肋骨质密度增高，FDG代谢增高，淋巴瘤可能，建议结合活检病理。②脾脏肿大。③右肺上叶间质性改变。

既往史：患者自幼儿时期起体质较差，反复出现上感、肺炎，持续肝脾肿大，抗感染治疗后可好转，当时就诊尿常规提示尿蛋白阳性，未予重视及治疗。9年前发生感冒发热腹泻，导致昏迷，诊断为“化脓性脑膜炎”，治疗后好转无后遗症。

服用激素后出现高血压，减量后血压恢复正常。否认糖尿病等慢性病史，否认传染病史。

个人史：无不良嗜好，无手术、外伤、输血史。

家族史：否认家族类似病史。

体格检查：T 37.5℃，P 127次/分，R 20次/分，BP 150/100 mmHg；神清，精神可，四肢散在风团样皮疹(图19-1)，下肢、颜面色素沉着，浅表多发淋巴结肿大，融合成团(图19-

2),两肺呼吸音清,未闻及干、湿啰音,心律齐,心率 127 次/分,腹平软,无压痛及反跳痛,双下肢不肿,色素沉着明显。

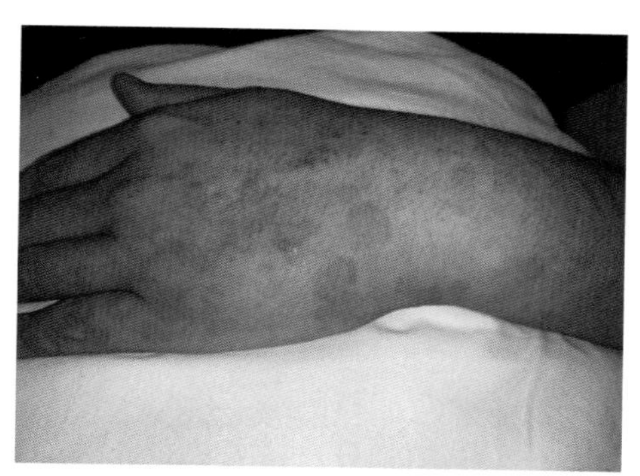
图 19-1 患者四肢风团样皮疹

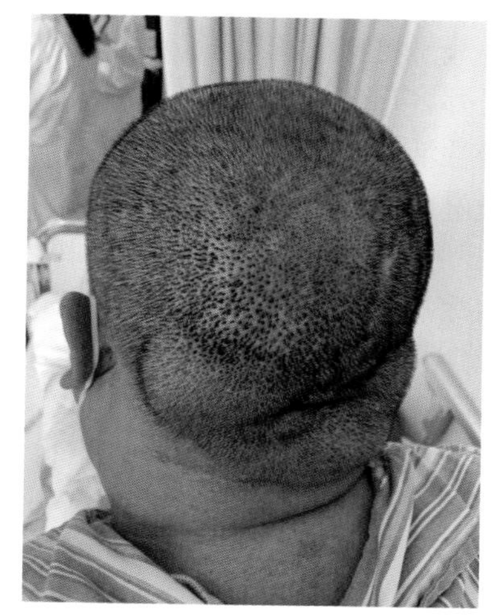
图 19-2 患者颈后部多发肿大淋巴结,融合成团

初步诊断:系统性红斑狼疮,狼疮性肾炎,淋巴瘤待排。

病例讨论

住院医师:

本例患者为年轻男性,青少年起病,主因皮疹、蛋白尿和发热至我科就诊。患者有长期低补体血症,肾脏病理提示膜性肾病,曾诊断狼疮性肾炎。但患者 SLE 诊断存在较大问题。患者 ANA、ENA、dsDNA 抗体多次阴性,尽管 ANA 阳性并非诊断 SLE 的必备条件,但 ANA 阴性的 SLE 通常有典型的狼疮性肾炎病理表现,或具备 Coombs 试验、抗磷脂抗体等相对特异的抗体阳性。因此,该患者在血清学只有低补体血症、狼疮抗凝物阳性符合 SLE。在临床表现上,除了膜性肾病,只有白细胞减少、风团样皮疹等非特异表现;而膜性肾病本身又不具备狼疮肾炎特征性的"满堂亮"免疫荧光表现,由此看来,患者缺乏 SLE 特征性的临床表现。而且患者具有非常突出的全身淋巴结显著肿大,这不是 SLE 的常见表现,因此,很有必要重新考虑诊断。

主治医师:

同意上述意见。本患者不倾向考虑 SLE 诊断。患者全身淋巴结肿大、脾肿大,淋巴结皮髓质分界不清,需要考虑淋巴瘤可能,PET/CT 也提示淋巴瘤不能排除。但患者多次淋巴结穿刺、活检,均提示慢性炎症;而且患者淋巴结肿大长达数年,但患者一般情况较好,除惰性淋巴瘤,不太符合一般淋巴瘤自然病程。因此目前也没有足够的淋巴瘤依据。

另一方面,尽管患者主要因为皮疹、尿蛋白就诊,但我们追问病史中注意到患者在儿童时期非常容易感染,肺炎频繁,甚至有过一次化脓性脑膜炎。尽管青春期后这种感染相对减少,但需要高度注意免疫缺陷病的可能。特别是考虑到患者儿童时期的感染史,推测基因缺陷可能性高,需要完善全外显子测序。本次发热可能也与感染有关。

主任医师：

同意上述意见。该患者同时具备自身免疫现象和免疫缺陷表现，发热既可能是免疫缺陷引起的感染导致，也可能与自身免疫因素相关。须排除免疫相关的基因缺陷。进一步需要全外显子测序明确诊断。

另外，患者存在 EBV 复制激活，这可能与患者的免疫缺陷有关。EBV 的持续激活可以引起慢性活动性 EB 病毒感染（CAEBV）。患者表现为持续性外周血异形淋巴细胞，同时伴随全身淋巴结肿大、肝脾肿大、肝炎、血小板减少、极度过敏等全身性症状。该患者的淋巴结肿大、脾肿大可能与此有关。但 CAEBV 患者衰竭症状严重，一般情况差，病毒血症载量高，未经治疗病死率达 100%，死因多为噬血细胞综合征、淋巴瘤、DIC、肝衰竭、间质性肺炎等，进行异体骨髓移植是唯一有效的治疗手段。该患者一般情况好，病毒载量也相对较低，与 CAEBV 并不符合。但长期的 EBV 复制对于患者的远期预后，特别是出现淋巴瘤等事件存在较大威胁，这一方面需要与感染科共同决定治疗方案。

后续诊疗经过

感染科会诊建议：①建议皮下结节活检，明确性质，排除肿瘤。②待颈部淋巴结活检结果，加做抗酸染色，除外结核。③如刺激性干咳加重，必要时行纤维支气管镜检查，除外结核。④随访血浆 EBV。

治疗上，予氟康唑＋亚胺培南西司他丁＋万古霉素＋复方磺胺甲噁唑片联合抗感染，复方甲氧那明胶囊、沙美特罗替卡松气雾剂、孟鲁司特钠解痉止咳，泼尼松 10 mg qd＋羟氯喹 0.2 g bid＋贝那普利 5 mg qd 治疗原发病。后患者咳喘明显好转，但体温仍不稳定，皮疹未退，考虑患者发热与免疫因素相关，遂改激素为地塞米松 5 mg/d 治疗，患者热平，皮疹消退。稳定后激素改为甲泼尼龙 20 mg/d 口服，并联合吗替麦考酚酯 0.75/d 治疗出院。

1 个月后全外显子测序回报：免疫缺陷 14 型，PIK3CD p. Glu1021Lys 杂合突变（图 19－3、图 19－4）。

待验证基因位点信息

基因	染色体位置	基因突变信息
PIK3CD	chr1:9787030	NM_005026.4:c.3061G>A (p.Glu1021Lys)

Sanger 检测结果

验证位点	关系	样本编号	验证结果*
PIK3CD; chr1:9787030 NM_005026.4:c.3061G>A (p.Glu1021Lys)	父	P19029642	N
	母	P19029643	N

图 19－3 患者测序报告，突变为偶发突变，该位点目前已有报道

验证结果＊：Hom 表示纯合突变，Het 表示杂合突变，Hemi 表示半合子突变，N 表示无此突变

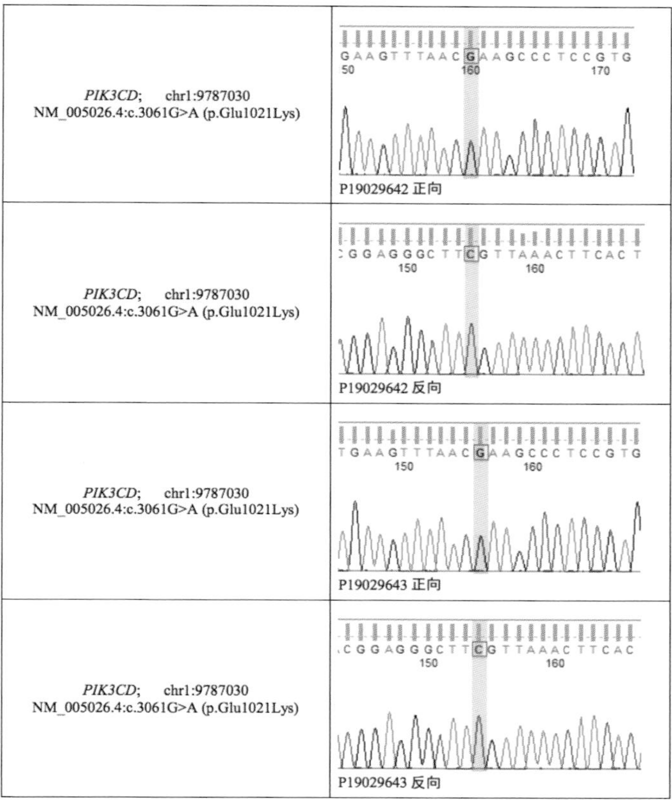

图 19－4 Sanger 结果图

后患者在外院再次行皮下结节和左颌下淋巴结活检，报告仍为慢性炎症。

根据基因检测结果，建议患者调整吗替麦考酚酯为西罗莫司，并辅以每个月丙种球蛋白输注改善症状，或考虑造血干细胞移植，家属因经济原因暂未实行。

最终诊断

PI3Kδ 过度活化综合征（activated phosphoinositide 3-kinase δ syndrome，APDS），EB 病毒激活。

疾病诊疗过程总结

APDS 是一种罕见的原发性联合免疫缺陷，由编码 PI3Kδ 催化亚基 p110δ 的 *PIK3CD* 基因的显性功能获得突变（称为 1 型 APDS）或编码 p85a、p55a 和 p50a 调节亚基的 *PIK3R1* 基因的显性功能丧失突变（称为 2 型 APDS）引起。

PIK3CD 基因突变致 APDS 为常染色体显性遗传免疫缺陷病。赖氨酸取代了 p110δ 蛋白［由 *PIK3CD* 基因编码的磷脂酰肌醇 3－激酶 δ（PI3Kδ）的催化亚单位］第 1 021 位（E1021K）的谷氨酸，APDS 发病年龄早，特点是反复呼吸道感染，进行性气道损害，淋巴细胞减少，循环中移行 B 细胞增加，血清免疫球蛋白 M 升高，免疫球蛋白 G2 水平降低，疫苗应答受损。*E1021K* 突变增强了 p110δ 的膜结合性和激酶活性。患者来源的淋巴细胞中磷脂

酰肌醇 3,4,5 -三磷酸和磷酸化的 AKT 蛋白水平升高,容易导致激活诱导的细胞死亡。

APDS 是一种临床表型多样的综合免疫缺陷。起病较早,多就诊于儿科。临床表现主要分为感染表现、淋巴组织增生和自身免疫现象。感染包括反复呼吸道感染(特别是肺炎和支气管扩张)、肠道感染(慢性腹泻、脓血便)和反复 CMV、EBV 血症。淋巴组织增生普遍存在,包括慢性淋巴结病、肝脏及脾脏肿大等表现。自身免疫现象包括自身免疫性溶血性贫血,dsDNA 抗体、抗 ANA 抗体等自身抗体阳性,蛋白尿和血尿也见于个别报道。

APDS 的一个主要并发症是恶性肿瘤(特别是 B 细胞淋巴瘤),这极大地恶化了预后。规律的静脉注射免疫球蛋白治疗可减少该类原发性免疫缺陷病患儿感染,西罗莫司靶向治疗可改善肝脾肿大;造血干细胞移植可用来治疗严重的儿童 APDS。选择性 p110APDS 抑制剂 IC87114 和 GS1101 在体外可降低 δ 突变酶的活性,为 APDS 的治疗提供了一条新的途径。

诊疗启迪

这是一例同时具有自身免疫现象和免疫缺陷的病例。通过对儿童时期病史的询问,利用全外显子测序,最终明确了诊断,患者所有的症状都能很好地用一元论解释。

专家点评

1. 行业内知名专家点评

中山大学孙逸仙纪念医院 戴冽 主任医师

本例患者为青年男性,日晒后出现皮疹,反复蛋白尿,补体低,狼疮抗凝物阳性,肾脏病理为肾小球膜性病变伴有系膜增生,初看符合系统性红斑狼疮、狼疮性肾炎的诊断,但该病例多次自身抗体(ANA、抗 dsDNA 抗体和抗 Sm 抗体)均阴性,狼疮性肾炎病理为Ⅴ型,规范的狼疮性肾炎治疗效果不佳,并且治疗期间出现全身多发淋巴结进行性肿大、脾肿大,不支持系统性红斑狼疮,而需要考虑淋巴增殖性疾病,尤其是淋巴瘤。但患者多次淋巴结病理不支持淋巴瘤诊断,提示可能是其他与自身免疫异常相关的淋巴增殖性疾病。

同时患者幼年起反复上感、肺炎、持续肝脾肿大,病程中反复发热,入院后淋巴细胞绝对值低下,有近期 CMV 感染和目前 EBV 感染的证据,提示患者存在免疫缺陷,且该免疫缺陷可能为先天性,而并非是起病后使用激素和免疫抑制剂所致。患者同时合并存在自身免疫异常和免疫缺陷高度提示先天性免疫缺陷病,最后经基因检测确诊,实现了精准诊断。近年来,以全外显子测序为代表的基因检测技术的普及为很多疑难病的诊断提供了新的武器,值得临床推广,对于其应用指征和结果解读需要指南进行规范。

本例患者经基因检测确诊为 APDS 为后续治疗指明了方向。除了预防性使用抗生素、静脉使用丙种球蛋白之外,西罗莫司可以改善肝脾肿大,造血干细胞移植在部分患者中有效。降低 δ 突变酶活性的药物 Leniolisib 和 Nemiralisib 正在进行临床试验,初步结果显示治疗有效,值得期待。

2. 主任点评

上海交通大学医学院附属仁济医院 张巍 副主任医师

该患者初始诊断狼疮肾炎的依据主要是皮疹、蛋白尿、肾活检提示膜性肾病、低补体血症等情况，但是有几个重要的缺陷：自身抗体阴性，肾活检没有免疫荧光方面的提示，规范的狼疮肾炎治疗效果差。这些都提示需要重新考虑诊断。着眼于患者幼年期即出现反复呼吸道和消化道感染、全身淋巴结肿大等情况，要考虑免疫系统的先天性疾病可能，得益于基因测序技术的普及应用，最后在分子层面精准诊断，这对于今后类似疾病的诊断思路具有极大的引领和示范意义。

（严青然，吴春梅，张巍）

参考文献

[1] Durandy A, Kracker S. Increased activation of PI3 kinase-δ predisposes to B-cell lymphoma. Blood. 2020 Feb 27;135(9):638－643.

[2] SEKINE H, WATANABE H, GILKESON GS. Enrichment of anti-glomerular antigen antibody-producing cells in the kidneys of MRL/MpJ-Fas(lpr) mice [J]. J Immunol, 2004,172(6):3913－3921.

[3] LI GM, LIU HM, GUAN WZ, et al. A mutation in PIK3CD gene causing pediatric systemic lupus erythematosus: A case report [J]. Medicine (Baltimore), 2019,98(18):e15329.

[4] 唐文静，王薇，罗颖，等. PIK3CD 基因突变致 PI3Kδ 过度活化综合征临床及免疫学特点分析[J]. 中华儿科杂志，2017,55(1):19－24.

[5] COULTER TI, CHANDRA A, BACON CM, et al. Clinical spectrum and features of activated phosphoinositide 3-kinase delta syndrome: A large patient cohort study [J]. J Allergy Clin Immunol, 2017,139(2):597－606. e4.

[6] ELKAIM E, NEVEN B, BRUNEAU J, et al. Clinical and immunologic phenotype associated with activated phosphoinositide 3-kinase delta syndrome 2: A cohort study [J]. J Allergy Clin Immunol, 2016,138(1):210－218. e9.

病例20 孕中期，反复皮肤瘀点、瘀斑——系统性红斑狼疮？

主诉

患者，女，25 岁，因“反复皮肤瘀点、瘀斑 7 个月，再发 2 周”入院。

病史摘要

现病史：患者于怀孕 16 周时（入院前 7 个月）无明显诱因出现皮肤瘀点、瘀斑，累及躯干及四肢，伴有无痛性口腔溃疡，查血常规提示 PLT 5×10^9/L，Hb 72 g/L，白细胞正常范围。遂于当地医院住院完善相关检查。骨髓细胞学：增生性贫血，巨核细胞成熟障碍。骨髓病理：巨核细胞成熟障碍。骨髓染色体：无异常。自身抗体：ANA 1∶100 阳性，抗组蛋白抗体阳性，抗血小板抗体阴性，抗 dsDNA 阴性，抗心磷脂抗体及抗 b2－GPI 抗体阳性。补体：补体 C3 0.83 g/L，补体 C4 0.08 g/L。诊断：系统性红斑狼疮（SLE），予地塞米松 40 mg qd ivgtt×4 天→泼尼松 50 mg qd po 序贯，环磷酰胺 0.6 g ivgtt×1 次治疗原发病，丙种球蛋白 20 g×5 d 及输注血小板支持治疗。后复查 PLT 32×10^9/L，Hb 90 g/L，出院后予泼尼松 50 mg qd po，此后每 1～2 周减 1 粒，并加用羟氯喹 0.2 g bid po.。出院后 1 个月于当地行引产术，术顺。此后规律应用环磷酰胺 0.6～0.8 g/mon×4 mon，血小板、血色素逐渐升至正常。

入院前 2 周，患者激素减至 20 mg qd 时再次出现皮肤瘀点、瘀斑，较起病时更为范围更广，同时伴口腔溃疡。血检：WBC 13.7×10^9/L，PLT 4×10^9/L，Hb 133 g/L，抗 dsDNA 抗体阴性，肝、肾功能及补体正常范围，蛋白尿未及。影像学：肺部 CT 示两肺间质性改变，心脏超声提示肺动脉收缩压 38 mmHg。予甲泼尼龙 80 mg qd ivgtt、羟氯喹 0.2 g bid po、霉酚酸酯 0.75 g bid po 治疗原发病，头孢、盐酸莫西沙星抗感染，长春新碱 2 mg×1 次及输注血小板对症支持治疗，然而血小板无明显上升。

2 天前至我院急诊，复查 PLT 14×10^9/L，给予甲泼尼龙 60 mg qd ivgtt 治疗原发病，盐酸莫西沙星抗感染，酚磺乙胺止血。

患者目前无发热、有咳嗽，少痰，全身皮肤散在瘀点、瘀斑。现为进一步诊治收入科。患者自起病来，精神可，易疲倦，胃纳可，睡眠尚可，二便正常，体重无明显变化。

既往史：否认高血压病、糖尿病等慢性病史，否认传染病史。

个人史：无不良嗜好，无手术、外伤、输血史。

家族史：否认家族类似病史。

体格检查：T 36.8℃，P 108 次/分，R 14 次/分，BP 120/75 mmHg。神清，精神萎，库欣面容，全身皮肤散在瘀点、瘀斑，四肢关节无肿胀及压痛。颈软。双肺呼吸音粗，未闻及明显干、湿啰音，心律快，未闻及病理性杂音。腹软，无压痛、反跳痛、肌紧张。双下肢轻度水肿。双足底皮肤干燥。肛周及外阴皮肤破溃。

初步诊断：系统性红斑狼疮，血小板下降。

诊疗经过

患者入院后完善相关检查。

血常规：WBC 12.3×10^9/L↑，LY 0.69×10^9/L↓，Hb 127 g/L，PLT 20×10^9/L↓；尿常规：（—）。

生化：ALT 45 IU/L，Cr 35 μmol/L，白蛋白 30 g/L↓，球蛋白 19 g/L↓，出凝血（—）。

炎症指标：CRP4 mg/L，ESR 6 mm/h。

疾病活动相关：抗 dsDNA 抗体（—），补体 C3 0.96 g/L，补体 C4 0.29 g/L，IgG 4.27 g/L↓，IgA 0.97 g/L，IgM 0.73 g/L。

患者在孕中期以“皮肤瘀点、瘀斑”为首发症状起病，无明显血液系统外脏器受累，院外激素联合免疫抑制剂治疗有效，激素减量后复发。入院后复查血小板较前有所回升，给予甲泼尼龙 60 mg qd ivgtt 治疗原发病，鉴于患者的高感染风险（病程 1 年内，经过多种免疫抑制剂干预，淋巴细胞绝对值下降，球蛋白下降，肺部影像学提示间质性病变)，给予暂停免疫抑制剂。患者入院时无发热，伴咳嗽症状，少痰，炎症指标正常，给予完善痰检，加用头孢替安及左氧氟沙星保护性抗感染。

入院后第 4 天，患者出现低热，最高体温 37.5 度，伴痰中带血，复查肺部 CT(图 20－1)示两肺间质性改变伴弥漫性渗出，右肺中叶及两肺下叶多发团块状实变灶；同时感染指标示 T－SPOT(－)，G 实验 722 pg/ml ↑(范围 100～151)。痰培养：丝状真菌(＋＋)，黄曲霉(＋＋)，干燥奈瑟菌(＋＋)，草绿色链球菌(＋＋)。

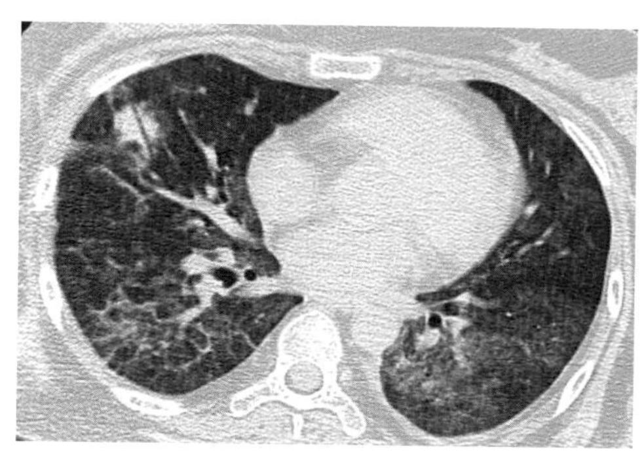
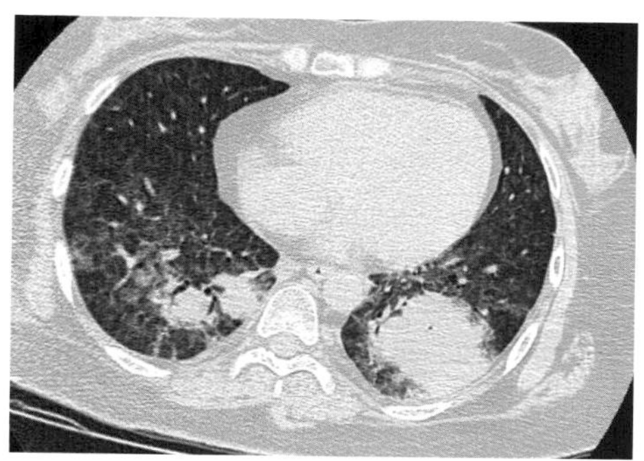

图 20－1 患者入院后完善的肺部 CT

考虑合并肺部真菌感染，给予激素减量至地塞米松 5 mg qd，先后应用伊曲康唑→伏立康唑→两性霉素 B 治疗真菌感染，丙种球蛋白及血浆支持。但患者出现进行性氧合下降，完善床边胸片提示感染进展(图 20－2 左)。入院后第 11 天行气管插管及呼吸机辅助通气，同时抗感染方案调整为亚胺培南/西司他丁钠＋替考拉宁＋两性霉素 B＋伏立康唑。患者感染进展，同时并发气胸及纵隔气肿(图 20－2 右)，虽积极处理，但 3 天后患者仍因循环衰竭死亡。

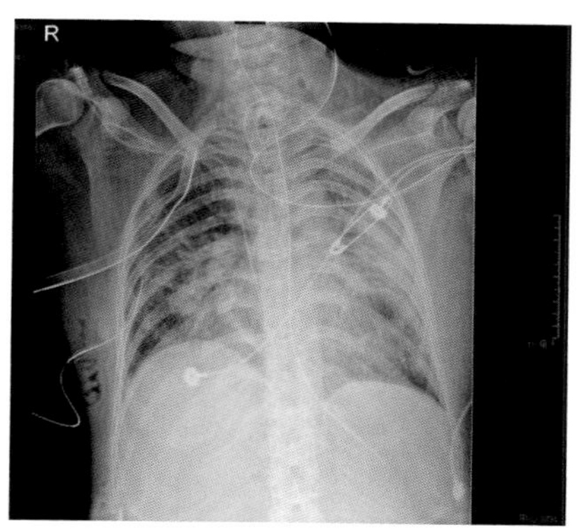

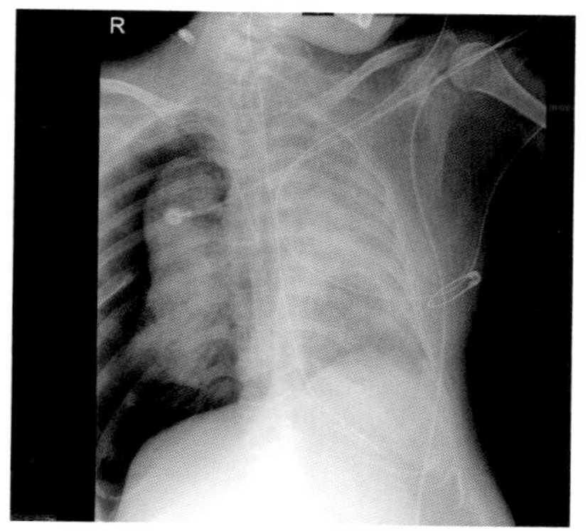

图 20－2 患者病情加重后完善的床边胸部 X 线片

病例讨论

住院医师：

患者在孕中期以“皮肤瘀点、瘀斑”为首发症状起病，血检提示血小板及血红蛋白下降，自身抗体阳性，骨穿提示巨核细胞成熟障碍，无明显血液系统外脏器受累。诊断为 SLE。给予激素(最高剂量 213 mg——折合甲泼尼龙)、免疫抑制剂(环磷酰胺)及丙种球蛋白治疗有效,血小板上升至正常范围。出院后激素减量至泼尼松 20 mg qd 时再次出现血小板下降至 4×10^9/L,给予增加激素剂量至甲泼尼龙 80 mg qd,调整免疫抑制剂为霉酚酸酯,同时给予长春新碱 2 mg×1 次。经过近 2 周强化免疫治疗,患者血小板回升至 20×10^9/L。入院时评估感染高风险(病程 1 年内,激素累积剂量高,经过多种免疫抑制剂干预,淋巴细胞绝对值下降,球蛋白下降,肺部影像学提示间质性病变),故给予激素减量及暂停免疫抑制剂。但患者侵袭性真菌感染(invasive fungal infection, IFI)呈隐匿起病,而后快速进展。为我们以后早期识别 IFI 敲响警钟。

主治医师:

关于住院 SLE 患者罹患 IFI 的研究发现,感染约 80%发生在肺部和中枢神经系统,构成最常见的 IFI 感染部位;而感染的真菌种类中约 80%是念珠菌属、隐球菌属和曲霉菌属。高剂量激素暴露是 IFI 已知的危险因素,同样适用于 SLE 患者。此外,既往对弥漫性结缔组织病患者 IFI 的回顾性病例对照研究也提示基础疾病病程<3 年是 IFI 发生的独立危险因素,提示疾病活动状态下的免疫紊乱可能构成 IFI 的易感因素,这也从另一个角度解释了为何其接受了更高剂量的糖皮质激素治疗。SLE 患者合并 IFI 的发病可呈隐匿性或亚急性经过。CRP 是炎症反应非特异的急性时相蛋白。CRP 明显增高往往提示急性细菌性感染的可能,而住院患者中 IFI 患者的血清 CRP 水平低于细菌感染患者。因此,临床医生应警惕短病程、活动性 SLE 患者发生 IFI 的可能性,以避免遗漏或延误治疗。

主任医师:

需要注意的是,该患者是妊娠初发的 SLE 患者。妊娠诱发 SLE 的病因尚不明确,目前认为妊娠期间生理性的皮质醇、孕酮以及雌二醇水平升高可导致 Th2 细胞因子在胎儿-母体接触面以及整个系统水平极化增加,其介导的体液免疫反应增强,可能是导致妊娠初发 SLE 的诱发因素。因此临床上经常可以看到既往并无 SLE 病史,而在妊娠过程首次出现 SLE 表现者。既往研究提示绝大部分(77.3%)妊娠初发 SLE 发生于孕早中期,妊娠期初发 SLE 的首发临床表现主要为狼疮肾炎和血小板减少。妊娠初发 SLE 患者抗 dsDNA 抗体阳性率、抗 SSA 抗体阳性率、抗磷脂抗体阳性率、低补体血症发生率均高于非妊娠初发 SLE 患者,这从另一个方面反映了妊娠初发 SLE 患者的高疾病活动度。妊娠初发 SLE 患者的妊娠丢失率高达 45.33%,高于妊娠前诊断 SLE 的患者,是妊娠不良结局的主要原因。

最终诊断

系统性红斑狼疮,肺部感染,呼吸衰竭,血小板减少。

疾病诊疗过程总结

该患者为年轻女性,孕中期起病,以血小板减少为主要表现,无明显血液系统外脏器受累。外院激素及免疫抑制剂治疗有效,激素减量后再次出现血小板下降。此轮疾病反复,在处理上给予激素加量及切换免疫抑制剂,然而患者出现肺部 IFI 快速进展,尽管给予强化抗真菌治疗,但患者仍在此次复发后 1 个月内因呼吸衰竭死亡。

诊疗启迪

临床医生应警惕短病程、活动性 SLE 患者发生 IFI 的可能性,以避免遗漏或延误治疗。

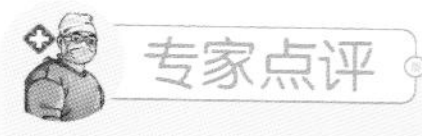

1. 行业内知名专家点评

海军军医大学附属长海医院 赵东宝 主任医师

本例是妊娠期间发生的 SLE，主要表现为免疫性血小板减少性紫癜(immunologic thrombocytopenic purpura, ITP)和贫血。病程分为两阶段，前期临床突出问题是重症、激素依赖、难治的 ITP，尽管并无 SLE 的重要脏器，如肾脏、中枢神经系统等的受累，但反复加大激素剂量，先后应用环磷酰胺、霉酚酸酯、长春新碱等多种免疫抑制剂，这是病情治疗所必需的，疗效也是肯定和看得见的。然而，必须指出，这些治疗也是双刃剑，可导致免疫防御功能显著下降。本例既有血浆白蛋白<30 g/L、血液淋巴细胞绝对值显著下降等非特异的易感因素，更有对感染具有特异防御的免疫球蛋白显著下降(IgG 4.27 g/L、IgA 0.97 g/L 和 IgM 0.73 g/L)，这种继发的体液免疫缺陷，是后期引发感染和感染难以控制的重要原因之一。后期出现肺内以真菌为主的二重感染，来势凶猛、病情急转直下，表现为肺内团块状实变灶和广泛渗出性病变。事实上，医生已有预案，快速发现了肺内感染，非常积极地采取多重、联合、强化抗感染等一系列措施，仍然没能挽救患者的生命，十分遗憾。

短病程且高活动度的 SLE 增高的感染率既有内在因素，也有外在因素参与其中。内因包括免疫紊乱状态下抗感染免疫功能障碍，如巨噬细胞及多形核的趋化受损以及异常 T 细胞的生成。外因包括激素及免疫抑制剂的使用，从而削弱机体的抗感染能力。疾病活动性越高，势必导致激素及免疫抑制剂越多的应用，因此很难独立区分两者对于感染的影响。临床医生需要综合评估，拿捏免疫抑制的程度。

2. 主任点评

上海交通大学医学院附属仁济医院 李挺 副主任医师

感染是 SLE 患者在免疫紊乱、疾病活动以及激素和免疫抑制剂使用背景下死亡的主要原因。既往研究提示，在发生感染的狼疮患者中，病程小于 1 年被证明是感染发生的独立危险因素。因此，临床医生需要识别感染相关危险因素，及时、恰当地干预，以期改善患者预后。

(王海婷)

参考文献

[1] CHEN GL, CHEN Y, ZHU CQ, et al. Invasive fungal infection in Chinese patients with systemic lupus erythematosus [J]. Clin Rheumatol, 2012,31(7):1087-1091.

[2] ZHAN ZP, YANG Y, ZHAN YF, et al. Clinical features and adverse pregnancy outcomes of new onset systemic lupus erythematosus during pregnancy [J]. Zhonghua Yi Xue Za Zhi, 2016, 96(41):3300-3304.

[3] ZHANG C, LIANG MY, XU X, et al. Clinical features of new-onset systemic lupus erythematosus in pregnant patients [J]. J Obstet Gynaecol Res, 2018,44(2):234-240.

[4] CHEN S, SUN X, WU B, et al. Pregnancy in women with systemic lupus erythematosus: a retrospective study of 83 pregnancies at a single centre [J]. Int J Environ Res Public Health, 2015,12(8):9876 - 9888.
[5] SUAREZ-FUEYO A, BRADLEY SJ, TSOKOS GC. T cells in systemic lupus erythematosus [J]. Curr Opin Immunol, 2016,43:32 - 38.
[6] FERREIRA JC, MARQUES HH, FERRIANI MP, et al. Herpes zoster infection in childhood-onset systemic lupus erythematosus patients: a large multicenter study [J]. Lupus, 2016,25(7):754 - 759.
[7] SILVA MF, FERRIANI MP, TERRERI MT, et al. A multicenter study of invasive fungal infections in patients with childhood-onset systemic lupus erythematosus [J]. J Rheumatol, 2015,42(12):2296 - 2303.

病例21 头痛、呕吐——狼疮脑病?

主诉

患者,女,44 岁,因"确诊 SLE 20 余年,发热、头痛、呕吐 2 天"入院。

病史摘要

现病史:患者于 20 余年前无明显诱因出现颜面部皮疹、关节肿痛伴低热,无明显咳嗽、咳痰,无口干、眼干,无腮腺肿大,无胸闷、气促、头痛、头晕等。于当地医院就诊,CT 显示胸腔积液,实验室检查示多项自身抗体阳性(具体不详),诊断为 SLE,给予激素(具体剂量不详)及羟氯喹治疗,门诊规律复诊,自述平时病情控制可。患者长期口服小剂量泼尼松及羟氯喹、阿法骨化醇等治疗原发病。入院前 2 天,患者受凉后出现发热,最高体温 39.7℃,伴畏寒、头痛,无咳嗽、咳痰等,给予头孢地尼、酚氨咖敏等治疗,患者症状未改善,后出现恶心、呕吐,呕吐物为胃内容物,为进一步诊治收入院。血常规:WBC 8.94×10^9/L, N% 84.6%↑, L% 6.7%↓, RBC 4.26×10^{12}/L, Hb 123 g/L, PLT 66×10^9/L↓;CRP 180.00 mg/L↑;铁蛋白>1 500.00 μg/L↑;抗核抗体组合(新3)+抗双链 DNA 抗体(短膜虫法):核型均质型↑,滴度 1∶640↑;抗 dsDNA(短膜虫法)阳性↑,滴度 1∶320↑;抗 Sm(—),抗 U1RNP(+),抗 SSA - Ro52(+),抗 SSA - Ro60(+),抗 SSB/La(—),抗 Jo - 1(—),抗 Scl - 70(—),抗核糖体 P -蛋白抗体(—),抗组蛋白抗体(—),抗着丝点蛋白 B 抗体(—),抗 PM - Scl 抗体(—),抗增殖细胞核抗原抗体(—),抗线粒体- M2 型抗体(—),抗 dsDNA 203.94 IU/ml↑,抗核小体抗体 1.31↑,抗心磷脂抗体 IgA、IgM、IgG 1 均(—);抗 dsDNA - Far 23.99 IU/ml↑;血培养(需氧)+(厌氧):均阴性。头颅 CT 平扫:第三脑室及侧脑室明显扩大,脑沟脑池未见明显增宽。中

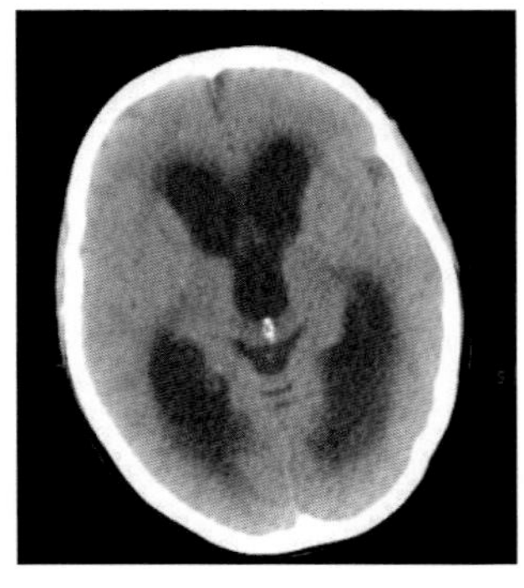

图 21 - 1 头颅 CT:第三脑室及侧脑室明显扩大,考虑脑积水

线结构无移位，考虑脑积水（图 21－1）。头颅 MRI 平扫＋增强：双侧半卵圆中心及侧脑室旁多发腔梗（图 21－2）。

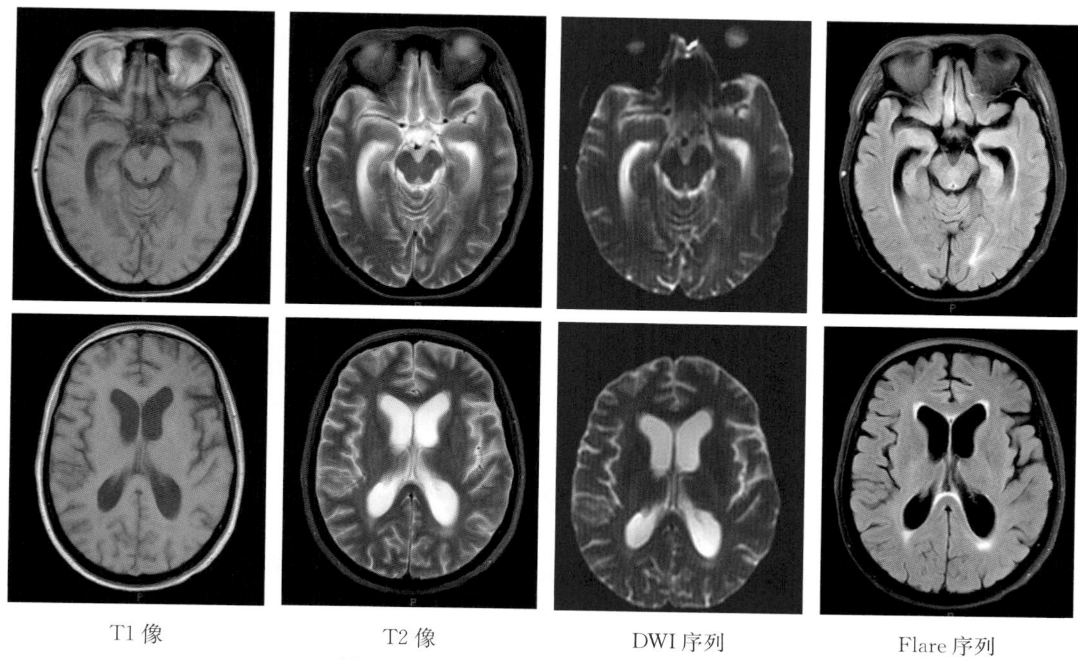

图 21－2　头颅 MRI：侧脑室旁多发腔梗

既往史：否认高血压病、糖尿病病史，否认乙肝、结核病史。

个人史：职员，无不良嗜好。无其余药物长期使用史。

家族史：否认家族史。

体格检查：T 38.8℃，P 98 次/分，R 20 次/分，BP 100/63 mmHg，神情，精神稍萎，全身各关节无肿胀及压痛。颈软，全身未见皮疹、双肺呼吸音粗，左下肺可疑细湿啰音，右肺呼吸音可，心脏未及病理性杂音，腹部无压痛、反跳痛，双下肢无水肿。四肢肌力Ⅴ级，病理征（－）。

初步诊断：系统性红斑狼疮，神经精神狼疮？中枢感染？

病例讨论

住院医师：

该病例的病例特点：①中年女性，SLE 病程 20 余年，长期服用激素治疗。②此次受凉后发热，伴头痛、呕吐。炎性指标 CRP 180.00 mg/L、铁蛋白＞1 500.00 μg/L，均显著升高，高度怀疑感染。③头颅 CT 提示脑积水，头颅 MRI 未见明显异常。目前实验室检查没有明确病原体，是否考虑进行测序查找病原体。

主治医师：

该患者 SLE 多年，原发病稳定。此次急性发病表现为头痛、高热，伴恶心、呕吐，无腹痛、腹泻，炎性指标显著上升，血培养均阴性。目前主要考虑以下几个方面：①感染性疾病。患者长期服用激素，属于免疫低下人群，需要特别注意可能的病毒、细菌、真菌，甚至不典型感染，要反复、多次行血、尿培养。②SLE 疾病活动，特别是有无神经精神狼疮，这需要全面评估各个系统的疾病活动情况，建议行脑脊液检查。③药物因素。患者于外院使用多种药物，可能造成发热或不良反应。

主任医师：

这是一例中年女性 SLE 患者，病程已长达 20 余年。SLE 本身病情容易反复，需要全面评估目前 SLE 的情况。对于长期使用激素和免疫抑制剂的患者，出现发热时一定要警惕感染的发生，包括各种可能的病原微生物。患者如果出现神志的改变，或者其他神经系统的症状、体征，需要即刻行脑脊液检查，查找可能的病原微生物，明确是否存在 SLE 中枢累及的可能。

后续诊疗经过

患者行腰穿检查。脑脊液压力：38 cmH_2O；脑脊液常规：淡黄色，微浑，无凝块，潘氏试验弱阳性↑，RBC 10×10^6/L，WBC 510×10^6/L，多核 40%，单核 60%；脑脊液免疫球蛋白＋白蛋白：脑脊液球蛋白 A 31.70 mg/L↑，脑脊液白蛋白 554.00 mg/L↑，脑脊液球蛋白 M 3.69 mg/L↑，脑脊液球蛋白 G 144.00 mg/L↑；脑脊液生化：脑脊液蛋白定量 1 021.2 mg/L↑，脑脊液蛋白定性（＋）↑，脑脊液氯化物 126.0 mmol/L，脑脊液糖定量 1.50 mmol/L↓；隐球菌乳胶凝集试验：阴性；脑脊液细菌涂片（新型隐球菌）：均未找到；脑脊液结核菌涂片：阴性；脑脊液细菌培养与鉴定：产单核细胞李斯特菌生长；脑脊液腺苷脱氨酶（adenosine deaminase，ADA）＋LDH：阴性；脑脊液免疫球蛋白＋白蛋白：IgA 7.97 mg/L↑，白蛋白 542.00 mg/L↑，IgM 1.13 mg/L，IgG 81.30 mg/L↑。

患者脑脊液检查提示颅压增高，糖低、细胞数高，白蛋白及免疫球蛋白升高，特别是培养找到产单核细胞李斯特菌，诊断明确，静脉使用青霉素 960 万 U q12 h 抗感染。同时给予脱水降颅压等对症支持治疗，患者体温下降，头痛、呕吐症状改善。病程中患者再次出现发热，再行血培养示白色念珠菌，尿培养示大肠埃希菌，及时给予卡泊芬净 50 mg qd 联合美罗培南 0.5 g q8h 抗感染后，患者无发热，出院后门诊随访。

最终诊断

系统性红斑狼疮，李斯特菌脑膜炎，念珠菌败血症，尿路感染。

疾病诊疗过程总结

该患者 SLE 20 余年，出现发热、伴头痛、恶心、呕吐，提示颅高压症状，必须行腰穿明确是否为感染，或 SLE 累及中枢。长期 SLE 患者突发中枢症状，感染的可能性更大，腰穿检查明确病因至关重要。SLE 患者的中枢神经系统感染的常见病原菌为：细菌、隐球菌和结核分枝杆菌。李斯特是免疫抑制人群导致的脑膜炎的重要致病菌之一，对青霉素敏感，所以怀疑此菌首选氨苄青霉素或青霉素 G。食用被李斯特菌污染的食物常常可以导致该病的发生。所以在询问病史时要仔细，开始可以表现为流感样症状，常伴发热、腹泻、呕吐，常在进食受污染食物 1 周内发生。

诊疗启迪

（1）发热是感染最常见的症状，也是 SLE 最常见的症状之一，鉴别两者是最常见，也是最棘手的问题。

（2）对于有中枢症状的SLE患者，及时行脑脊液检查是最重要的。

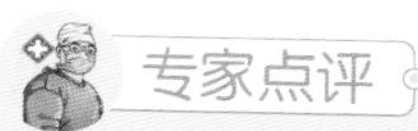

1. 行业内知名专家点评

温州医科大学附属第一医院 朱小春 主任医师

本病例是长病程SLE患者，继发李斯特菌脑膜炎、念珠菌败血症、尿路感染，是一例非常好的病例，涉及一种非常少见的特殊病原体，即李斯特菌，增长了我们的临床见识。

从这个病例，我们需要总结并探讨预防免疫抑制状态下感染发生的临床经验。SLE患者本身抗感染能力下降，再加上长期糖皮质激素和免疫抑制剂的使用，使感染发生率明显增加，尤其是药物大剂量使用的时候。这种现象虽然大家都知道，但临床上还是在这样使用，主要的原因是没有更好的办法。本人几十年来对SLE的治疗有独特的免疫抑制方案，即多靶点小复方，绝大多数患者的疗效非常好，感染的概率非常低，可供大家参考。多靶点小复方免疫抑制方案即糖皮质激素＋吗替麦考酚酯＋环孢素A或他克莫司＋羟氯喹，每种药物使用的剂量是常规剂量的1/2～1/3。因四类药物均有免疫抑制作用，并且每类药物抑制的靶点均不同，总的免疫抑制效果有相加作用（即1＋1＋1＋1≈4），肯定大于单个大剂量药物的免疫抑制效果。大多数药物（除过敏外）的不良反应随着药物剂量增加而增加，会达到中毒剂量和致死剂量，因该四类药物的不良反应大多数不一样，很少有叠加（即1＋1＋1＋1≈1，肯定＜4），所以不良反应很少，感染概率非常低。这种多靶点小复方免疫抑制方案近年来已被部分风湿专家认可。

2. 主任点评

上海交通大学医学院附属仁济医院 戴岷 副主任医师

SLE患者出现中枢症状的诊疗要点是腰穿检查，以鉴别感染、疾病活动及其他原因，指导进一步治疗。中枢感染的治疗除强调精准定义致病原、针对性用药以外，联合神经科、感染科医师协同诊治，彻底清除病原微生物，减少并发症伤害亦非常重要。

（杜芳，戴岷，胡大伟）

病例22 无肌病性皮肌炎之死——你猜到了开头却猜不到结尾

主诉

患者，女性，55岁，主因“眶周皮疹40天，加重伴咳嗽、胸闷10天”入院。

病史摘要

现病史：患者入院前1个月余出现眶周紫红色水肿性皮疹伴低热（最高体温38℃），至当地诊所抗感染治疗(具体用药不详)后体温恢复正常,眼睑红肿症状无缓解,后逐渐出现双手指间关节伸侧红色皮疹伴甲周红斑,肩颈部和前胸处红色皮疹,外院曾予以抗过敏治疗,疗效不佳。近10天出现咳嗽、咳白色黏痰,伴反复发热、胸闷、气促。病程中四肢乏力不明显,无吞咽困难。门诊院辅助检查提示:白细胞减少(2.53×10^9/L);ESR(57 mm/h)升高;抗核抗体(ANA)阳性(1∶40),抗SSA/Ro 52阳性;肌炎特异性抗体(myositis-specific antibody, MSA):抗黑色素瘤分化相关基因5(melanoma differentiation-associated gene 5, MDA5)抗体(+++);铁蛋白水平(1 149 μg/L,正常11~306 μg/L)显著升高;出凝血功能(PT、APTT、INR)及D-二聚体水平正常。肌酸激酶水平正常,肌电图提示肌源性损害。肺部CT提示两肺间质性病变伴多发渗出。肿瘤标志物筛查及PET/CT检查无明确肿瘤证据。患者自起病以来,精神略差,胃纳较差,大便如常,小便如常,睡眠尚可,饮食未见异常,体重下降(近1个月体重下降约6 kg)。

既往史:无殊。

个人史:务农,既往体健,否认吸烟、饮酒史,无药物长期使用史。

家族史:否认家族类似病史。

体格检查:T 37.6℃,P 87次/分,R 22次/分,BP 104/82 mmHg,SpO_2 92%(未吸氧)。眶周紫红色水肿样皮疹,肩颈部披肩征,前胸部"V"字征,双手近端指间关节及双侧肘关节Gottron征。双肺呼吸音粗,可及干、湿啰音。心律齐,未及杂音,腹平软,未及压痛与反跳痛。双下肢不肿。四肢肌力Ⅴ级。

初步诊断:临床无肌病性皮肌炎(clinically amyopathic dermatomyositis, CADM)。

病例讨论

住院医师:

总结该病例特点:①中老年女性,亚急性病程,进行性加重;②临床表现:典型的皮肌炎皮疹,伴呼吸困难,病程中无明显肌无力表现;③辅助检查:ANA 1∶40(+),抗SSA/Ro 52(+);抗MDA5抗体(+++);铁蛋白升高(1 149 μg/L);肌电图提示肌源性损害;CK正常;肿瘤标志物及PET/CT未及肿瘤证据;④体格检查:SpO_2 92%,眶周紫红色水肿样皮疹,肩颈部披肩征,前胸部"V"字征,双手近端指间关节及双侧肘关节Gottron征;⑤个人史既往史无殊。

主治医师:

本病例病程较短,临床表现以皮疹合并肺间质改变为主,实验室检查见经典的MDA5抗体阳性,结合患者肌酸激酶水平正常,肌电图提示为肌源性损害,诊断需考虑CADM合并肺间质病变。患者已完善PET/CT检查,目前尚无肿瘤依据。诊断方面需与药物所致皮疹以及其他自身免疫病所致皮疹(如皮肤型狼疮)相鉴别,进一步如有必要可行皮肤活检。治疗方面,可予以激素治疗,注意排查肺部病变有否合并感染。

主任医师:

本例患者表现为典型的皮疹,尽管肌电图提示为肌源性损害,但临床无肌力下降表现,实验室检查亦无肌酶升高依据,因此诊断考虑CADM。在亚洲人群中,关于皮肌炎(dermatomyositis, DM)的流行病学研究提示CADM伴发快速进展型肺间质病变患者比例显著高于皮肌炎患者,且预后更差。本中心的病例对照研究则发现CADM合并肺间质病变的患者 6 个月生存率仅为 40.8%。另一方面，抗 MDA5 抗体（或称抗 CADM140 抗体）是近 10 年来新发现的一种与 CADM 合并快速进展型肺间质病变密切相关的抗体。该抗体首先由日本学者报道，以后在亚洲多个国家得到验证，近期在欧美人群中也报道了该抗体在 CADM 和 DM 患者中均与快速进展型肺间质病变相关，且预后极差。临床无肌病性皮肌炎的预后不良因素包括：①抗 MDA5 抗体阳性。②铁蛋白水平显著升高。③合并肺间质病变。④LDH 升高。⑤肺部 CT 进展迅速。CADM 患者合并预后不良因素时，通常表现为快速进展型肺间质病变，进而出现呼吸衰竭导致死亡。本例患者具有上述预后不良的危险因素，应予以高度重视，积极治疗原发病和并发症。

后续诊疗经过

患者入院后诊断考虑 CADM 伴肺间质病变、肺部感染，予以甲泼尼龙（40 mg qd iv）抗炎，头孢吡肟及伏立康唑抗感染治疗。患者胸闷、气促症状有所缓解。入院后第 6 天，考虑患者抗 MDA5 抗体阳性，铁蛋白显著升高，临床预后不良，予以巴利昔单抗（20 mg iv）治疗一次。一周后皮疹明显消退，气促进一步缓解。入院第 9 天，患者晨起后床边跌倒，3 小时后出现左侧腰背部疼痛，行腹部 CT 示左肾后血肿及左侧髂腰肌、腰大肌内出血（图 22－1A、B）。患者当日出现心率加快、血压下降，考虑出血性休克，予以腹部数字减影血管造影（digital subtraction angiography，DSA）及血管栓塞术，术中见腰动脉分支血管出血（图 22－1C），予以明胶海绵栓塞。术后予以积极扩容、输血等对症支持治疗，患者低血容量性休克仍无法纠正，血红蛋白进行性下降，于入院后第 11 天再次 DSA 检查未见栓塞血管再通，腹部 CTA 提示活动性出血且血肿范围较前扩大，家属表示放弃治疗后自动出院，出院后患者死亡。

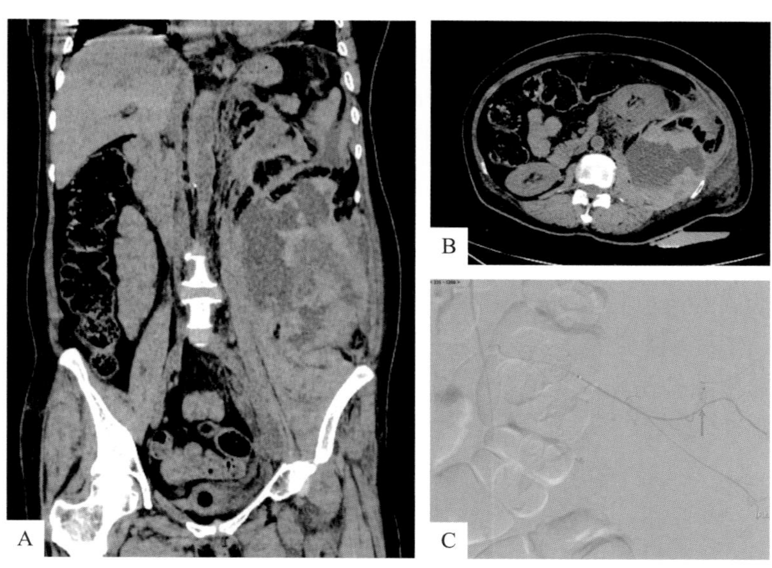

图 22－1 患者腹部 CT 示腰大肌血肿（A 为矢状位，B 为横断面），DSA 示腰动脉分支出血（C，↑所示为出血动脉）

*所示左肾后方延续至左侧髂腰肌见团片状混杂稍高密度影，范围约 11.6 cm×10.3 cm，左侧腰大肌轮廓欠清伴混杂稍高密度影，周围可见渗出改变

本例患者腹膜后血肿究竟是如何造成的?

在皮肌炎或无肌病性皮肌炎患者中,自发腹膜后血肿或肌内出血是一种极其罕见的并发症,目前 Pubmed 数据库中可查到相关报道共 10 例。10 例患者中大部分为老年人,平均年龄 55.6±22.0 岁,其中 3 例为男性患者,6 例为初发患者。10 例中除 1 例诊断为多肌炎外,其余 9 例诊断为皮肌炎,其中 2 例为 CADM, 4 例合并肺间质病变(2 例 CADM 均合并肺间质病变)。治疗方面,5 例患者接受了甲泼尼龙冲击治疗,6 例患者应用肝素抗凝治疗,但其中仅 3 例患者在出血时存在 APTT 延长。自发出血部位主要集中在髂腰肌、梨状肌、腹直肌、腹膜后、三角肌、斜方肌等。皮肌炎合并自发出血后,出血量通常较大,预后较差,所报道的 10 例患者中,5 例死亡。其中有 1 例患者为 64 岁女性,初发 CADM 合并肺间质病变,该患者入院后先后经历两次不同部位出血,DSA 示血管分支多发血管瘤,最终死亡。回顾文献所报道病例,除低分子肝素抗凝外,并无其他诱因导致患者自发出血,大部分文献认为出血主要由以下三方面因素所致:①肌肉小血管炎症所致血管壁脆性增加。②药物因素:抗凝剂的使用。③长期激素治疗所致组织脆性增加。

结合本例,患者出血前有跌倒病史,或许是患者自发腹膜后出血的原因,但患者出血量之大,以及 DSA 栓塞术后仍然存在持续活动性出血的情况,仍需归因于全身小血管炎所致血管壁脆性增加。

最终诊断

临床无肌病性皮肌炎,肺间质病变,腹膜后血肿,失血性休克。

疾病诊疗过程总结

这是一例亚急性起病、以典型的皮疹和肺间质改变为主要表现的 CADM 病例,患者为中老年女性。该例患者虽然具有 CADM 的预后不良因素,但其入院后并未因肺间质病变而出现呼吸衰竭,而是在病程中出现低血容量休克的表现,进一步 CT 证实为腹膜后巨大血肿,提示患者出现自发腹膜后出血,经过积极的止血及抗休克治疗,仍然未能有效止血,最终患者死于失血性休克。

诊疗启迪

(1) 自发腹膜后出血是皮肌炎患者可能合并的一种罕见并发症,其发病机制目前尚不清楚,治疗仍以对症支持为主。

(2) 临床医生在处治皮肌炎患者时,应当充分认识自发性出血这一罕见并发症,早期发现、早期干预,才能有效改善患者预后。

专家点评

1. 行业内知名专家点评

江苏省人民医院 谈文峰 主任医师

抗 MDA5 抗体阳性皮肌炎已是大家非常熟悉的一类炎性肌病,起病多表现为肌病不明显的皮肌炎,一部分患者其后不久出现快速进展型间质性肺炎,对激素治疗反应差,是炎性肌病中病死率最高的一种类型。随着肌炎抗体检测的普及，越来越多的患者可像此例一样被早期识别，及时采取必要的治疗，为避免进展为呼吸衰竭创造机会。此例患者依据临床、免疫、生化特征、影像学表现被判定为间质性肺炎进展高风险，给予了积极的免疫抑制治疗，选择了甲泼尼龙联合巴利昔单抗方案，迅速抑制T细胞活化，皮疹和呼吸道症状都得到了一定程度的改善。然而，其后却发生了肺以外的致命性脏器出血。应对这样突发的病情，结局虽不理想，但从发现腰背痛即行腹部CT检查，从出现休克即紧急在扩容基础上安排DSA，足见医疗团队面对复杂危急事件的处理能力，团队协作有条不紊，最终精准定位为腰动脉分支出血，并及时予以动脉栓塞止血处理，几乎用尽了当时所有可行的治疗手段。

对抗MDA5抗体阳性皮肌炎并发肌肉出血的罕见病例，对出血原因的梳理非常重要，中老年血管病变、抗血小板或抗凝药物过量、药物不良反应，以及疾病本身皆有可能。基于检索所得十数例报道，基本可认为是皮肌炎本身的并发症，虽然罕见，仍值得重视。

2. 主任点评

上海交通大学医学院附属仁济医院 郭强 主任医师

这些年来，皮肌炎的诊治进展迅速，不仅诊断标准几经调整，亚型分类推陈出新，而且独特的临床表型越来越多地被识别，一些罕见的并发症也不断被报道。此例MDA5抗体阳性患者出现的肌肉致命性大出血即是该病罕见的并发症之一。从为数不多的病例报道看来，肌肉出血的量通常不小，有时还不止一处，可发生失血性休克。由于出血病例可见于典型皮肌炎、单纯多肌炎、临床无肌病性皮肌炎，以及部分病例可用大剂量激素进行有效治疗，其发病机制应涉及各型皮肌炎共同的病理过程，即免疫介导的血管损伤与束周肌萎缩。由于出血量大，早期识别尤为重要，及时而积极地治疗有望避免不良结局。同时，面对并发肌肉大出血这样的风险，临床需要认真考虑皮肌炎患者是否应常规给予抗凝或抗血小板治疗。

此病例的副标题特别吸引人。无肌病性皮肌炎高发的致死性间质性肺炎已广为临床医生所熟悉，此例也的确存在快速进展型间质性肺炎的高危因素，但最终因更为罕见的并发症致死的确出乎意料。这提示针对无肌病性皮肌炎，不仅需要评估其呼吸道并发症，也需对潜在的其他问题，如肿瘤、血管炎加以警惕。看清临床表现，厘清发病机理，合理给予治疗实乃为医之道。

（丁慧华，郭强）

参考文献

[1] LIAN X, ZOU J, GUO Q, et al. Mortality risk prediction in amyopathic dermatomyositis associated with interstitial lung disease: the FLAIR model [J]. Chest, 2020,158(4):1535-1545.

[2] MOGHADAM-KIA S, ODDIS CV, SATO S, et al. Anti-melanoma differentiation-associated gene 5 is associated with rapidly progressive lung disease and poor survival in us patients with amyopathic and myopathic dermatomyositis [J]. Arthritis Care Res (Hoboken), 2016,68(5):689-694.

病例23 无肌病性皮肌炎反复发热为何故——原发病还是感染?

主诉

患者，女，45 岁，因“皮疹 3 年余，反复发热伴活动后气促 4 个月”入院。

病史摘要

现病史：患者于 2015 年 2 月因疲劳后出现发热伴多关节疼痛，累及双侧手指关节以及双膝关节，并逐渐出现颜面部及双手关节伸面皮疹，于当地医院就诊，行抗感染治疗 1 周效果欠佳(具体诊疗不详)，遂于 3 月 16 日至我院门诊就诊，查 ANA＋ENA 阴性，抗双链 DNA 7.71 IU/ml，铁蛋白 320.3 ng/ml，肌酸激酶 163 U/L。胸部 CT 示左上肺门斑片状软组织密度影，肿瘤性病变不除外，左肺上叶及下叶背段胸膜下、两下肺多发渗出，两侧腋下及纵隔多发淋巴结。为明确诊治收治入院。入院后行 PET/CT 提示左肺上叶多发斑片影，FDG 代谢轻度增高，考虑炎性改变可能性大，建议抗炎治疗后随访，必要时穿刺活检，两肺散在纤维条索灶。纵隔及左肺门多发肿大淋巴结，FDG 代谢增高，考虑炎性改变可能性大；双侧颈部、腋下多发淋巴结炎。双侧肩关节旁多发肌肉、双侧胸壁肌及双侧臀大肌呈对称性 FDG 代谢增高，考虑皮肌炎所致；右侧臀部皮下结节，FDG 代谢增高，考虑炎性改变可能性大。双大腿 MRI 示双侧股四头肌远端及双侧臀大肌局部肌束筋膜水肿，提示肌筋膜炎；双侧髋关节腔及髌上囊积液。查肌炎抗体提示抗 MDA5 抗体(＋＋＋)，诊断为临床无肌病性皮肌炎，肺部感染，予甲泼尼龙 60 mg qd 静滴，头孢他啶联合左氧氟沙星片抗感染，症状次日缓解，并加用环孢素 500 mg bid 治疗原发病。后患者于当地医院随访，于 2015 年 7 月 21 日因 ALT 升高考虑药物性肝损，停用环孢素，调整为激素联合羟氯喹治疗原发病，后自诉疗效尚可。

2016 年 1 月因患者出现发热伴咳嗽、流涕等症状，自服感冒药后好转。2 月初再次出现面部、眼睑、双手关节伸面、颈部及背部红色皮疹，伴双下肢肌肉疼痛，活动后出现胸闷、气急，再次于我院住院治疗后予以甲泼尼龙 80 mg 治疗后症状好转，出院后予调整为口服激素联合他克莫司治疗原发病。患者加用他克莫司后 1 个月再次因肝功能不佳而停用，后调整为吗替麦考酚酯分散片 0.5 bid 治疗原发病。2016 年 10 月患者出现双下肢疼痛，外院查髋关节 MRI 示双侧股骨头坏死。2017 年 7 月患者因再次出现活动后胸闷气促，于我院就诊，当时复查肌炎抗体提示抗 MDA5 抗体(＋＋＋)，抗 Ro－52(＋)，血培养示李斯特菌生长，故予以甲泼尼龙 80 mg ivgtt qd＋吗替麦考酚酯 0.5 bid 治疗原发病，及利奈唑胺＋米卡芬净抗感染治疗，症状缓解。出院后予泼尼松龙 30 mg qd 联合吗替麦考酚酯 0.5 bid 治疗，后激素逐渐减量为 10 mg qd 口服，症状控制可。

2018 年起患者出现胸闷气急加重，于当地医院反复住院，予甲泼尼龙 80 mg ivgtt qd×1 周及抗感染治疗后好转。4 个月前，患者出现发热，体温最高达 39.5℃，干咳、无痰，胸闷、气急加重，故先于门诊口服莫西沙星片 3 天后，体温平。停药后再次出现发热，体温持续在

38.5℃左右，故再次于当地医院住院，给予甲泼尼龙 80 mg qd ivgtt×3 天＋莫西沙星 0.4 g qd ivgtt 抗感染后体温平，但仍有明显胸闷、气急，无新发皮疹，遂再次前来我科住院治疗，治疗上予甲泼尼龙 80 mg qd ivgtt×6 d＋吗替麦考酚酯 0.5 bid 治疗原发病，盐酸莫西沙星＋伊曲康唑抗感染后症状缓解，出院后予泼尼松龙 40 mg qd＋吗替麦考酚酯 2 粒 bid 治疗原发病，盐酸莫西沙星＋伊曲康唑口服继续抗感染治疗。1 个月前患者无明显诱因下出现发热，体温 37.5～38℃，无咳嗽、咳痰，无恶心、呕吐，无腹痛、腹泻等，于当地医院就诊，调整泼尼松龙至 14 粒 qd 口服后体温正常，予泼尼松龙减量至 12 粒 qd 口服。后患者再次出现发热，性质同前，于当地医院就诊，10 月 29 日查血常规：WBC 18×10^9/L，N% 96.4%，Hb 171 g/L，PLT 228×10^9/L，CRP 34.58 mg/L；生化：ALT 63 U/L，Scr 28 μmol/L，CK 56 U/L。行肺部 CT 平扫：考虑皮肌炎伴双肺间质性炎症改变；髋关节 MRI：左侧股骨头坏死，左髋关节周围软组织明显水肿。于 2018 年 10 月 29 日～11 月 5 日予甲泼尼龙 80 mg qd 静滴期间仍低热，于 11 月 6～8 日予甲泼尼龙 80 mg q12 h 体温平，11 月 9 日予甲泼尼龙 80 mg qd 静滴后再次低热，11 月 10～13 日改为甲泼尼龙 80 mg q12 h 后体温正常，11 月 13～18 日予甲泼尼龙 60 mg q12 h，11 月 14 日后一直低热，10 月 29 日～11 月 14 日予莫西沙星抗感染，11 月 18 日出现发热，体温 38.3℃，再次加用莫西沙星抗感染 2 天，患者仍反复发热，髋关节疼痛明显，活动后仍有胸闷、气促，现为进一步治疗，收住入院。患者自起病以来，精神差，胃纳可，大小便如常，睡眠尚可，饮食未见异常，体重无明显变化。

既往史：否认糖尿病病史，否认乙肝、结核病史。

个人史：否认烟酒史。

家族史：否认遗传病史。

体格检查：T 38.5℃，P 108 次/分，R 20 次/分，BP 148/80 mmHg。神清，精神萎，Gottron 征(＋)，躯干部可及红色皮疹，呈片状分布，不高出皮肤表面，伴溃疡。双肺呼吸音粗，双下肺闻及 Velcro 啰音。心率 108 次/分，心律齐，未及明显杂音。腹软，无明显压痛及反跳痛。双下肢无水肿。双上肢肌力Ⅴ级，双下肢肌力Ⅳ级。

初步诊断：无肌病性皮肌炎，间质性肺炎，肺部感染，股骨头坏死，高血压，类固醇性糖尿病。

病例讨论

住院医师：

总结该病例的病例特点：①中年女性，病程长达 3 年，易反复波动。②患者发病初期症状为发热伴典型皮疹，无明显肌肉炎症表现，肺部影像学提示间质性肺炎，肌酸激酶 163 U/L，抗 MDA5 抗体阳性，临床型无肌病皮肌炎诊断明确。③患者长期使用激素，累积激素使用量较大，病程中出现了股骨头坏死、高血压、糖尿病等激素相关并发症。在二线药物选择方面，患者因肝损在不断调整用药，先后用过环孢素、他克莫司，后长期使用吗替麦考酚酯，但是病情仍有反复，激素难以减量。④此次因发热伴活动后胸闷、气促而住院，对激素治疗有效，加大激素用量后胸闷、气急症状则缓解，但是在激素减量过程中再次出现体温反跳和症状反复。目前治疗的难点主要有三个：①此次发热是感染还是非感染因素，目前尚不清楚，需要进一步寻找依据。②并发症如此之多，激素量该如何调整。③抗生素需如何调整。

主治医师：

以往无肌病性皮肌炎的难治性体现在肺部急性进展，患者的突出表现是低氧血症、呼吸衰竭，而且病程短，进展迅速，多在 6 个月内出现死亡。该患者以反复发热伴活动后气促为特点，且对激素依赖。我们目前予以患者 1 mg/kg 甲泼尼龙的用量，同时注射用美罗培南抗细菌、伊曲康唑抗真菌治疗，患者体温平，但是仍有气急，氧饱和度基本维持在 80%～90%。治疗 1 周左右复查肺部 CT，发现肺部进展很快（图 23－1），影像学表现为双肺弥漫性渗出及磨玻璃影，CRP 30 mg/L，巨细胞病毒 1.63×10^3/ml，T－SPOT、G 试验、LPS、呼吸道病毒九联等检测均阴性，故更倾向于感染。对于这类长期免疫抑制的患者，病毒性肺炎和卡氏肺孢子虫肺炎也不能排除，所以调整了抗生素，停用伊曲康唑，予以卡泊芬净 70 mg，联合复方磺胺甲噁唑片抗真菌治疗，也加用了更昔洛韦抗病毒感染。但是现在患者仍然找不到明确的微生物学依据，比较棘手的是患者胸闷、气急症状仍不能缓解。

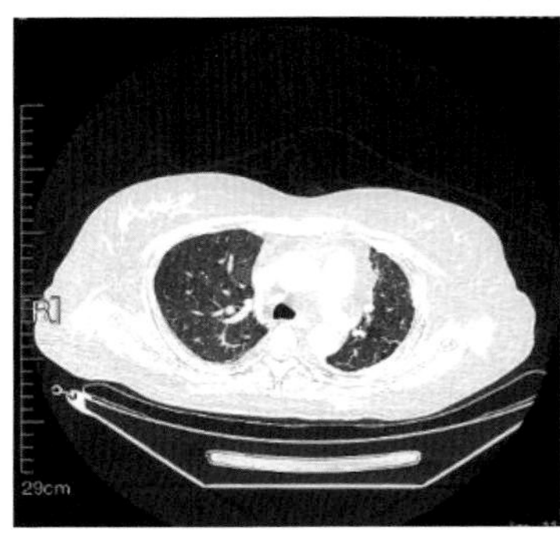

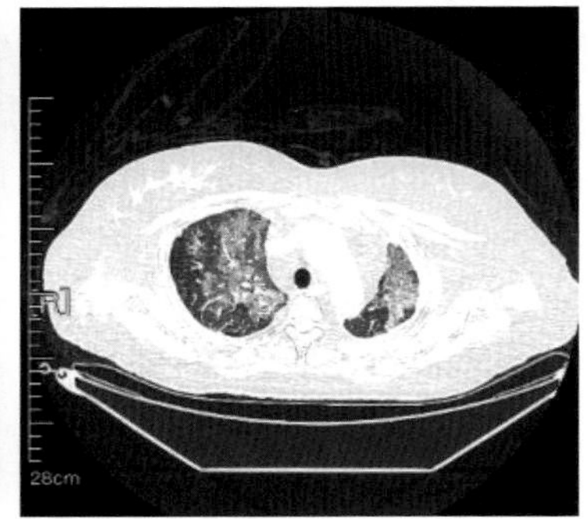

图 23－1　入院时和入院后 1 周肺部 CT 对比

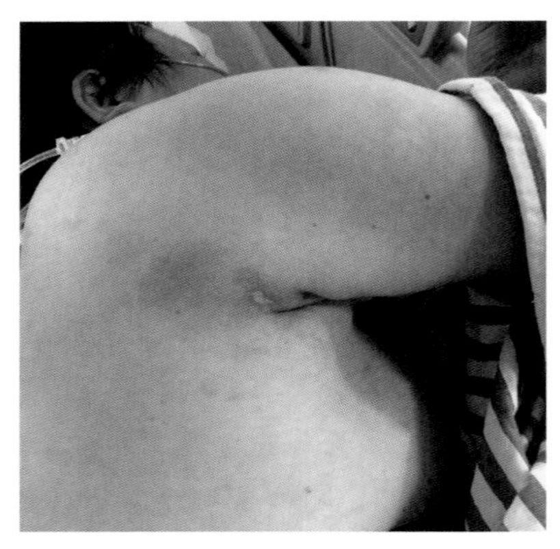

图 23－2　躯干部皮疹伴化脓性溃疡

主任医师：

这是一例中年女性患者，病情反复，此次住院结合化验和影像学表现，更倾向感染。因为原发病活动或进展常常会出现在发病 1 年之内，而该患者病程已经有 3 年多。对于临床医生而言，基本功不能丢，需要仔细体检，按以往的经验我们看到躯干部这样的皮疹，认为是皮肌炎患者常见的皮肤溃疡，但是仔细看患者还是有脓液渗出（图 23－2）。皮肌炎常见的皮肤溃疡多出现在关节伸面，躯干部并不是该类疾病皮肤溃疡的常见部位。所以我认为脓液的微生物学培养是非常必要的，从中可以寻找到我们治疗的方向。

后续诊疗经过

患者二次血培养发现脓肿分枝杆菌，脓液培养提示抗酸染色阳性（图 23－3），所以目前诊断明确，为无肌病性皮肌炎合并非结核分枝杆菌（NTM）感染。请肺科医院调整抗生素，在原有抗生素基础上，加用阿米卡星和大环内酯类（克拉霉素）抗 NTM 治疗，患者气急症状缓解。治疗 10 天后复查肺部 CT，两肺弥漫性病灶明显吸收（图 23－4）。

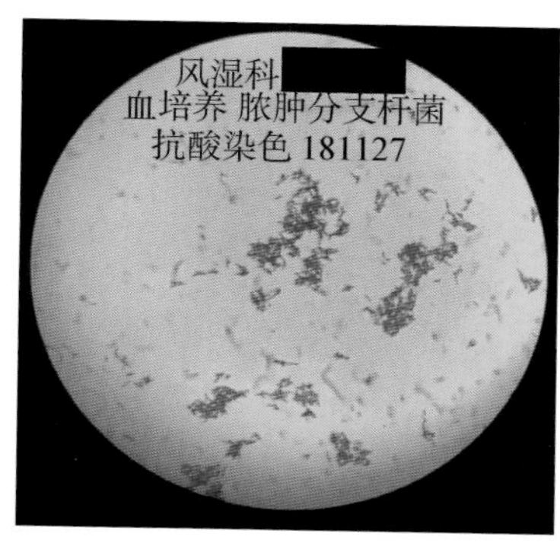

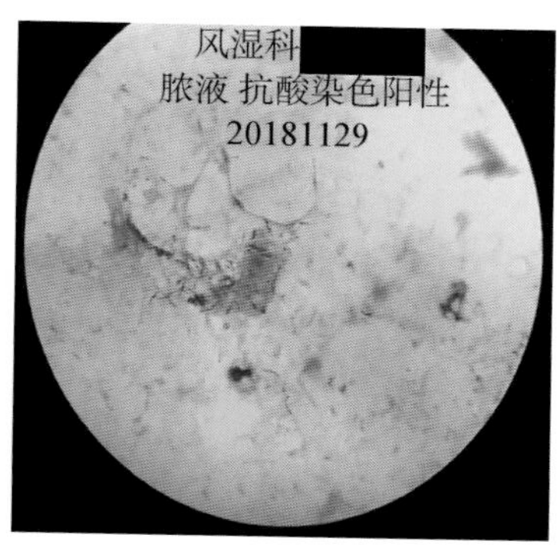

图 23－3 血培养结果提示脓肿分枝杆菌，皮肤脓液提示抗酸染色阳性

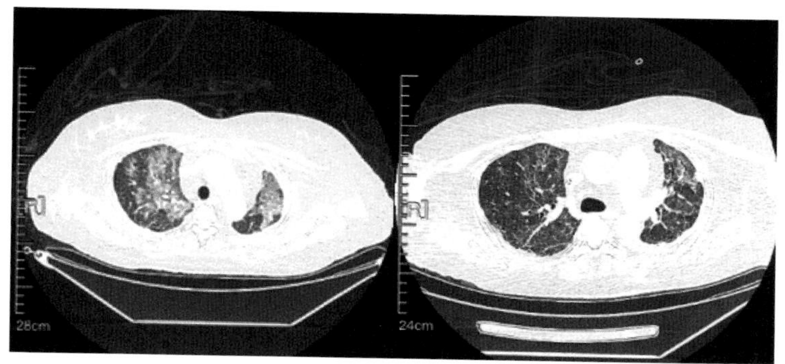

图 23－4 抗感染治疗前后肺部 CT 对比

最终诊断

无肌病性皮肌炎，间质性肺炎，非结核分枝杆菌感染，股骨头坏死，高血压，类固醇性糖尿病。

疾病诊疗过程总结

该患者病程长，原发病诊断明确，但治疗起来非常棘手。临床工作中对于无肌病性皮肌炎患者，我们更加重视的是急进性间质性肺炎，因为这与患者的 1 年生存率密切相关，然而该患者的治疗难点并不是间质性肺炎，而是因肝损而难以寻找到合适的二线药物来减少激素累积用量。后期出现股骨头坏死、高血压、感染，都是激素相关的并发症，这确实让患者的生活质量受到了巨大影响。尽管后期使用吗替麦考酚酯疗效尚可，但是激素用量仍难以减少，患者最终还是出现感染。一旦病原学确定，则有利于后期抗生素的针对性治疗。

诊疗启迪

（1）对于该类疾病，选择一种合适的二线药物维持治疗利于减少激素的累积剂量和不良反应。

（2）当患者出现反复发热，激素治疗欠佳，需仔细体检，并且想到感染的可能，寻找病原学依据。

（3）当患者出现皮肤破溃伴脓肿时，要警惕罕见非流行病原学感染的出现，尤其是不要忽略 NTM 的出现。

（4）NTM 的治疗不等于抗结核治疗。

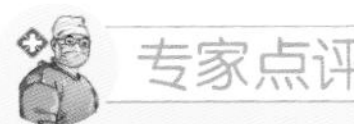

专家点评

1. 行业内知名专家点评(聚焦于本案例的诊断和治疗)

复旦大学附属华山医院 薛愉 主任医师

这是一个 MDA5 阳性皮肌炎急性肺部病变加重患者，从皮损的破溃处发现不寻常的渗出，经血和脓液培养，及时锁定病原菌，通过积极有效的抗感染后，峰回路转的精彩病例。临床上 MDA5 阳性皮肌炎急性肺部病变的诊治，往往是和时间在赛跑，是个不断闯关的艰难过程。是原发病加重还是合并感染，或是两者兼而有之，对主诊医生都是“灵魂拷问”。如何平衡原发病与感染之间的激素剂量和免疫抑制剂的选择，能否及时找到关键致病菌，都是决定能否闯关成功的关键。对于长期使用激素和免疫抑制剂的 MDA5 阳性皮肌炎患者来说，继发的感染往往会是混合型，需要严谨的诊疗思维，基于分子检测的快速病原体鉴定和药敏试验必不可少。在有限的时间窗内，联合经验性抗感染，然后逐一排除的“下阶梯”治疗方式会更优于“上阶梯”治疗方式。此例患者继发了并不常见的非结核分枝杆菌感染。按照生长速度，NTM 分为快速生长型和缓慢生长型。脓肿分枝杆菌为快速生长型，肺部 CT 影像无特异性，常常呈现两肺絮样斑片影，与病毒感染、PCP 感染难以鉴别，但脓肿分枝杆菌容易表现为多系统播散性感染，皮肤受累常见，血培养亦可有阳性发现。此病例也为我们临床敲响了警钟，在长期免疫抑制的风湿病患者中，出现两肺急性渗出性病变，尚需鉴别是否存在非结核分枝杆菌感染。

2. 主任点评

上海交通大学医学院附属仁济医院 范维 副主任医师

无肌病性皮肌炎并发肺间质病变与皮肌炎及多发性肌炎相比，对糖皮质激素的治疗反应及预后很差，需及时选择合适的免疫抑制剂，如环孢素、他克莫司、吗替麦考酚酯等，以便激素逐步减量。该患者因反复肝损，激素减量难，后期出现股骨头坏死、高血压、感染，都是激素相关的并发症，能否选择合适的二线药物维持治疗以减少激素的使用是该患者的治疗关键。当患者出现反复发热时，需仔细体检，并寻找病原学依据，有利于后期抗生素的针对性治疗。

（叶延，李佳，陈盛，吕良敬）

病例24 四肢近端进行性无力伴吞咽不适——多发性肌炎?

主诉

患者，女，30 岁，因“四肢近端进行性无力 3 个月”入院。

病史摘要

现病史:患者于2018年8月左右无明显诱因逐渐出现双上臂抬举困难,以左侧为重,后逐渐出现双下肢近端乏力,平躺无法抬头,休息后稍可缓解,否认发热、咳嗽、气促、腹泻、头痛、视物模糊等。追问病史,患者2018年5月左右双眼外眦处曾有红肿,后自行稍有好转,否认其余部位皮疹、破溃等,未予重视。就诊于外院,完善眼眶MRI提示双眶周软组织肿胀,双侧眼外肌增粗;甲状腺功能及抗体(—);ANA、ENA、RF、ASO、DNA(—);IgG 17 g/L↑,IgE 435 IU/ml↑;血常规、ESR、CRP(—);ALT 375 U/L↑,AST 292 U/L↑(未查CK)。予保肝等治疗,效果不佳。2018年10月26日查CK 7 200 U/L↑,LDH 914 U/L↑。完善肌电图示左侧肱二头肌、冈上肌、双侧三角肌可见神经源性异常,提示双上肢神经根性损害(C5、C6);神经传导速度(nerve conduction velocity, NCV)、F波未见异常。颈椎、头颅、上腹部MRI:未见异常。胸部CT增强:两肺未见活动性病变。浅表淋巴结超声提示:双侧腮腺、颌下、颈部、腋下、腹股沟淋巴结均未见明显肿大。病程中偶有吞咽不适,否认呛咳,二便正常。

既往史:多年前曾有关节肿痛,自诉为“类风湿性关节炎”,短期服用MTX(具体不详),症状好转自行停药。否认高血压病、糖尿病、冠心病等慢性病史,否认传染病史。

个人史:无不良嗜好,无手术、外伤、输血史。

家族史:否认家族类似病史。

体格检查:T 36.6℃,P 104次/分,R 21次/分,BP 117/71 mmHg。神清,精神可,双肺呼吸音清,未闻及明显干、湿啰音,心律齐,未闻及病理性杂音。腹软,无压痛、反跳痛、肌紧张。双侧眼睑无下垂,眼球活动可,视力粗测正常,伸舌居中。耸肩、转头有力,抬头困难,双上肢近端肌力Ⅲ级,双下肢近端肌力Ⅴ⁻级,四肢远端肌力Ⅴ级,蹲起17次后大腿酸痛明显。肌张力正常,四肢肌肉无压痛。肱二头肌、肱三头肌反射正常,膝腱反射正常,病理反射(—)。双下肢无水肿。

初步诊断:肌无力待查。

病例讨论

住院医师:

该病例的病例特点:①患者青年女性,亚急性病程。②临床特点主要为四肢近端对称性进行性肌无力,表现为双上臂抬举困难,左侧为重,后逐渐出现双下肢近端乏力,平躺无法抬头,休息后稍可缓解,伴吞咽不适。③辅助检查示血清CK明显升高。结合患者当前症状、化验结果及肌电图表现,首先考虑特发性炎症性肌病。患者为年轻女性,曾有可疑炎性关节痛,本次因四肢近端、头颈肌无力及高CK血症入院,伴有外眦可疑皮疹,需考虑肌炎可能。但患者起病后无发热,炎症指标、ANA、肺部CT等均阴性,肌电图提示神经源性异常为不支持点;应完善肌炎抗体谱等以明确诊断。此外,患者以四肢近端肌无力起病,症状波动,休息可缓解,需考虑重症肌无力可能;但MG肌电图表现为神经-肌接头病变,不伴有高肌酸激酶血症,为不支持点。可完善抗乙酰胆碱受体(acetylcholinereceptors, AchR)抗体等指标,必要时完善重复神经电刺激。因此,当前应完善肌炎抗体谱、抗AchR抗体、四肢肌肉MRI、肌肉活检,必要时复查肌电图、神经电刺激以明确诊断。

主治医师：

患者以四肢近端、头颈肌无力、吞咽不适，血清 CK 升高及曾有可疑炎性关节痛为其病例特点。鉴别诊断应考虑：①药物性肌无力：近年来，随着他汀类药物的广泛应用，部分患者出现肌肉疼痛和肌无力。研究发现部分患者发展为近端肌无力和严重肌肉萎缩。询问患者无服用此类药物史。②感染引起的肌无力：研究显示丙型肝炎病毒、人类免疫缺陷病毒感染患者的肌肉病理里可见大量肌肉坏死，少或无炎性细胞浸润。而本例患者筛查后无上述病毒感染。③甲状腺相关性肌病：主要累及近端肌群的肩、髋部肌群，部分累及远端肌群；肌无力为进行性，伴肌萎缩，尿肌酸排泄量增高。爬楼、蹲位起立甚至梳头困难，对新斯的明无效。甲状腺功能检查有助于鉴别诊断。而患者院外查甲状腺功能正常，暂不考虑此因素。综合考虑患者情况，进一步完善相关检验、检查，及时行肌肉 MRI、肌肉活检等检查。

主任医师：

患者有典型的四肢近端、头颈肌无力、吞咽不适等症状，实验室检查血清 CK 明显升高，结合患者曾有可疑炎性关节痛，考虑免疫相关性疾病可能性大。患者诊疗矛盾点主要在于：①院外肌电图不支持肌源性损害，建议入院后复查肌电图。②尚未完善肌炎抗体谱、肌肉活检检查。③目前已出现颈项肌肉受累(查体抬头肌力 2 级)，可疑球部肌肉受累(吞咽不适)，完善肺功能检查评估呼吸肌肉情况，建议活动期激素联合丙种球蛋白治疗，防呛咳。④患者既往可疑炎性关节痛，是一元论，还是二元论，应进一步完善免疫相关抗体，明确诊断。

后续诊疗经过

患者入院后检查如下。

常规及炎症指标：血尿常规(—)；CRP、ESR、铁蛋白(—)。

生化：K^+ 3.4 mmol/L；CK 8 146 U/L↑，ALT 286 U/L↑，AST 150 U/L↑，GGT 17.00 U/L，ALP 53 U/L，LDH 618 U/L↑，TBil 8.1 μmol/L；肾功能(—)；cTnI 0.0 ng/ml，BNP(—)。

免疫固定电泳、肿瘤指标(—)；感染指标(—)。

免疫指标：ANA(+)1∶320，核颗粒型+胞质颗粒型；ENA、DNA(—)，HLA-B27、ANCA、ACL、β_2-GP1、免疫球蛋白(—)；CCP 9.37 RU/ml↑，RF(—)；补体 C3 0.787 g/L↓、C4(—)；肌炎抗体 16 项(—)；抗 AchR、肌肉特异性激酶(muscle-specific kinase，MuSK)、肌联蛋白(Titin)、电压门控钙通道(voltage-gated calcium channel，VGCC)、低密度脂蛋白受体相关蛋白 4(low-density lipoprotein receptor-related protein 4，LRP4)抗体等重症肌无力相关抗体(—)。

双侧大腿 MRI：双侧大腿肌炎(图 24-1)。左上臂 MRI：左上臂肌炎，扫及左侧肩部及胸壁肌肉异常(图 24-2)。PET/CT：全身肌群弥漫性 FDG 代谢轻度增高，符合炎症性肌病表现。

肌电图：肌源性损害。

肺功能：吸气肌、呼气肌肌力减退，呼吸中枢驱动力增高，弥散正常。

质谱检测：排除遗传代谢性疾病。

肌肉活检(右侧小腿)病理：肌细胞中度大小不等，可见散在坏死和新生纤维，部分非坏死纤维肌膜上可见补体沉积(图 24-3)。

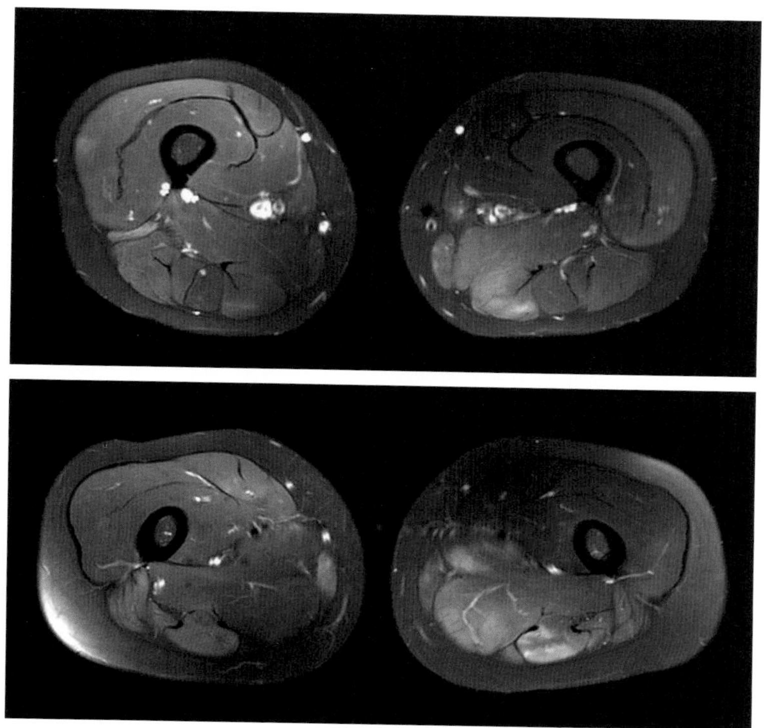

图 24－1 双侧大腿 MRI 影像

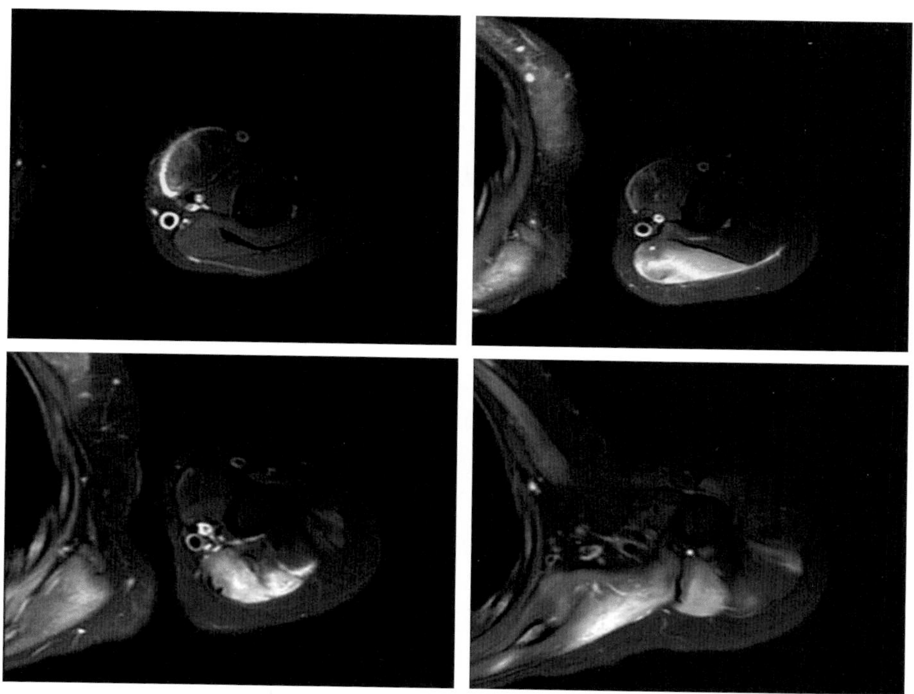

图 24－2 左上臂 MRI 影像

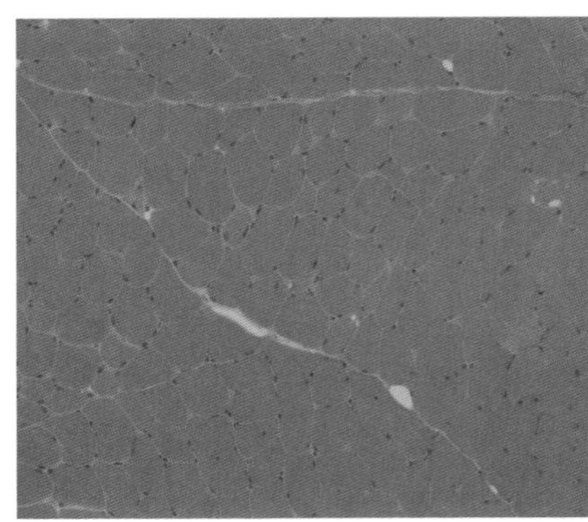
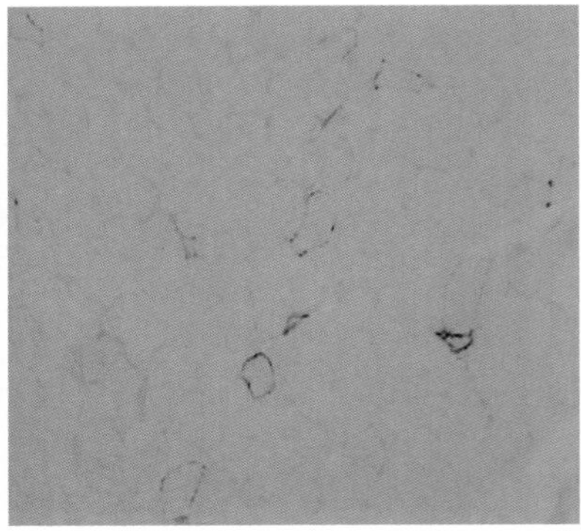

图 24-3 肌肉活检(右侧小腿)

进一步完善抗 3-羟基 3-甲基戊二酰辅酶 A 还原酶(3-hydroxy-3-methylglutaryl coenzyme A reductase, HMGCR)抗体(+)。

治疗:予以甲泼尼龙 80 mg ivgtt qd×11 d→甲泼尼龙 60 mg ivgtt qd×5 d+静脉丙种球蛋白 20 g qd ivgtt×5 d 治疗,后加用吗替麦考酚酯 0.5 g bid 治疗,复查 CK 1 771 U/L 较前下降。患者肌力未见进行性下降,无发热、咳嗽等不适。遂出院,口服泼尼松龙 12 片 qd+吗替麦考酚酯 0.5 g bid 治疗,门诊随访。

最终诊断

免疫介导坏死性肌病(immune-mediated necrotizing myopathies, IMNM)。

疾病诊疗过程总结

该患者青年女性,亚急性病程。临床特点主要为四肢近端对称性、进行性肌无力,表现为双上臂抬举困难,左侧为重,后逐渐出现双下肢近端乏力,平躺无法抬头,休息后稍可缓解,伴吞咽不适等。辅助检查示血清 CK 明显升高。进一步完善相关辅助检查,排除感染、肿瘤、药物等因素引起的肌病及重症肌无力、甲状腺相关性肌病,抗 HMGCR 抗体(+),肌炎抗体 16 项(-)。最终明确 IMNM 的诊断。

IMNM 是 2004 年欧洲神经肌肉中心(European Neuromuscular Centre, ENMC)提出的特发性炎症性肌病(idiopathic inflammatory myositis, IIM)中一种不同于多发性肌炎(polymyositis, PM)和皮肌炎(DM)的独立亚型。IMNM 亚急性或隐匿性起病,临床特点可与其他炎症性肌病类似,但有显著的 CK 升高和肌无力,首发累及球部、颈项肌肉较多;病理特征以肌组织中大量坏死肌细胞、少或无炎症细胞浸润为主要改变。为区别该类型在病理特征上与 PM 和 DM 的不同,将其定义为 IMNM。新的 ENMC 标准根据不同的自身抗体将其分为 3 种亚型:抗信号识别颗粒(signal recognition particle, SRP)抗体肌病、抗 HMGCR 抗体肌病和血清阴性的免疫介导坏死性肌病。提示抗体可能参与了 IMNM 的发病机制,且不同亚型可能具有不同发病机制。其中有研究显示抗 HMGCR 抗体阳性的患者皮疹的发生率更高;而抗 SRP 抗体阳性的患者合并 ILD、心脏受累的比例高;肌炎特异性抗体(MSA)阴性患者更易伴随其他结缔组织病出现,肌组织中浸润的炎性细胞的类型更多,分布更广泛。

诊疗启迪

(1)对患者进行全面而深入的病史询问及体格检查非常重要。

(2)青年女性,亚急性病程,主要表现为四肢近端对称性进行性肌无力,辅助检查示血清CK明显升高者,在没有证据证明某一疾病时,完善的实验室生化和肌炎抗体检查、影像学,甚至病理检查往往能给我们答案。

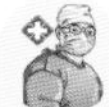

专家点评

1. 行业内知名专家点评

浙江大学医学院附属第二医院 薛静 主任医师

此例皮肌炎患者的临床表现中肌肉受累非常突出,表现为四肢近端及颈屈肌受累,伴有CK升高、肌肉MRI及肌活检异常,在除外药物、感染、甲状腺功能减退、代谢性肌病、横纹肌溶解等前提下,考虑炎性肌病诊断,患者同时合并眶周水肿,从临床分类亦可符合皮肌炎。本病例在诊断炎性肌病的过程中,做了全面细致的鉴别诊断工作,此临床思维流程非常必要,对最后确诊或减少肌病误诊至为重要。

肌病相关的特异性检查包括肌肉MRI、肌电图、肌肉病理、肌炎相关抗体谱等。本患者的诊治过程为大家全方位、多维度展示了肌炎的相关辅助检查及正确解读方法,并最终明确了IMNM的诊断,为进一步治疗打下良好基础,诊治过程非常值得学习。

2. 主任点评

上海交通大学医学院附属仁济医院 郭强 主任医师

2018年ENMC更新的炎症性肌病亚型分类,包括皮肌炎、免疫介导的坏死性肌炎、抗合成酶抗体综合征、包涵体肌炎、重叠和单纯多肌炎6种亚型。肌炎相关抗体成为分类的重要依据,抗HMGCR抗体、SRP抗体是IMNM两个主要的标记性抗体。IMNM独立成类不仅因为临床上肌损伤比较明显,而且病理上呈现有补体参与的肌纤维坏死,治疗上对激素、免疫抑制剂的需求也比较大。以前需病理检查才能确诊,现在只要肌损伤明确,有HMGCR或SRP抗体就可确诊,给临床诊疗增添了许多便利。大部分专家认为,IMNM只有在抗体阴性而临床仍怀疑时才需要通过肌肉病理检查来诊断。需要指出的是,HMGCR抗体见于他汀类药物使用和肿瘤患者,对此需要仔细排查。

(吕遐,扶琼)

参考文献

[1] HOOGENDIJK JE, AMATO AA, LECKY BR, et al. 119th ENMC international workshop: trial design in adult idiopathic inflammatory myopathies, with the exception of inclusion body myositis [J]. Neuromuscul Disord, 2004,14(5):337-345.

[2] PINAL-FERNANDEZ I, MAMMEN AL. Spectrum of immune-mediated necrotizing myopathies and their treatments [J]. Curr Opin Rheumatol, 2016,28(6):619-624.

[3] ALLENBACH Y, MAMMEN AL, BENVENISTE O, et al. 224th ENMC International

Workshop: Clinico-sero-pathological classification of immune-mediated necrotizing myopathies Zandvoort, The Netherlands, 14 - 16 October 2016[J]. Neuromuscul Disord, 2018,28(1):87 - 99.

病例25 反复眼干、口干,腹痛2周余——胃肠道血管炎?

主诉

患者,女,38岁,因“反复眼干、口干10年,腹痛2周余”入院。

病史摘要

现病史: 2007年患者无明显诱因下出现眼干、口干,并逐渐出现牙齿脱落,无光过敏,无口腔溃疡,无面部红斑,无脱发,无关节痛等。当时于我院查抗核抗体滴度1∶1280,抗SSA(+),抗SSB(+),U1RNP(+)。唇腺活检示:见大于10处淋巴灶。诊断为干燥综合征,予以泼尼松15 mg/d联合羟氯喹0.2 g/d口服控制病情,后泼尼松逐渐减为5 mg/d维持。2008年左右患者出现反复牙龈出血,查血常规:WBC 3.21×10^9/L, Hb 100 g/L, PLT (43~72)$\times10^9$/L,于瑞金医院就诊行骨穿示骨髓三系增生低下(具体报告不详),予以激素治疗(具体疗程、剂量不详),复查白细胞正常,血小板维持在70×10^9/L左右,后自行停药。入院前20天前患者无明显诱因下出现阵发性腹部隐痛,以左侧脐部为主,伴有恶心、呕吐,呕吐物为胃内容物,无发热、盗汗,无腹泻,无黏液脓血便,无血尿,无尿频、尿急、尿痛等。2017-08-14就诊于昆山市中医院,查抗核抗体(+),抗SSA及SSB(+), dsDNA定量25.6 IU/L,补体C3 0.57 g/L,补体C4 0.08 g/L, RF 392 kIU/L;血常规:WBC 3.2×10^9/L, HB 98 g/L, PLT 90×10^9/L, CRP 0.5 mg/L, PCT 0.07 μg/ml;肝、肾功能+出凝血系列+淀粉酶大致正常;腹部B超:双肾结石,余无异常;胃镜:胆汁反流性胃炎;胸部CT:右肺上叶小结节影,右肺中叶斑片模糊影。双侧胸膜增厚粘连;全腹CT:左肾小囊肿,双肾小结石,少量盆腔积液,予抑酸、维持水电平衡等处理,但患者腹痛症状无明显缓解。2017-08-17患者出院后为进一步治疗就诊我科急诊,患者诉进食后腹痛加重,查血常规:WBC 4.61×10^9/L, HB 107 g/L, PLT 85×10^9/L,肝肾功能+CRP:正常,电解质:K^+ 2.5 mmol/L, Cl^- 121 mmol/L, Na^+ 131 mmol/L,静脉血气:pH 7.336, HCO_3^- 11.8 mmol/L,予禁食,甲泼尼龙80 mg qd静滴,左氧氟沙星片0.5qd抗炎,患者腹痛症状较前稍好转,为进一步治疗收住我科。患者自发病以来,精神萎,胃纳差,睡眠尚可,两便正常,体重1个月内下降2 kg。

入院后仍有腹痛,继续予以禁食。

常规检验:血常规:WBC 4.63×10^9/L, Hb 106 g/L↓, PLT 75×10^9/L↓; CRP 0.6 mg/L; ESR 27 mm/h↑; PCT 0.12 ng/ml;尿常规:pH 8.0红细胞10.0个/μl↑;出凝血系列、肝肾功能:大致正常;血气分析:pH 7.336↓,碳酸氢根浓度11.8 mmol/L↓;电解质:钾2.5 mmol/L↓↓,钠139.0 mmol/L,氯121 mmol/L↑↑,钙1.99 mmol/L↓,磷0.87 mmol/L↓;D-二聚体0.50 μg/ml;淀粉酶286 U/L↑。

免疫相关指标:抗核抗体组合:核颗粒型1∶1280↑,抗Sm(-),抗U1RNP(+),抗SSA-

Ro52(+),抗 SSA-Ro60(+),抗 SSB/La(-),抗 Jo-1(-),抗 Scl-70(-),抗核糖体 P-蛋白抗体(-),抗组蛋白抗体(-),抗着丝点蛋白 B 抗体(-),抗 PM-ScI 抗体(-),抗增殖细胞核抗原抗体(-),抗线粒体-M2 型抗体(-),抗 dsDNA(-),抗核小体抗体(-),抗心磷脂抗体(-)。免疫球蛋白:IgG 22.30 g/L↑,IgA 5.32 g/L↑,IgM 1.41 g/L,IgG4 0.124 g/L;血液补体组合:补体 C3 0.769 g/L↓,补体 C4 0.078 g/L↓;类风湿因子 36.70 IU/ml↑。

感染相关指标:隐球菌乳胶凝集试验阴性;(1,3)-β-D-葡聚糖 194.0 pg/ml(+);内毒素鲎试验:革兰阴性脂多糖 0.051 EU/ml;血培养:阴性。其他指标:乙肝+丙肝+戊肝+T-SPOT+HIV+梅毒阴性;甲状腺功能未见异常;肿瘤指标阴性。

影像学检查。腹部 B 超:双肾多发结石及结晶;双侧输尿管、膀胱目前未见明显异常;肝脏、胆囊、胰腺、脾脏目前未见明显异常;妇科 B 超:子宫肌腺病;后穹隆积液;肠镜:结肠炎;横结肠息肉;上、下腹部 CT 平扫:双肾小结石,左肾小囊肿可能;脾脏增大;盆腔少量积液(图 25-1);上、下腹部平扫增强 CT:①双肾肿胀伴结石,结石以肾乳头区域分布为主,考虑肾髓质钙盐沉积;②脾脏增大;③盆腔少量积液(图 25-2)。

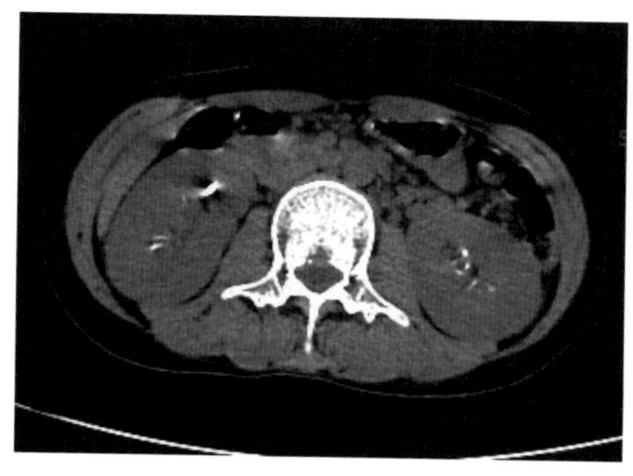

图 25-1 腹部 CT 平扫

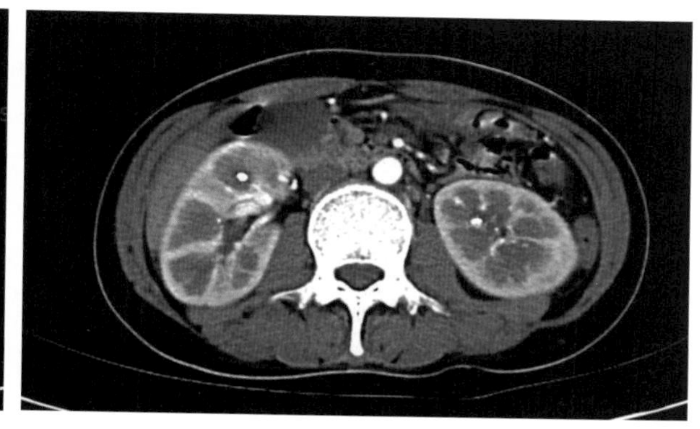

图 25-2 腹部 CT 增强

既往史:否认高血压、糖尿病病史,否认乙肝、结核病史。

个人史:否认烟酒史。

手术史:8 年前行肾输尿管结石碎石术。

家族史:否认遗传病史。

体格检查:T 36.5℃,P 80 次/分,R 16 次/分,BP 100/59 mmHg,神志清,精神萎,猖獗齿,未及肿大淋巴结,颈软,气管居中,颈静脉无怒张。双肺呼吸音清,未及明显干、湿啰音,心率 80 次/分,律齐,各瓣膜区未及病理性杂音,腹软,左中腹部压痛及反跳痛阳性,左侧肾区叩击痛阳性,肝、脾肋下未及,双下肢轻度水肿。

初步诊断:干燥综合征,肾小管酸中毒,腹痛待查:双肾结石,胃肠道血管炎可能。

病例讨论

住院医师:

总结该病例的病例特点:①中年女性,病程长达 10 年,发病前 2 年曾积极治疗过,后来自行停药,此次发病是因为腹痛 2 周入院。②原发病发面:长期口干、眼干,体检发现猖獗齿典型，抗核抗体、抗 SSA 抗体均阳性，唇腺活检可见大于 10 处淋巴灶，同时有高免疫球蛋白血症，干燥综合征诊断明确。③并发症方面：患者 10 年前出现血小板减少，骨穿病理提示血液系统原发疾病证据不足，且对激素有效，考虑原发病累及血液系统。④入院后检验提示低钾高氯性代谢性酸中毒、低血钙、低血磷，治疗上禁食同时予营养、补液支持，积极纠正电解质，稳定内环境，但多次复查仍然提示难以纠正的低钾高氯性代酸，尿常规提示碱性尿。⑤腹痛特点为阵发性隐痛，进食后加剧，影像学提示双肾肿胀伴结石，请泌尿外科会诊，认为腹痛特点与泌尿系结石发作不符合，患者目前腹痛原因仍不明了。

主治医师：

患者原发病诊断明确，为干燥综合征合并肾小管酸中毒，腹痛原因未明。目前治疗上继续禁食，甲泼尼龙 80 mg 控制原发病，亚胺培南西司他丁加去甲万古霉素抗感染，同时予质子泵抑制剂抑酸、护胃，生长抑素抑制胰酶，氯化钾补钾，碳酸氢钠纠酸，以及营养支持等综合治疗。但是入院后 1 周尽管治疗积极，腹痛仍不能缓解。分析腹痛可能原因：①原发病累及消化系统，表现为高球蛋白性、免疫复合物沉积性血管炎，而目前影像学未见明显肠道水肿，未见明显缺血坏死/血管栓塞，而且甲泼尼龙 1 mg/kg 已有 7 天，未见明显缓解，故血管炎依据不足。②感染：患者腹痛伴有呕吐，曾在外院服用左氧氟沙星片，腹痛略有缓解。入院予亚胺培南西司他丁＋去甲万古霉素经验性积极抗感染，覆盖了大部分阴性菌、阳性菌以及厌氧菌，但是目前确实找不到病原学依据，而且感染相关指标 CRP 等也未见明显升高，所以感染依据也不足。③急腹症：根据病史以及腹痛特点，再结合影像学表现，我们也请过普外科、泌尿外科会诊，目前常见的胰腺炎、胃肠道穿孔以及其他急腹症缺少依据，当然胃肠道肿瘤依据也不足。④心因性：追问病史，患者夫妻关系不好，长期比较抑郁，是否可能存在其他精神因素？但是患者确实存在左中腹部压痛阳性，有腹部体征，不考虑心因性因素。

主任医师：

干燥综合征是全身性自身免疫病，临床上以口干、眼干为主要表现，病理上体现在唾液腺、泪腺淋巴细胞浸润破坏。腺体外的系统如消化道、呼吸道、泌尿道、神经、肌肉、关节等亦可累及。干燥综合征引起肾脏损害较为常见，以肾小管间质损害为主，损害部位以远端肾小管最多见，临床表现为尿浓缩功能减退，肾小管酸中毒。对于消化系统累及，临床表现多种多样，但无明显特征性，一般认为是由淋巴细胞浸润黏膜与上皮细胞，使得胃肠、肝、胰的外分泌功能受损引起。这个病例我们可以从中看到典型的干燥综合征合并肾小管酸中毒，表现为碱性尿、低钙血症、低磷血症，还有低钾高氯性代谢性酸中毒。腹痛以左侧脐部为主，肠鸣音听诊较弱，腹部影像学提示双肾肿胀伴结石，结石以肾乳头区域分布为主，考虑肾髓质钙盐沉积，符合海绵肾的影像学表现。海绵肾可以合并肾小管功能障碍，其原因是远曲肾小管和集合管泌氢能力下降或分泌的氢离子回渗入血，导致氢潴留引起酸中毒；肾脏水、钠、钾、钙、磷排泄增多，最显著表现低钾、低钙血症。而髓质海绵肾因集合管扩张、迂曲、尿道引流不畅，导致该处

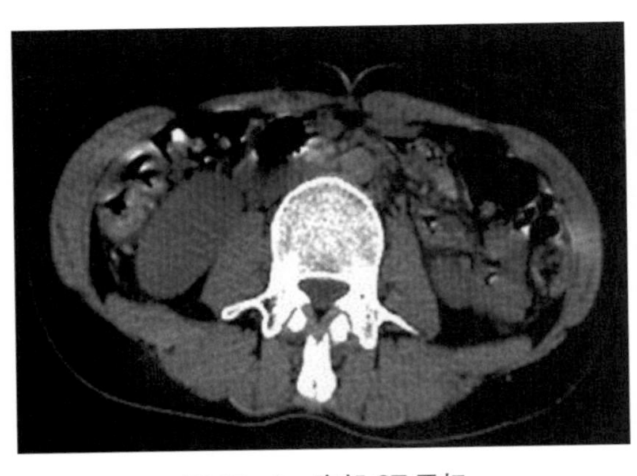

图 25－3　腹部 CT 平扫

尿中成石物质浓度升高，集合管内可形成海绵肾结石。我们再仔细阅读腹部 CT 以及肠镜，其实可以发现较多粪块和积气（图 25-3），几乎全肠道都扩张。目前使用足量激素、联合抗感染已 1 周，我们也积极静脉补钾，钾仍未纠正到正常水平，我们现在需要思考的是腹痛和原发病是否有关系。我认为从一元论角度来说，二者还是有密切联系的。

后续诊疗经过

患者静脉补充氯化钾，血钾仍难以纠正，更换治疗药物，予以枸橼酸钾补钾，同时去除梗阻因素，包括通便、灌肠，保持大便通畅；入院后第 8 天，腹痛缓解，进食后无腹痛，复查静脉血气、血钾等逐步恢复正常。腹痛原因还是考虑由低钾引起的肠麻痹，导致肠腔粪块沉积、积气。一旦血钾恢复，保持肠道通畅，使得肠道蠕动恢复，腹痛则逐渐缓解。

最终诊断

干燥综合征，肾小管酸中毒，海绵肾，低钾麻痹性肠梗阻。

疾病诊疗过程总结

该患者干燥综合征病程长达 10 年，此次入院以腹痛为主要表现，在足量激素、抗生素治疗后仍有腹痛。患者合并肾小管酸中毒和髓质海绵肾，有显著的低钾血症、低钙血症、低磷血症、反常性碱性尿等，低钾血症较为顽固，腹部影像学和肠镜看到肠道全段扩张，所以考虑低钾肠麻痹性肠梗阻引起肠腔粪块沉积、积气，导致腹痛。治疗上予以灌肠、通便，更换枸橼酸钾补钾后，腹痛逐渐缓解。

诊疗启迪

（1）干燥综合征相关的腹痛，如果合并低钾，需想到低钾麻痹性肠梗阻的可能。

（2）麻痹性肠梗阻可有不同程度腹痛，听诊肠鸣音较弱，与机械性肠梗阻不同，后者听诊肠鸣音多亢进或高调，有金属音。

（3）积极纠正电解质紊乱，是治疗的重点之一。

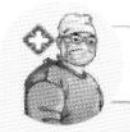

专家点评

1. 行业内知名专家点评

浙江大学医学院附属第二医院 薛静 主任医师

本患者主要临床表现符合麻痹性肠梗阻（进食后腹痛、腹胀），影像学表现（肠管明显扩张等）也给予支持。麻痹性肠梗阻的病因主要包括：代谢性、感染性、神经性、药物性等。结合患者干燥综合征病史，合并肾小管酸中毒和髓质海绵肾，有显著的低钾血症、低钙血症、低磷血症、反常性碱性尿等，从一元论角度，考虑原发病干燥综合征合并肾小管酸中毒继发代谢性因素（低钾血症）导致麻痹性肠梗阻，诊断丝丝入扣，严谨求实。

干燥综合征是全身性自身免疫病，继发肾小管间质损害是该病的重要系统表现之一。肾小管间质受累表现为远曲肾小管和集合管泌氢能力下降或泌的氢回渗入血，导致氢潴留，引起远端肾小管性酸中毒（distal renal tubular acidosis，DRTA）；同时尿 NH_4^+

及可滴定酸排出减少导致高氯性代谢性酸中毒，因此临床常见低钾血症、低钙血症、低钠血症、碱性尿液等表现，本患者均符合。治疗上首先需要考虑对症治疗，如禁食、补液，积极补充枸橼酸钾纠正酸中毒，再评估干燥综合征病情是否活动，经个体化评估后再决定是否给予激素及免疫抑制剂针对原发病治疗。本例患者诊治过程从除外感染、聚焦原发病、寻找并发症、推演疾病过程、精准治疗等方面，均为干燥综合征的全面管理和连续规范诊治提供了很好的范例。

2. 主任点评

上海交通大学医学院附属仁济医院 范维 副主任医师

原发性干燥综合征肾脏损害临床表现差异很大，轻者可无症状，重者可表现为肾衰竭，其损伤部位以远端肾小管最为多见且突出，占到肾损伤的90%左右。在治疗上积极治疗原发疾病，同时纠正酸中毒和低钾血症，长期口服枸橼酸钾或枸橼酸钠。

（叶延，范维，张巍）

病例26 难治性免疫性血小板减少合并感染——治疗的选择

主诉

患者，女，47岁，因“反复牙龈出血12年，再发伴咳嗽、咳痰2周”入院。

病史摘要

现病史：患者于12年前无明显诱因出现牙龈出血，伴皮肤瘀点、瘀斑，发热，乏力，在当地医院就诊，查WBC 4.3×10^9/L，Hb 32.5 g/L，PLT 9×10^9/L；抗核抗体1∶320，抗dsDNA阳性，补体C3 0.49 g/L，补体C4 0.05 g/L；Coombs试验阳性。诊断为系统性红斑狼疮、血小板减少、自身免疫性溶血性贫血，自诉给予泼尼松60 mg qd、丙种球蛋白静滴、硫唑嘌呤50 mg qd、硫酸羟氯喹片0.2 g qd等治疗，复查Hb 78 g/L，血小板升至51×10^9/L，泼尼松逐渐减量至10 mg qd，血小板维持在(20～30)×10^9/L。

2个月前因牙龈出血4天在另一家三甲医院住院，查PLT 14×10^9/L，入院后给予甲泼尼龙500 mg×7 d，丙种球蛋白20 g qd×5 d，环孢素100 mg bid+硫唑嘌呤50 mg qd控制原发病，复查血小板升至36×10^9/L，后激素改为泼尼松50 mg qd/d，予以出院。1个月前因复查血小板仍偏低(具体数值不详)，在门诊停用环孢素，改他克莫司2 mg bid口服。

2周前因再次出现牙龈出血、皮肤瘀点瘀斑，伴咳嗽、咳黄痰，再次于上述医院住院，复查PLT 9×10^9/L，测巨细胞病毒抗体IgM阳性，予丙种球蛋白20 g×3 d，甲泼尼龙1 g×3 d冲击治疗，同时予抗巨细胞病毒治疗等，1周后复查血小板仍低(10×10^9/L)，仍有牙龈及皮肤黏膜出血，伴有咳嗽、咳痰症状。因疗效欠佳至我院门诊就诊并收住我科病房。入院时治疗方案：泼尼松25 mg bid，他克莫司2 mg bid，硫唑嘌呤50 mg bid。患者自起病以来，精神可，胃纳可，二便如常，睡眠、饮食尚可，体重无明显变化。

辅助检查：血常规：WBC 9.52×10^9/L，N% 95.1%，Hb 110 g/L，PLT 19×10^9/L；尿常规：尿蛋白阴性；24 小时尿总蛋白 77.7 mg；出凝血未见明显异常。

血生化：总蛋白 57.7 g/L，白蛋白 26.5 g/L，球蛋白 31.2 g/L，ALT 81 U/L，AST 27 U/L，Scr 35.0 μmol/L，肌酸激酶 66 U/L，TC 5.53 mmol/L，TG 1.01 mmol/L，LDL－C 2.95 mmol/L，葡萄糖 6.0 mmol/L。

CRP15.6 mg/L；ESR 78 mm/h；免疫球蛋白＋补体组合：IgG 18.10 g/L，IgA 1.24 g/L，IgM 1.48 g/L，补体 C3 0.830 g/L，补体 C4 0.172 g/L。

抗核抗体组合：ANA 1∶80 均质型，余 ENA 均阴性；抗 dsDNA 18.11 IU/ml；Coombs 试验阴性；狼疮抗凝物组合：标准化狼疮比值 1.16TR；抗心磷脂抗体＋抗 beta2 抗体组合：阴性。

降钙素原 0.07 ng/ml；巨细胞病毒－IgG 抗体 149 U/ml(＋)，巨细胞病毒－IgM 抗体 77 U/ml(＋)；EB 病毒 DNA、巨细胞病毒 DNA、G 试验、GM 试验、TRUST、结核菌涂片、T－SPOT 均阴性；痰培养：烟曲霉复合体生长(＋)。

胸部 HRCT：右肺多发形态不规则结节样病变，左肺多发条带状渗出；心包少量积液。心电图：正常心电图；心脏彩超：左室壁增厚，少量心包积液。

既往史：高血压病史 1 年余，最高血压 150/90 mmHg，间断服用苯磺酸氨氯地平、贝那普利降血压，未监测血压。1 周前因头部摔伤出现右侧眼眶及耳后瘀斑，查头颅 CT 未见明显异常。无糖尿病、冠心病、慢阻肺及肾脏疾病史。

个人史：无不良嗜好。否认手术、输血史。

家族史：否认家族遗传病史及类似病史。

体格检查：T 36℃，P 78 次/分，R 21 次/分，BP 119/80 mmHg。神志清，精神尚可。右侧眼眶、颈部及双下肢散在瘀斑，压之不褪色。颜面无皮疹，口腔无溃疡，浅表淋巴结未及肿大。双肺呼吸音稍粗，左下肺闻及少许细湿啰音。心率 78 次/分，心律齐，未闻及杂音。腹软，无压痛、反跳痛，肝、脾肋下未及，肠鸣音活跃。四肢关节无肿胀、压痛、畸形，双下肢无水肿。病理征未引出。

初步诊断：系统性红斑狼疮，血小板减少；肺部感染(烟曲霉)；高血压病 1 级，中危组。

病例讨论

住院医师：

该病例为中年女性，以反复皮肤黏膜出血、血小板减少为主要临床表现，伴抗核抗体、抗 dsDNA 阳性，补体 C3、C4 下降，系统性红斑狼疮(SLE)诊断明确，血小板减少首先考虑 SLE 相关。SLE 相关血小板减少的原因包括免疫性血小板减少、血栓性血小板减少、抗磷脂综合征、药物性血小板减少等。其中，免疫性血小板减少是导致 SLE 患者血小板减少的主要原因，而抗血小板抗体是引起血小板减少的最主要因素。自身抗体可通过与血小板结合激活 Fcγ 受体，导致血小板在脾脏或肝脏中被破坏，也可通过抑制巨核细胞功能而抑制血小板生成。T 细胞异常特别是辅助性 T 细胞(Th)向 Th1 和 Th17 分化增加，而分化成为调节性 T 细胞(Treg)细胞的数量减少，Treg 功能减弱亦被认为是参与该病的重要原因。该例患者血小板减少，伴有心包积液、低补体和 dsDNA 升高，SLE 病情活动，经大剂量激素冲击、丙种球蛋白和免疫抑制剂治疗血小板仍低，为难治性血小板减少，必要时可完善骨髓穿刺检查进一步排除其他血液系统疾病所致血小板减少症。

主治医师：

免疫性血小板减少是导致SLE患者血小板下降的主要原因。其具体发病机制仍未完全明确。传统观点认为，抗血小板抗体是导致血小板减少的主要因素。根据病史，患者SLE血小板减少诊断明确。2019年EULAR推荐SLE相关血小板减少(PLT$<30\times10^9$/L)的一线治疗措施主要包括中大剂量糖皮质激素联合免疫抑制剂如霉酚酸酯、硫唑嘌呤、钙调磷酸酶抑制剂等；起始治疗推荐采用糖皮质激素冲击，推荐丙种球蛋白用于急性期、有活动性出血或出血倾向的患者，推荐利妥昔单抗或环磷酰胺用于对糖皮质激素治疗无效或复发的患者。以上治疗无效时，还可考虑使用血小板生成素受体激动剂或脾切除术。该例患者大剂量激素冲击、丙种球蛋白以及免疫抑制剂包括环孢素、他克莫司、硫唑嘌呤等均治疗无效，为难治性血小板减少，可供选择的后续治疗方案包括利妥昔单抗、血小板生成素受体激动剂以及脾切除术等。但患者同时合并肺曲霉菌感染，需积极抗感染治疗，而在选择上述治疗方案时，亦需考虑药物治疗是否会加重肺部感染的可能。

主任医师：

患者为SLE相关难治性血小板减少合并肺曲霉菌感染，入院后查血小板$<20\times10^9$/L，有自发性出血风险，需积极治疗。但患者激素、丙种球蛋白及钙调磷酸酶抑制剂、硫唑嘌呤等治疗均无效，而利妥昔单抗、环磷酰胺及脾切除术等均有导致肺部感染进一步加重、扩散的可能。艾曲波帕、罗米司亭为血小板生成素受体激动剂(TPO-RAs)，已被FDA批准用于慢性、难治性免疫性血小板减少的临床治疗。TPO-RAs通过非免疫抑制作用促进血小板生成，避免了感染风险。随着TPO-RAs的临床研究逐渐增多，其在ITP治疗中的地位也日渐升高，一个由德国、奥地利和荷兰研究人员组成的工作组于2018年发表的指南建议将TPO-RAs作为糖皮质激素治疗失败的ITP患者的二线治疗药物，而利妥昔单抗仅作为激素和TPO-RAs治疗失败后的三线治疗选择。TPO-RAs通常于治疗1～2周后开始起效。研究发现，对既往至少经历1种治疗方法失败的慢性ITP患者，70%～95%在TPO-RAs初始治疗后血小板计数增加，40%～60%在长期治疗时持久有效。该例患者为慢性难治性血小板减少合并肺曲霉菌感染，在积极抗感染的同时，TPO-RAs是其最优选择。但注意TPO-RAs需长期使用，根据血小板计数调整剂量。同时需注意有无药物不良反应如骨髓纤维化(发生率$<10\%$，停药后具有可逆性)、动静脉血栓、肝酶升高以及胃肠道不适等。

后续诊疗经过

住院期间完善骨髓穿刺活检，结果提示巨核系增生，产板巨少见，巨核细胞成熟障碍。

入院后予甲泼尼龙40 mg静滴×8 d后改泼尼松龙40 mg qd口服联合硫酸羟氯喹片0.2 g qd治疗原发病，艾曲波帕25 mg qd升血小板，先后予卡泊芬净、伏立康唑抗真菌，头孢曲松+左氧氟沙星抗细菌，更昔洛韦抗病毒，辅以护胃、护肝、补钙等对症支持治疗，咳嗽、咳痰消失，复查肺部CT好转，艾曲波帕治疗1周后血小板上升至44×10^9/L，2周后升至63×10^9/L。出院1个月后复查血小板升至正常，于门诊规律随访。

最终诊断

系统性红斑狼疮，血小板减少；肺部感染；高血压病1级，中危组。

疾病诊疗过程总结

该患者以难治性血小板减少为主要临床表现，ANA、dsDNA 阳性，补体 C3 下降，骨穿提示巨核成熟障碍，SLE、血小板减少诊断明确。患者合并肺部曲霉感染，免疫抑制剂治疗存在较大风险，在此背景下，血小板生成素受体激动剂是其最优选择。通过给予口服艾曲波帕后患者血小板逐渐升至正常，表明其具有良好的治疗效果。

诊疗启迪

（1）TPO－RAs 可作为结缔组织病相关难治性 ITP 的有效治疗手段，特别是同时合并感染或对其他免疫抑制治疗有禁忌证的患者。

（2）仍需更大规模、更长时间的多中心临床研究来明确 TPO－RAs 在结缔组织病相关难治性 ITP 中的长期疗效、安全性、是否可以停药以及最佳停药时间。

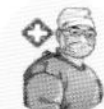

专家点评

1. 行业内知名专家点评

上海交通大学医学院附属上海儿童医学中心 周纬 主任医师

患者以牙龈出血、皮肤瘀斑、发热和乏力发病，多种自身抗体阳性和补体降低，SLE 诊断明确。经过多种免疫抑制剂治疗，血小板依然持续低于 $20\times10^9/L$，疾病过程中还出现肺部曲霉感染，存在原发病治疗和感染治疗的矛盾状态，在给予血小板生成素受体激动剂艾曲波帕治疗后，患者血小板逐渐升至正常，为今后此类患者的治疗提供了好的经验。

2. 主任点评

上海交通大学医学院附属仁济医院 扶琼 副主任医师

在 ITP 的治疗中，TPO－RAs 已经越来越被认可，在指南中的地位也相应增高，目前已经被推荐作为糖皮质激素治疗失败的 ITP 患者的二线治疗药物。在结缔组织病相关的血小板减少(CTD－ILD)中，TPO－RAs 的地位尚未获得大规模临床研究的评价，但不失为一个合理的治疗选择。值得注意的是，对于合并抗磷脂抗体的患者，如何使用 TPO－RAs 类药物，最大限度地改善血小板减少又规避血栓的风险；在 CTD－ILD 中 TPO－RAs 类药物的治疗疗效、安全性、治疗时机的把握以及和免疫抑制治疗的关系，仍然需要更多临床研究阐明。

（吴春梅）

参考文献

[1] MATZDORFF A, MEYER O, OSTERMANN H, et al. Immune thrombocytopenia-current diagnostics and therapy: recommendations of a joint working group of DGHO, ÖGHO, SGH, GPOH, and DGTI [J]. Oncol Res Treat, 2018,41 Suppl 5:1－30.

[2] FANOURIAKIS A, KOSTOPOULOU M, ALUNNO A, et al. 2019 update of the EULAR

recommendations for the management of systemic lupus erythematosus [J]. Ann Rheum Dis, 2019,78(6):736-745.

[3] COOPER N, GHANIMA W. Immune thrombocytopenia [J]. N Engl J Med, 2019,381(10):945-955.

病例27 头痛、颅高压——狼疮性脑病还是抗磷脂综合征?

主诉

患者,女,17岁,因"脱发1年余,头痛1个月,加重1周"入院。

病史摘要

现病史:患者1年余前无明显诱因出现脱发,伴反复口腔溃疡、颜面水肿,无皮疹、光过敏、关节肿痛等不适,未予重视。半年前曾有轻微头痛,当地予"止痛"治疗,数日后头痛自行缓解。1个月前再次出现头痛,当地医院查颅脑+颈椎MRI示右侧半卵圆中心小点状缺血灶,右侧筛窦炎症,$C_4 \sim C_5$、$C_5 \sim C_6$椎间盘轻度突出,予止痛药治疗后头痛减轻。

1周前,患者再次出现头痛,伴头晕,呈持续性,劳累后加重,头痛严重时伴恶心、呕吐。至当地人民医院肾内科住院,测血压145/71 mmHg,血常规:Hb 70 g/L,肝肾功能、尿常规、头颅+胸部CT未见明显异常,予甘露醇降颅压,以及护胃等治疗,头痛未缓解。3天前于外院医院门诊就诊,查血常规:Hb 74 g/L;尿常规:蛋白(±);ESR 114 mm/h;免疫球蛋白:IgG 19.04 g/L, IgA 4.97 g/L, IgM 4.64 g/L;补体:C3 0.36 g/L,补体C4<0.06 g/L,总补体15 U/ml;抗核抗体谱:ANA阳性,抗RNP抗体(±),抗SSA抗体(+),抗核糖体P蛋白抗体(±);抗dsDNA 210.5 IU/ml,抗心磷脂抗体40.1 RU/ml,抗β_2-糖蛋白抗体>200;c-ANCA(+);肝肾功能、血脂、CRP、ASO、RF、抗CCP抗体无异常;脑电图:不正常脑电图,全导θ频段慢波散在或阵发性发放增加。至我院门诊就诊并收住入院。患者自起病以来,精神可,胃纳较差,二便如常,睡眠尚可,饮食未见异常,体重无明显变化。

既往史:否认高血压、冠心病、糖尿病、慢阻肺及肾脏疾病史,否认肝炎、结核史。否认手术、输血史、药物过敏史。

个人史:无不良嗜好。

婚育史:未婚未育。

家族史:否认家族遗传病史及类似病史。

体格检查:T 36.8℃, P 78次/分,R 18次/分,BP 128/76 mmHg。神志清,精神可。双眼睑水肿,颜面无皮疹,口腔无溃疡,浅表淋巴结未及肿大。双肺呼吸音清,未闻及干、湿啰音。心律齐,未闻及杂音。腹软,无压痛、反跳痛,肝、脾肋下未及,肠鸣音活跃。四肢关节无肿胀、压痛、畸形,双下肢无水肿。颈稍抗,病理征未引出。

初步诊断:系统性红斑狼疮,抗磷脂综合征?

入院后完善辅助检查：

血常规：WBC 3.24×10^9/L，N% 85.1%，Hb 74 g/L，PLT 100×10^9/L。尿常规：尿蛋白(＋)；24 h 尿蛋白定量 400 mg；网织红细胞比率 0.94%。出凝血＋D－二聚体、FDP：D－二聚体 0.59DDU μg/ml。

血生化：白蛋白 31.0 g/L，余大致正常。

CRP 0.5 mg/L，ESR 91 mm/h，PCT 0.04 ng/ml。T－SPOT、EBV－DNA＋CMV－DNA、乳胶凝集试验、血培养：均阴性。

血液免疫球蛋白组合＋血液补体组合：IgG 19.60 g/L，IgA 5.24 g/L，IgM 3.90 g/L，CH50 13.80 U/ml，补体 C3 0.328 g/L，补体 C4 0.025 g/L；抗 dsDNA＞100.00 IU/ml；抗核抗体组合＋抗心磷脂抗体：ANA 1∶1 280 核颗粒型，抗核小体抗体 1.22，抗 SSA－Ro52、抗 SSA－Ro60(±)。

抗心磷脂抗体 IgA 41.64APL/ml，抗心磷脂抗体 IgM 15.14MPL/ml，抗心磷脂抗体 IgG 11.56GPL/ml；抗 beta2 抗体组合：IgG－Beta2GP1 抗体 1.05，IgM－Beta2GP1 抗体 2.94；狼疮抗凝物质检查组合：标准化狼疮比值 1.57TR(参考值 0.89～1.11TR)。

Coombs 试验阳性；RF＋抗 CCP、ANCA、免疫固定电泳、冷球蛋白、肿瘤标志物阴性。入院当日完善腰椎穿刺，测脑脊液压力＞320 mmH_2O；脑脊液常规：潘氏试验阳性，WBC 2×10^6/L；脑脊液生化：脑脊液蛋白定性(＋＋)，蛋白定量 1 556.6 mg/L，氯化物 123.0 mmol/L，糖定量 2.90 mmol/L，腺苷脱氨酶 4 U/L，乳酸脱氢酶 30 U/L；脑脊液免疫球蛋白＋白蛋白：脑脊液 IgA 19.00 mg/L，脑脊液 IgM 2.02 mg/L，脑脊液 IgG 384.00 mg/L，脑脊液白蛋白 878.00 mg/L；脑脊液新型隐球菌未发现，细菌(涂片)未找到，真菌(涂片)未找到，抗酸杆菌阴性，脑脊液隐球菌乳胶凝集试验阴性，细菌、真菌培养未生长。

头颅 MRI＋DWI、头颅 MRV、头颅 MRA：左侧横窦内偏陈旧血栓需考虑(图 27－1)；双侧脑室旁少许斑点状异常信号灶，可能与 SLE 相关，请结合临床随访；头颅 MRA 扫描未见明显异常；双侧颞部头皮下多发结节状异常信号灶，请结合临床；颈动脉、椎动脉、颈静脉 B 超：未见明显异常；眼科会诊：视盘轻度水肿。

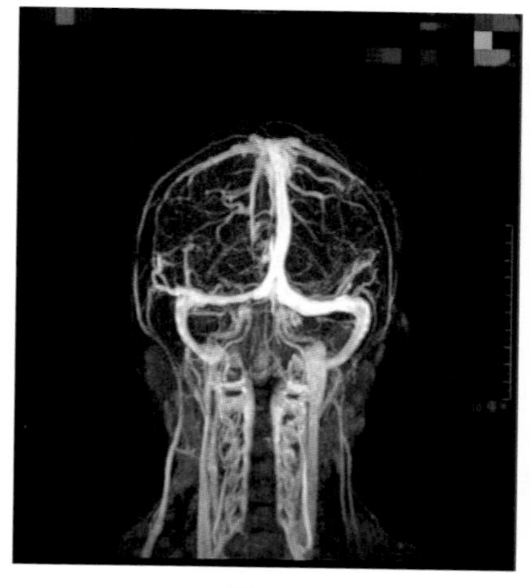
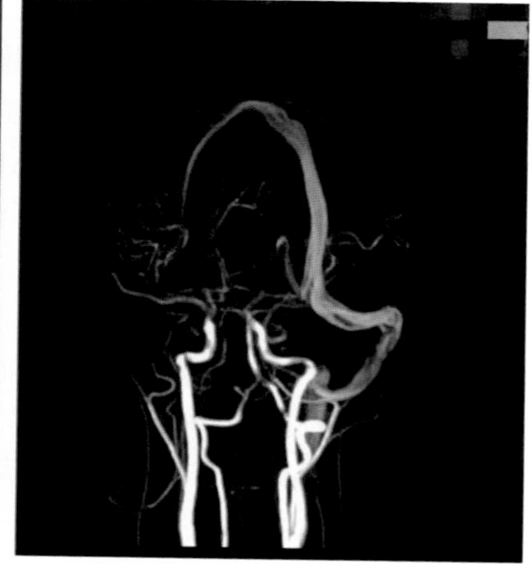

图 27－1　头颅 MRV 示左侧横窦内偏陈旧血栓

病例讨论

住院医师：

该病例为青少年女性，以反复头痛、脱发、口腔溃疡为主要临床表现，入院后完善检查示ANA、dsDNA阳性，补体下降，自身免疫性溶血性贫血，狼疮抗凝物、抗Beta2GP1抗体阳性，抗心磷脂抗体大于40RU/ml，头颅MRV提示左横窦血栓，根据2006年悉尼国际抗磷脂综合征(APS)会议修订的分类标准以及2009年SLICC修订的ACR系统性红斑狼疮(SLE)分类标准，SLE、APS、颅内静脉窦血栓形成(cerebral venous sinus thrombosis, CVST)(左横窦血栓形成)、自身免疫性溶血性贫血诊断成立。其CVST病因首先考虑SLE及抗磷脂综合征所致。尚需排除容易并发CVST的其他可能病因如口服避孕药、妊娠以及恶性肿瘤、头面部外伤、感染等，以及排除引起头痛的其他病因如神经精神狼疮、颅内感染、肿瘤、脑血管病等，该患者无上述临床表现及相关实验室诊断依据，暂不考虑上述因素所致CVST及头痛。

主治医师：

根据患者病史和相关辅助检查，SLE、APS、CVST、自身免疫性溶血性贫血诊断明确。APS是一种累及多系统多脏器的自身免疫性疾病，以反复动静脉血栓形成、习惯性流产、血小板减少为主要临床表现。其诊断必须同时具备反复动静脉血栓形成/习惯性流产和抗磷脂抗体持续阳性。APS可分为原发性和继发性APS，后者常继发于SLE或其他结缔组织病。APS临床表现复杂多样，中枢神经系统亦常受累，表现为脑卒中、癫痫、头痛、认知功能障碍、精神心理障碍等，其中少部分APS患者可出现CVST。CVST为罕见的脑血管疾病，多以头痛为首发临床症状，合并颅高压时可出现呕吐、视乳头水肿、视力下降甚至意识障碍等表现，MRI结合MRV检查是诊断CVST的首选检查方法，敏感性高，并能准确描述静脉窦血栓的部位。当出现CVST时，MRV上可表现为受累静脉窦不同程度的闭塞、不规则狭窄或充盈缺损。文献报道CVST的好发部位分别为横窦(86%)、上矢状窦(62%)、直窦(18%)以及皮层静脉、颈静脉等。协和医院曾对14例APS合并CVST患者进行分析总结，结果显示该院APS并发CVST的发生率为3.3%，其中10例为原发性APS，4例继发于SLE。14例患者中12例出现头痛，5例出现恶心、呕吐，6例曾在病程中出现意识障碍。13例完善腰穿检查的患者中，12例患者出现脑脊液压力升高，其中5例脑脊液压力大于330 mmH_2O。所有患者中，13例出现横窦受累，9例乙状窦受累，上矢状窦、下矢状窦、直窦受累例数分别为6、4、2例。此外，值得注意的是SLE本身亦可合并出现CVST，其发生率低，且多发生于SLE疾病活动期。因此，当APS患者，以及SLE，特别是继发APS的SLE患者临床上出现头痛、恶心、呕吐、意识障碍等症状时，需高度警惕CVST的可能，并尽早完善头颅MRI+MRV检查协助明确诊断。

主任医师：

患者SLE、APS、CVST、自身免疫性溶血性贫血诊断明确。APS的治疗首先需对患者进行危险分层明确是否存在高危抗磷脂(aPL)特征、血栓和(或)产科APS病史、合并其他自身免疫病以及常见心血管病危险因素。在明确的APS患者中出现首次静脉血栓时，推荐华法林治疗，使INR稳定维持在2～3；服用华法林但INR未达标、或存在华法林禁忌证的，可考虑口服抗凝药治疗；无诱因首次出现静脉血栓的患者，需长期抗凝；对服用华法林、INR稳定维持在2～3但仍反复静脉血栓的患者，应考虑增加小剂量阿司匹林、上调INR至3～4或更换为低分子肝素治疗；利伐沙班不推荐用于三项 aPL 阳性的患者。对恶性抗磷脂综合征(catastrophic anti-phospholipid syndrome, CAPS)患者，推荐糖皮质激素、肝素和血浆置换或静脉丙种球蛋白的联合治疗，优于单药治疗或其他联合治疗。此外，难治性 CAPS 可考虑 B 细胞清除或补体抑制治疗。CVST 的治疗主要包括去除诱因和抗凝治疗，急性期需积极使用低分子肝素抗凝，防止血栓进一步进展并提高血栓再通率；推荐续贯口服华法林长期抗凝。当出现颅高压或其他并发症时需进行降颅压及其他对症治疗。文献报道 APS 并发 CVST 的患者经过积极治疗后，其预后优于其他诱因所致的 CVST 患者或特发性 CVST 者。此例患者合并 SLE 及自身免疫性溶血性贫血，除积极抗凝治疗外，尚需使用糖皮质激素及免疫抑制剂积极控制原发病。

后续诊疗经过

入院后予地塞米松 10 mg qd 静滴抗炎、抑制免疫，低分子肝素 4 100 IU 皮下注射 q12 h 抗凝，甘露醇联合甘油果糖降颅压，丙戊酸钠 500 mg qd 预防癫痫，以及护胃、补钙等治疗；住院期间加用华法林抗凝，根据 INR 调整剂量。患者头痛好转，地塞米松逐渐减量，逐渐减停甘露醇、甘油果糖；排除禁忌后加用环磷酰胺 0.6 g 静滴治疗原发病，激素逐渐减量为甲泼尼龙 40 mg qd。经上述治疗后患者头痛消失，无恶心、呕吐、发热等不适，2 周后复查眼底示双侧视乳头边界较前变清晰，水肿消退。予以出院，规律门诊随访。

最终诊断

系统性红斑狼疮，抗磷脂综合征，左横窦血栓形成，自身免疫性溶血性贫血。

疾病诊疗过程总结

该患者以反复头痛为主要临床表现，抗磷脂抗体、ANA、dsDNA 阳性，补体降低，腰穿提示颅高压，最终经头颅 MRV 检查明确诊断为 SLE、APS、CVST，经积极抗凝、降颅压、激素及免疫抑制剂治疗后病情明显好转。

诊疗启迪

(1) CVST 是 APS 少见的中枢神经系统并发症之一，临床表现缺乏特异性，早期诊断难度大。当 APS 患者出现头痛、呕吐等颅高压症状时，需高度警惕 CVST 的可能性，应尽快完善头颅 MRI+MRV 检查明确诊断。

(2) 积极抗凝、原发病治疗及降颅压等对症支持治疗是 CTD/APS 合并 CVST 的主要治疗措施，可有效改善患者临床表现，降低死亡率。

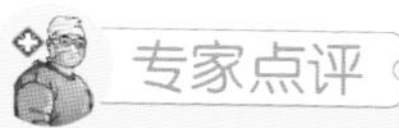

1. 行业内知名专家点评

北京协和医院 田新平 主任医师

该患者为青年女性，以头痛与头颅影像学检查发现有静脉窦血栓形成与缺血病灶为突出特点，血清学检查符合 SLE 的诊断，因此该患者为 SLE 继发 APS 的诊断明确，其神经系统相关表现为APS所致。对于本例患者，除针对其全身表现(如脱发、口腔溃疡)、系统受累(如血液系统改变白细胞降低、溶血性贫血与轻微肾脏病变)进行糖皮质激素联合免疫抑制剂治疗外，针对APS导致的神经系统病变进行治疗非常重要，尤其对于本例出现静脉窦血栓形成、抗体呈现“三阳”(即抗心磷脂抗体、抗β_2GP-1抗体和狼疮抗凝物)的血栓形成高危患者，是改善患者神经系统症状、防止患者神经系统病变与血栓形成复发的重要措施。对于本例患者应进行积极的抗凝治疗，如阿司匹林联合华法林治疗，调整INR在2～3，并应长期进行抗凝治疗。

2. 主任点评

上海交通大学医学院附属仁济医院 扶琼 副主任医师

SLE合并抗磷脂抗体综合征在临床并不少见。APS可累及所有器官、系统，主要临床表现是静脉动脉血栓及流产。APS静脉血栓与其他原因导致的血栓无明显差异，但是较严重，发病年龄较轻，可发生在少见部位(如本例中的颅内静脉窦、布加综合征等)。APS最常见的临床表现是深静脉血栓和脑卒中。对于存在抗磷脂抗体的SLE患者应该特别注意血栓形成的风险。

本病例中的CVT多表现为新发头痛或单纯性颅内压增高综合征，其他表现包括局灶性神经功能障碍、癫痫发作和/或脑病。CVT的症状和体征可以归类为三大综合征：单纯性颅内压增高综合征(头痛伴或不伴呕吐、视乳头水肿和视觉问题)、局灶性综合征(局灶性神经功能缺损和/或癫痫发作)、脑病(多灶性体征、神志改变、昏睡或昏迷)。不太常见的表现包括海绵窦综合征、蛛网膜下腔出血及多发性颅神经麻痹，类似短暂性脑缺血发作的CVT病例也有报道。这些症状和NPSLE多有重合，需注意鉴别诊断。

(吴春梅)

参考文献

[1] FERRO JM, CANHÃO P, STAM J, et al. Prognosis of cerebral vein and dural sinus thrombosis: results of the International Study on Cerebral Vein and Dural Sinus Thrombosis (ISCVT)[J]. Stroke, 2004,35(3):664-670.

[2] STAM J. Thrombosis of the cerebral veins and sinuses[J]. N Engl J Med, 2005,352(17):1791-1798.

[3] MIYAKIS S, LOCKSHIN MD, ATSUMI T, et al. International consensus statement on an update of the classification criteria for definite antiphospholipid syndrome (APS)[J]. J Thromb Haemost, 2006,4(2):295-306.

[4] 王立，陈华，钱敏，等. 系统性红斑狼疮合并颅内静脉窦血栓的临床特点[J]. 中华临床免疫和变态反应杂志，2014(2):113-118.

[5] 赵久良，张遥，孙伊多，等. 抗磷脂综合征并发颅内静脉窦血栓临床特点[J]. 中华临床免疫和变态反应杂志，2016,10(1):4-9.

[6] TEKTONIDOU MG, ANDREOLI L, LIMPER M, et al. EULAR recommendations for the management of antiphospholipid syndrome in adults[J]. Ann Rheum Dis, 2019,78(10):1296-1304.

病例28 反复腹痛伴复发性流产——不只是抗磷脂综合征

主诉

患者，女，33 岁，因“反复腹痛 2 周余”入院。

病史摘要

现病史：患者 2 周余前无明显诱因突发上腹痛，呈持续性钝痛，伴恶心，无呕吐、腹泻、黑便等，曾出现一过性发热，体温最高 38℃，后自行退热。无皮疹，无口腔溃疡，无关节疼痛。当地医院就诊查血常规示 WBC 18.54×10^9/L，N% 81.74%，余正常，腹部 CT 未见阳性病变。考虑胃肠炎可能，予头孢类抗生素抗炎，辅以护胃、解痉等治疗，症状无改善。约 1 周后复诊示血压增高至 215/120 mmHg，血常规示白细胞增高至 24.4×10^9/L，N% 84%，伴贫血(Hb 85 g/L)，PLT 下降至 72×10^9/L，进一步行血涂片检查未见异常淋巴细胞及明显破碎红细胞，网织红细胞 2.9%；出凝血系列示：PT 17.9 s，INR 1.58，APTT 80.1 s，TT 12.2 s，纤维蛋白原 792 mg/dl，D-二聚体 821 ng/ml；Coombs 试验：间接抗人球蛋白试验阴性，直接抗人球蛋白试验 IgG(+++)，直接抗人球蛋白试验 C3d(++++)，直接抗人球蛋白试验 IgG+C3d(+++)；尿常规示尿蛋白(+++)，尿 RBC(++)/HP，24 h 尿蛋白定量为 3.5 g，Scr 116 μmol/L；TBil 28.1 μmol/L，DBil 10.5 μmol/L，间接胆红素 17.6 μmol/L；ANA、ANCA、补体正常。肾动脉 B 超示右肾动脉内径偏细(闭塞可能)，左肾动脉阻力指数增高。心超示肺动脉高压。当地医院考虑血栓性血小板减少性紫癜(TTP)待排、抗心磷脂综合征可能，予以甲泼尼龙及冰冻血浆对症处理后转至上海交通大学医学院附属瑞金医院急诊就诊，查狼疮抗凝物 2.74，抗心磷脂 IgG>120 GPL/ml，APTT 97.7 s，PT 13.4 s，FDP 11.5 mg/ml，D-二聚体 5.99 mg/L；外周血涂片：红细胞明显大小不一，部分细胞中央淡染区扩大，可见泪滴样红细胞，偶见破碎红细胞。胸腹盆腔增强 CT：两侧胸腔积液伴胸膜增厚粘连，右肾较小，右肾动脉显示欠佳，双肾多发低密度灶，腹膜后多发淋巴结、肠系膜多发小淋巴，盆腔积液。考虑患者为抗磷脂综合征，予以甲泼尼龙 40 mg 静滴，辅以抗感染、解痉、降压、护胃等对症好处理，患者症状稍好转，仍时有腹痛，为进一步诊疗转入我院。追问病史得知，患者曾不明原因自发性流产 4 次，流产孕周分别为 10 周、11 周、10 周、12 周；最近一次为 4 个月前。曾于妇产科行全面检查，未见解剖学结构、染色体及性激素水平异常。

自起病以来，精神可，食欲差，大便如常，小便如常，睡眠尚可，体重无明显变化。

既往史：平素体健，否认高血压、糖尿病病史，否认乙肝、结核等传染病病史。否认药物等过敏史。

个人史：生长于原籍，无烟酒等不良嗜好，无毒害物质接触史，近期无疫区旅游史。

婚育、月经史：已婚，配偶体健。4 次自发性流产史。无痛经，经期规则，经量中等。

家族史：否认家族遗传性疾病病史。

专科体检：T 37℃，P 92 次/分，R 20 次/分，BP 143/86 mmHg，神志清，精神可，发育正常，正常面容，自主体位。心脏听诊示心率 92 次/分，P2>A2；双肺叩诊呈清音，听诊呼吸音清；腹平软，上腹部压痛，无反跳痛，未及包块，肝、脾肋下未触及，无移动性浊音，肠鸣音无亢进，各关节无畸形、无红肿，双下肢无水肿。颈软，神经反射存在，病理反射未引出。

相关实验室检查：

常规检查：血常规示 WBC 24.4×10^9/L，N% 84%，Hb 85 g/L，PLT 72×10^9/L；网织红细胞 2.9%；尿常规示尿蛋白(+++)，尿 RBC(++)/HP；24 h 尿蛋白定量为 3.5 g；Scr 116 μmol/L，TBil 28.1 μmol/L，DBil 10.5 μmol/L，间接胆红素 17.6 μmol/L。

出凝血系列：PT 17.9 s，INR 1.58，活化部分凝血活酶时间 80.1 s，TT 12.2 s，纤维蛋白原 792 mg/dl，D-二聚体 821 ng/ml。

免疫相关：狼疮抗凝物 2.74，抗心磷脂 IgG>120 GPL/ml，Coombs 试验：间接抗人球蛋白试验：阴性，直接抗人球蛋白试验 IgG(+++)，直接抗人球蛋白试验 C3d(++++)，直接抗人球蛋白试验 IgG+C3d(+++)；ANA、ANCA、补体(-)。

特殊检查

外周血涂片：红细胞明显大小不一，部分细胞中央淡染区扩大，可见泪滴样红细胞，偶见破碎红细胞。

胸腹盆腔增强 CT：两侧胸腔积液伴胸膜增厚粘连，右肾较小，右肾动脉显示欠佳，双肾多发低密度灶；腹膜后多发淋巴结、肠系膜多发小淋巴；盆腔积液。

肾动脉 B 超示右肾动脉内径偏细(闭塞可能)，左肾动脉阻力指数增高；心超示肺动脉高压。

初步诊断：抗磷脂综合征。

初步治疗：进一步完善相关检查，评估病情及脏器累及情况，予以甲泼尼龙 80 mg qd 静滴治疗原发病，丙种球蛋白 20 g qd 静滴，予以行血浆置换治疗三次，血浆置换量各 1 000 ml；辅以曲马多注射液止痛，低分子肝素抗凝，先后予酚妥拉明、硝酸甘油静脉降压，奥美拉唑护胃，左氧氟沙星静滴抗感染等治疗。口服硝苯地平控释片、可乐定、贝那普利降压。

病例讨论

住院医师：

患者为年轻女性，以腹痛起病，伴血小板下降、蛋白尿、高血压，外院查狼疮抗凝物 2.74，抗心磷脂 IgG>120 GPL/ml，其余包括 ANA 在内的自身抗体均阴性；腹部增强 CT 排除急腹症等，考虑肠系膜血栓可能；肾动脉 B 超示右肾动脉内径偏细(闭塞可能)；结合患者既往反复病态妊娠，考虑抗磷脂综合征(APS)，目前已予以静脉甲泼尼龙、丙种球蛋白、血浆置换治疗原发病，辅以足量抗凝的对症治疗，但效果不佳，需评估病情制定下一步治疗方案。

主治医师：

患者为育龄期女性，以腹部症状起病，短期内合并出现血小板下降、蛋白尿、血尿、高血压等肾功能受损的表现，查狼疮抗凝物及心磷脂抗体均阳性，外周血涂片可见破碎红细胞，直接 Coombs 试验为阳性；患者既往反复病态妊娠，均为中晚期的自发性流产，且已排除解剖学结构、染色体及性激素水平异常，可考虑既往存在 APS；而此次患者疾病骤然加重，短期内进行性广泛血栓形成，出现消化系统、泌尿系统及血液系统功能异常，符合 3 个及以上系统、器官和(或)组织受累，并在 1 周内进行性恶化，考虑其在 APS 基础上出现恶性抗磷脂综合征(CAPS)。CAPS 的临床表现包括从大血管到血栓性微血管病的各级血管受累，因此需要鉴别血栓性血小板减少性紫癜、溶血性尿毒综合征、HELLP 综合征(子痫合并溶血、肝酶升高、血小板降低)、恶性高血压、产后肾功能衰竭、硬皮病肾病等可以导致血栓性微血管病的疾病。根据 2013 年 aPL 国际会议，CAPS 工作组发布的治疗推荐，一般 CAPS 三联治疗方案即抗凝、糖皮质激素＋血浆置换/静脉免疫球蛋白，如疗效不佳，即难治性 CAPS 可推荐利妥昔单抗作为二线治疗。根据该患者目前治疗，已使用糖皮质激素及足量抗凝、血浆置换和丙种球蛋白等，即对三联治疗效果不佳，疾病仍在进展，故进一步治疗方案可考虑使用利妥昔单抗。

主任医师：

该患者为年轻女性，既往反复中晚期习惯性流产，虽未于风湿科就诊，但推测既往已存在 APS。因为经典的 APS 以大和中动静脉累及以及病态妊娠为特点，表现为孤立的临床事件，后续骤然起病，短期内出现多脏器血栓形成致功能异常，支持其 CAPS 的诊断。CAPS 临床表现主要为两方面，即多脏器血栓形成和受累程度的表现，以及受累和坏死组织细胞因子过度释放导致的全身炎症反应综合征表现，前者常见于肾脏、肺、中枢神经系统、皮肤、心脏、胃肠道及肾上腺，而后者常表现为急性呼吸窘迫综合征、感染性休克、严重创伤合并弥散性血管内凝血等。2010 年 aPL 大会上制定、2012 年更新的 CAPS 线性诊断流程图，核心步骤包括：①APS 病史或持续 aPL 抗体(＋)。②1 周内 3 个或 3 个以上脏器新发血栓形成。③微血栓形成的组织病理学证据。④多脏器血栓形成和(或)微血栓形成的其他表现。另外在治疗上，对三联治疗方案效果不佳的 CAPS 称为难治性 CAPS。目前 APS 存在靶向治疗方案，包括新型抗凝剂，如达比加群酯、利伐沙班、阿哌沙班和依度沙班、核转录因子、补体抑制剂(依库珠单抗)、靶向细胞 aPL/β_2GP1 受体拮抗剂和自体干细胞移植等，难治性 CAPS 主要推荐推荐利妥昔单抗、去纤维蛋白多核苷酸和依库珠单抗治疗。针对该病例中的患者进一步治疗，同意主治医师的意见，接下来可考虑加用利妥昔单抗治疗。随着目前研究的深入，临床医生对 CAPS 有了较多认识，但其病死率仍然在 30%以上，故需密切监测该患者病情变化，出现问题及时处理。

后续诊疗经过

继续完善相关检查：复测 ACL IgG 型 196.93 GPL/ml，IgM 型阴性。出凝血相关检查：D-二聚体 0.83 g/L，TT 12.00 s，TT 正常参比 15.0 s，PT 13.80 s，INR 1.27，PT 正常参比 10.8 s，纤维蛋白原 5.15 g/L，APTT 78.40 s。肾图：左肾 GFR 正常(54.6 ml/min)，右肾萎缩，右肾 GFR 严重减低(8.24 ml/min)。上下腹增强 CT：右肾萎缩伴皮质强化减弱，考虑右肾功能受损。请血管外科会诊考虑右肾功能低下，但因目前疾病活动，暂缓肾动脉支架置入。后予利妥昔单抗 500 mg 静滴一次，患者腹痛等症状逐渐好转，复查血常规逐渐恢复正常，复测尿常规示尿蛋白(＋)，红细胞(镜检)1.9 个/HP，尿白蛋白/肌酐比值(urinary albumin/creatinine ratio，UACR)2 943.1 μg/mg，尿微量白蛋白 465.0 mg/L，较前明显好转；糖皮质激素用量逐渐减量至口服泼尼松 30 mg bid，患者临床症状持续好转，予以出院随访。

最终诊断

恶性抗磷脂综合征，习惯性流产，继发性高血压。

疾病诊疗过程总结

患者为育龄期女性，起病急骤，以腹痛、血小板下降，蛋白尿、血尿起病，查狼疮抗凝物及心磷脂抗体均阳性；短期内多系统广泛血栓形成，符合 3 个及以上系统、器官和（或）组织受累，临床症状 1 周内进行性恶化，狼疮抗凝物和 ACL 阳性，外周血涂片可见破碎红细胞，结合其多次中晚期病态妊娠史，可符合恶性抗磷脂综合征（CAPS）。予以积极抗凝、糖皮质激素＋血浆置换及静脉免疫球蛋白治疗后效果不佳，故考虑为难治性 CAPS，予以加用利妥昔单抗治疗，患者反应良好，症状好转，复查指标逐渐正常，予以激素逐渐减量出院。

诊疗启迪

该病例中患者反复多次病态妊娠，之前虽未进行相关检查诊断，但根据病史推断其 APS 已经存在。故在一定诱因下，短期内形成多器官微血管血栓，因肠系膜血栓表现腹痛，进而累及肾脏、血液系统，出现 CAPS。尽管不到 1%的 APS 患者会出现 CAPS，其病死率极高，早期诊断和及时治疗对于 CAPS 患者的远期预后具有重要意义。对于临床上既往血栓或复发性流产史的患者，再次出现多个部位的血栓及微血管血栓，需要考虑 CAPS 的可能，对可疑患者应尽早使用“抗凝药物＋激素＋静脉注射丙种球蛋白/血浆置换”的治疗方案以阻断“血栓风暴”，如效果不佳，即难治性 CAPS，可考虑进一步加用利妥昔单抗加强治疗，改善预后。

专家点评

1. 行业内知名专家点评

安徽省立医院 厉小梅 主任医师

本例患者起病急骤，表现为肠系膜血栓、继发性血小板减少；同时合并肾脏受累、反复不良孕产史。本例诊疗的一大亮点在于腹痛患者出现血小板减少时，及时考虑到了血栓消耗继发血小板减少的可能，通过 CTA 明确；亦及时通过外周血涂片、免疫指标等及时明确了血栓形成的病因。患者的多次不良妊娠史亦是诊断的重要依据。总体来说，诊断迅速、鉴别诊断全面、治疗及时，获得了较好的转归。

2. 主任点评

上海交通大学医学院附属仁济医院 吕良敬 主任医师

抗磷脂综合征的消化道表现多样，既可表现为血栓形成（动静脉血栓、肝脾胰梗死），亦可表现为全消化道的缺血坏死、甚至穿孔；除上述典型表现外，亦可表现为肝硬化、门脉高压等。肾脏受累在原发性 APS 患者中并不少见。从肾小球毛细血管到肾动静脉之间的各级血管均可受累：肾动静脉受累可表现为超声、造影等辅助手段下可见的血栓形成，肾小球毛细血管微血栓形成类似血栓性微血管病的病理表现，慢性缺血还可以导致皮层萎缩、间质纤维化；临床上，患者可表现为不明原因的高血压、蛋白尿、急性肾功能不全等。APS 导致的妊娠并发症亦容易被忽视。反复胎停/孕早期流产、早产均可能是原发性 APS 的唯一临床表现，值得产科关注。

CAPS 是 APS 中的危重类型，表现为广泛血栓形成伴多脏器功能衰竭。尽管少见，但一旦出现 CAPS 常提示病情凶险、死亡率高。同时，疑诊 CAPS 的病例也需要与弥散性血管内凝血(DIC)、肝素诱导的血小板减低(HIT)、血栓性微血管病(TMA)相鉴别。治疗方面，通常建议激素冲击治疗(甲泼尼龙 0.5～1g qd 静脉冲击×3 天)，序贯甲泼尼龙 1mg/kg qd 静脉或口服治疗；充分的抗凝亦是 CAPS 治疗的基石；尽管尚无 RCT 依据支持，但多项观察性、回顾性研究均表明血浆置换(序贯丙种球蛋白)的使用可提高患者的生存率(但无证据表明单用丙种球蛋白可提高生存率)。目前主张救治时采用激素、抗凝和血浆置换或大剂量静丙联用。已有研究表明 CD20 单抗(利妥昔单抗)和 C5 单抗(依库丽珠单抗)在难治性 CAPS 可能有效，在重症、复发性病例中可考虑使用。

(王苏丽，扶琼，吕良敬)

参考文献

[1] DE JESUS, GR, AGMON-LEVIN N, ANDRADE CA, et al. 14th International Congress on Antiphospholipid Antibodies Task Force report on obstetric antiphospholipid syndrome [J]. Autoimmun Rev, 2014. 13(8):795 - 813.

[2] ESPINOSA G, BERMAN H, CERVERA R. Management of refractory cases of catastrophic antiphospholipid syndrome [J]. Autoimmun Rev, 2011,10(11):664 - 668.

病例 29 血肌酐升高，腹股沟肿物，多种自身抗体阳性——结缔组织病？

主诉

患者，男，56 岁，因“发现血肌酐升高 4 个月余，腹股沟肿物 2 个月余”入院。

病史摘要

现病史：患者入院前 4 个月余因糖尿病血糖控制欠佳至当地医院内科门诊就诊，查血常规正常；ALT 35 U/L, AST 25 U/L, TBil 16 μmol/L, Alb 39.8 g/L，球蛋白 50.7 g/L，白球比 0.78(1.25～2), Scr 141.9 μmol/L, UA 532 μmol/L, LDL 3.4 mmol/L，空腹血糖 6.1 mmol/L, HbA1c 6.3%。餐后 2 h 血糖 10.00 mmol/L。尿常规正常。UACR 19.8 mg/g。肾脏 B 超：双肾外形偏大，右肾错构瘤可能。门诊予调整降糖药物及降尿酸治疗。2 个月余前，患者无明显诱因出现双侧腹股沟肿物，进行性增大，质韧，无明显压痛，于外院普外科行右侧腹股沟淋巴结活检。术后病理示：淋巴结肉芽肿性病变伴大量浆细胞、嗜酸性粒细胞浸润。1 周前患者至我科门诊就诊，查 Scr 167 μmol/L; ESR 91 mm/h; CRP

3.66 mg/L；ANA 1∶1 280，抗核小体抗体(＋)；RF 286 IU/ml，CCP 1.79 U/ml；ANCA(－)；dsDNA 11.9 IU/ml；补体 C3 0.56 g/L，补体 C4 0.08 g/L；IgG 29.8 g/L，IgA 3.29 g/L，IgM 1.57 g/L；IgG4 11.5 g/L；免疫固定电泳阴性；尿常规：未见异常；24 h 尿蛋白：0.2 g/1 800 ml。浅表淋巴结 B 超：腋下、腹股沟、腹膜后可及多发肿大淋巴结。上腹部 MRI：双肾信号不均，可见小囊肿。后腹膜多发淋巴结，部分增大，为求进一步诊治入院。

自发病以来患者无发热、皮疹、关节肿痛、口腔溃疡、雷诺现象、光敏感，无口干、眼干等不适。体重无明显变化。饮食可，睡眠可，大小便无异常。

既往史：糖尿病病史 5 年余，目前口服降糖药，血糖控制尚可；否认高血压病、冠心病病史；否认乙肝、结核病等传染病史。

个人史：无特殊。

家族史：无特殊。

体格检查：T 36.4℃，P 58 次/分，R 15 次/分，BP 139/76 mmHg。神清，精神可，心律齐，各瓣膜听诊区未及杂音，双肺呼吸音清，未及干、湿啰音；全身未见皮疹，关节无肿胀及压痛。颈软。腹部无压痛、反跳痛。双下肢无水肿。四肢肌力Ⅴ级。左侧腹股沟可触及 2 个结节样肿物，质韧，活动可，分界清，无压痛，大小约 2 cm×2 cm。右侧腹股沟可见手术瘢痕。

初步诊断：结缔组织病可能，IgG4 相关疾病可能，2 型糖尿病。

病例讨论

住院医师：

中年患者，既往糖尿病病史，体检发现肾功能不全，并隐匿进展，肾脏 B 超示肾脏外形偏大。后出现双侧腹股沟淋巴结进行性增大，初步病理分析示肉芽肿性病变伴大量浆细胞、嗜酸性粒细胞浸润。自身免疫抗体检测示多种自身抗体如 ANA、抗核小体抗体、RF、CCP 抗体阳性，伴有免疫球蛋白增高，补体明显降低。首先需考虑结缔组织病累及肾脏、淋巴结可能，且抗核小体抗体在系统性红斑狼疮诊断中具有一定的敏感性和特异性。患者 ANA 高滴度阳性，RF 因子阳性，同时不能排除干燥综合征的可能。但患者无口干、眼干症状；尿常规正常，未见血尿、蛋白尿；除肾功能不全、淋巴结肿大外，无其他系统受累表现。基于目前的临床、实验室、影像表现，尚不足以诊断为系统性红斑狼疮、干燥综合征等结缔组织病。患者血浆 IgG4 水平明显升高，不排除 IgG4 相关疾病可能。患者糖尿病病史 5 年余，肾功能不全可能存在糖尿病相关肾损害因素的参与。

主治医师：

患者中年男性，慢性病程，主要表现为肾功能不全、淋巴结肿大。患者肾功能不全呈隐匿进展，但肾脏 B 超显示双肾外形偏大，与长期慢性肾脏病肾脏缩小的表现不同。自身免疫抗体检测显示患者存在多种自身抗体高滴度阳性，提示患者为自身免疫病，尤其是结缔组织病的可能，但是截至目前患者缺乏皮肤、关节、血液系统、神经系统、消化系统等受累的表现，且肾脏受累单纯表现为血肌酐升高，未见血尿、蛋白尿，与典型的结缔组织病不同，因此结缔组织病似乎不能解释疾病本身。患者腹股沟淋巴结进行性肿大，外院病理显示肉芽肿性病变伴大量浆细胞、嗜酸性粒细胞浸润。肉芽肿性淋巴结炎在结缔组织病中少见，可能出现在非感染性疾病，如结节病淋巴结炎、结节病样淋巴结炎等；感染性疾病，如结核性淋巴结炎、非结核分枝杆菌感染、弓形虫淋巴结炎、真菌感染等。患者血清 IgG4 水平明显升高，提示

IgG4 相关疾病可能。IgG4 相关疾病可能同时出现肾脏及淋巴结受累，但肉芽肿性炎在 IgG4 相关疾病病理中少见，明显的肉芽肿性炎甚至被作为 IgG4 相关疾病排除性的标准。IgG4 相关疾病的诊断对于病理、免疫组化依赖性很强，因此建议下一步行淋巴结活检，同时进行 IgG、IgG4 相关免疫组化染色；进行肾脏活检，明确患者肾脏病变特点；这将是患者是否为结缔组织病或 IgG4 相关疾病的关键。

主任医师：

同意主治医师的分析。患者虽存在多种自身抗体高滴度阳性，但缺乏相对特异性的自身抗体，如 dsDNA、Sm、Ro、La、ANCA 等抗体；淋巴结肿大的临床表现缺乏特异性，而患者肾脏受累单纯表现为肌酐升高，并非结缔组织病相关肾脏受累的典型表现。血清 IgG4 明显升高具有很强的提示作用，且患者补体 C3、C4 水平降低，双侧肾脏体积增大可作为 IgG4 相关肾脏病的临床特征，但诊断需要免疫组化 IgG、IgG4 染色及病理会诊进一步明确，且需要排除肿瘤性疾病，尤其是淋巴增殖性疾病的可能。肾穿刺活检病理、免疫荧光等检查结果将对结缔组织病和 IgG4 相关疾病的鉴别诊断起到关键作用。当然，不能排除患者为结缔组织病合并 IgG4 相关疾病的可能，但明确目前主要致病机制将为后续治疗方案的制定提供主要依据。此外，患者糖尿病病史 5 年余，可考虑眼科相关眼底检查，协助明确是否存在糖尿病相关肾脏损害的可能。

后续诊疗经过

患者眼科会诊眼底检查未见明显异常。

淋巴结活检标本送至上海市肺科医院病理科会诊，会诊结果：淋巴组织增生，淋巴结内小灶类上皮细胞增生，未见抗酸杆菌及真菌，不考虑结核、真菌感染。

淋巴结活检标本行 IgG、IgG4 免疫组化染色，结果显示：$IgG4^+$浆细胞＞100 个/高倍镜视野(high power field, HPF)，$IgG4^+/IgG^+$浆细胞＞40%(图 29－1)。

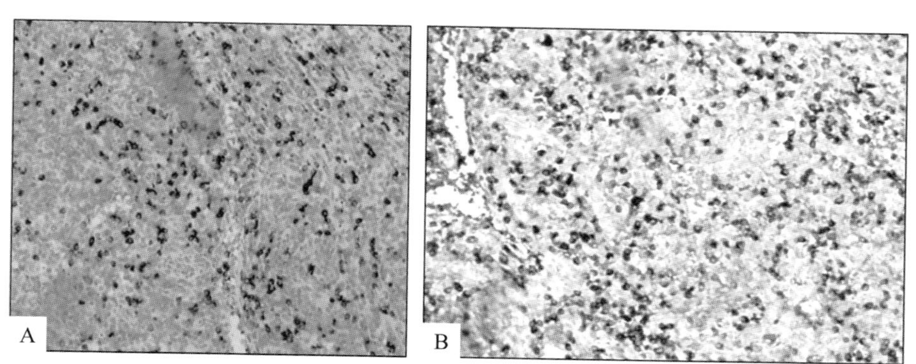

图 29－1 淋巴结活检免疫组化染色。A. $IgG4^+$ 浆细胞(400×)；B. IgG^+ 浆细胞(400×)。$IgG4^+$ 浆细胞＞100 个/HPF，$IgG4^+/IgG^+$ 浆细胞＞40%

患者于局麻下行经皮肾穿刺活检术，光镜检查：镜下见 10 只肾小球，其中 8 只小球呈球性硬化，另外 2 只小球系膜细胞和基质节段性轻度增多，包氏囊壁纤维性增厚，毛细血管袢呈缺血收缩，重度小管间质病变，小管片状萎缩变性，间质片状炎症细胞浸润，以淋巴单核细胞和浆细胞浸润为主，另可见少量嗜酸性细胞，伴间质纤维化。免疫荧光：IgG、IgA、IgM、补体 C3、C1q、κ、λ 等均为阴性。

肾穿刺标本 IgG4 免疫组化染色示：IgG4⁺浆细胞>10 个/HPF（图 29－2）。

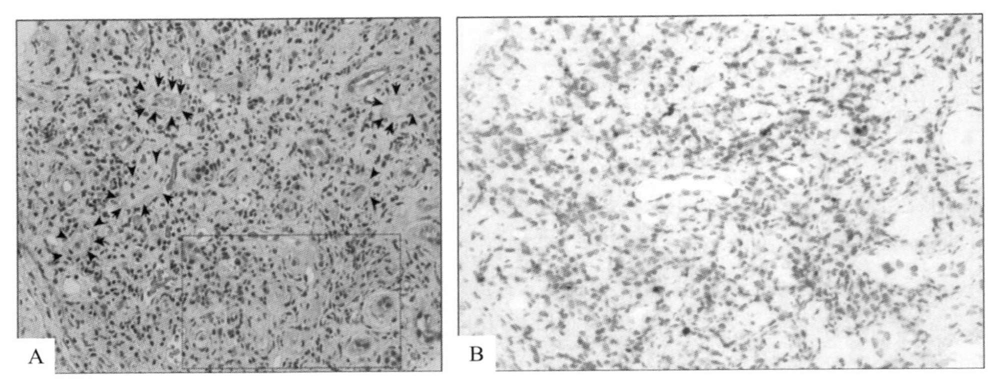

图 29－2　肾穿刺活检

A. 光学显微镜；B. IgG4 免疫组化染色

综上，进一步淋巴结活检病理会诊考虑肉芽肿性炎症不典型，更准确的描述为小灶类上皮细胞增生，且排除了淋巴增殖性疾病及局部特殊感染的可能。肾穿刺活检标本病理显示以肾小管间质病变为主，大量淋巴浆细胞浸润，并伴有席纹样纤维化；免疫荧光检测未见免疫复合物沉积。综合考虑，患者主要诊断为 IgG4 相关疾病，累及肾脏、淋巴结。给予泼尼松 30 mg qd，霉酚酸酯 0.75 g bid 治疗，门诊随诊，激素逐渐减量。后随访 20 个月左右，患者血肌酐水平进行性下降，尤其治疗第 1 个月效果最为明显，后稳定在 110 μmol/L 左右；血清 IgG4 水平进行性下降，治疗第 1 个月下降最为明显，随访 20 个月达到完全正常（图 29－3）。

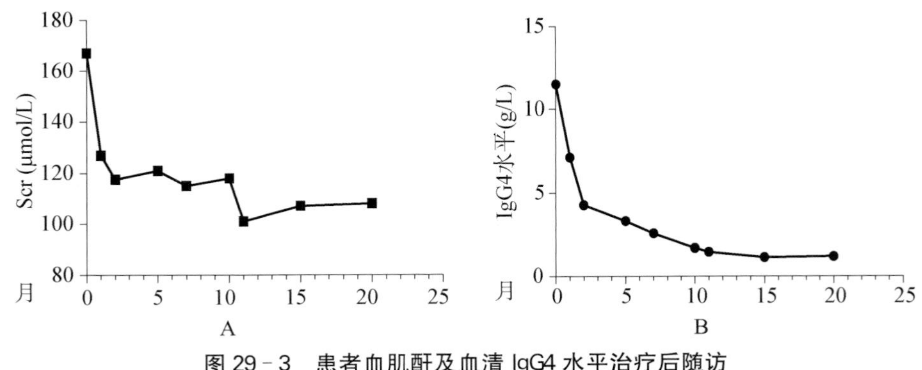

图 29－3　患者血肌酐及血清 IgG4 水平治疗后随访

最终诊断

IgG4 相关疾病（IgG4 相关肾病、IgG4 相关淋巴结病），2 型糖尿病。

疾病诊疗过程总结

患者中年男性，慢性病程，主要表现为肾功能不全、淋巴结肿大。同时患者存在多种自身抗体高滴度阳性、高免疫球蛋白、低补体血症，风湿科医师在日常诊疗中很容易考虑结缔组织病尤其是系统性红斑狼疮。但仔细分析后可以发现，患者临床表现较结缔组织病临床表现有所不同。在诊治的最初阶段我们即检测了血清 IgG4 水平，为后续诊疗提供了很大帮助。最初，淋巴结活检病理考虑肉芽肿性炎，同时患者存在多种自身抗体高滴度阳性让我们对 IgG4 相关疾病这一诊断表示质疑，2019 ACR/EULAR IgG4 相关疾病分类标准甚至将肉炎肿性炎及疾病特异性自身抗体直接列为 IgG4 相关疾病的排除性标准。但经过专科病理会诊，明确病理并非肉芽肿性炎。而患者多种自身抗体也非疾病特异性抗体，与 2019 ACR/EULAR IgG4 相关疾病分类标准并不违背。后续肾脏病理更是证实为典型的 IgG4 相关疾病病理表现。因此患者的诊断明确为 IgG4 相关疾病（IgG4 相关肾病、IgG4 相关淋巴结病）。后续按照 IgG4 相关疾病制定治疗方案，给予中等剂量泼尼松治疗，治疗反应良好，进一步证实诊断的正确性。但患者多种自身抗体阳性，疾病发展仍需密切关注、随访。

诊疗启迪

（1）IgG4 相关肾病可出现低补体血症、高免疫球蛋白血症，且多合并 ANA 阳性，注意与系统性红斑狼疮相鉴别。

（2）糖皮质激素联合 MMF 可能是诱导及维持 IgG4 相关肾病缓解的有效手段之一。

（3）IgG4 相关肾病即使肾脏病理提示重度肾小球硬化，患者仍有可能从治疗中获益。

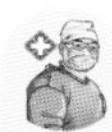

专家点评

1. 行业内知名专家点评

华中科技大学同济医学院附属同济医院 董凌莉 主任医师

患者中年男性，慢性病程，主要表现为肾功能不全，淋巴结肿大。淋巴结活检标本行 IgG、IgG4 免疫组化染色，结果显示：$IgG4^+$ 浆细胞>100 个/HPF，$IgG4^+/IgG^+$ 浆细胞>40%；肾穿刺标本 IgG4 免疫组化染色示：$IgG4^+$ 浆细胞>10 个/HPF。该患者符合 2011 年综合分类标准和 2020 年修订的分类标准，特别是该患者有肾外脏器受累（淋巴结，且病理支持）支持诊断为 IgG4 相关疾病。但该患者有 2 点是我们在诊断时要鉴别的：①该患者有很多自身抗体阳性，可能与 2019 年 ACR/EULAR 分类标准中的排除标准有重叠，但根据患者肾穿病理及免疫组化可进行鉴别，对诊断帮助很大。②该患者肾脏 MRI 显示双肾信号不均，可见小囊肿。76%的 IgG4 相关肾病肾脏受累有典型的影像学表现，具体为：a. 增强 CT 显示多发低密度病灶；b. 弥漫性肾肿大；c. 肾内低血管孤立性肿块。我们在临床上要注意肾脏影像学的检查。目前 IgG4 - RD 的治疗尚无统一的标准，但此类患者对糖皮质激素反应敏感。2015 年 IgG4 - RD 国际专家共识推荐糖皮质激素为一线药物，复发患者加用免疫抑制剂，对初治患者是否加用存在争议，但 Meta 分析提示激素联合免疫抑制剂对初治诱导疾病缓解和减少复发有优势。

2. 主任点评

上海交通大学医学院附属仁济医院 范维 副主任医师

IgG4 相关性疾病是近几年才被认识的一种纤维炎症性疾病，其特征为：病变组织中以 $IgG4^+$ 浆细胞为主的淋巴浆细胞浸润，伴有席纹状纤维化、阻塞性静脉炎、嗜酸粒细胞浸润。临床表现为一个或多个器官受累（包括胰腺、泪腺、唾液腺、胆道、后腹膜、甲状腺、肾、肺等)，多伴有血清 IgG4 水平升高，糖皮质激素治疗有一定缓解，但易复发。对于激素治疗无效或效果不明显的患者，有研究报道可联用免疫抑制剂，如硫唑嘌呤、霉酚酸酯及环磷酰胺，以缓慢减少激素用量，得以长时间维持治疗；对于复发患者，联合用激素和免疫抑制剂治疗效果更佳；对于反复发作的患者可利妥昔单抗治疗，并且有研究显示利妥昔单抗对激素不耐受和免疫抑制剂抵抗的患者均有治疗效果。

(徐安涛，郭强)

参考文献

[1] WALLACE ZS, NADEN RP, CHARI S, et al. The 2019 American College of Rheumatology/European League Against Rheumatism classification criteria for IgG4-related disease [J]. Ann Rheum Dis, 2020,79(1):77 - 87.

[2] ASANO S. Granulomatous lymphadenitis [J]. J Clin Exp Hematop, 2012,52(1):1 - 16.

[3] SAEKI T, KAWANO M, NAGASAWA T, et al. Validation of the diagnostic criteria for IgG4-related kidney disease (IgG4 - RKD) 2011, and proposal of a new 2020 version [J]. Clin Exp Nephrol, 2021,25(2):99 - 109.

第三章

炎症性疾病

病例30 反复发热、皮疹、头痛伴视听损害——血管炎?

主诉

患者,男,22岁,因"反复发热、皮疹、头痛12年,视物模糊6年"入院。

病史摘要

现病史:患者于入院前12年(10岁左右)开始反复间断出现发热,多于凌晨四五点钟开始出现,最高不超过38℃,2~3小时后自行热退,有时伴有风团样皮疹,双侧大腿多发,有轻度瘙痒,有时也伴有双眼结膜充血(图30-1)和头痛。间断出现双侧跟腱及双踝肿痛,以及恶心、呕吐。在多省市的三甲医院诊治,血检提示白细胞高,最高达20×10^9/L以上。曾行两次骨穿检查,均未发现明显异常,诊断为"结缔组织病",未系统诊治。此后,患者发热次数有减少,但皮疹和关节疼痛仍反复发作。入院前6年,患者开始出现视物模糊,视野出现黑点,以为是近视所致,配戴眼镜后视物变清,但视野内仍有黑点。近2年患者视力逐渐变差,且其父母反映有听力下降,唤之常听不见。病程中患者无复发性口腔、外阴溃疡,针刺反应阴性。无口眼干、雷诺现象,无咽痛、光敏感,无咳嗽、呼吸困难、腹痛、腹泻等。

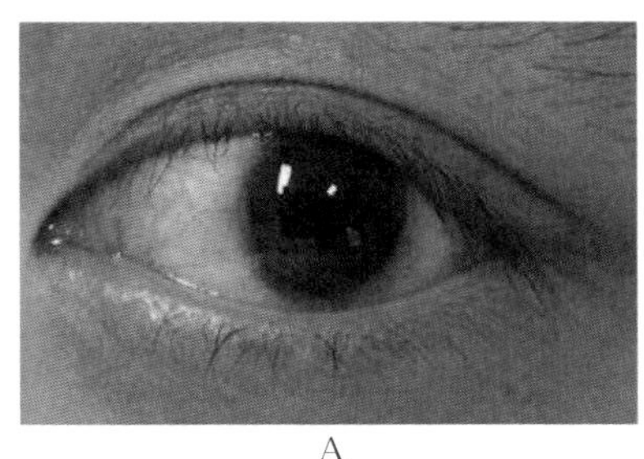
A

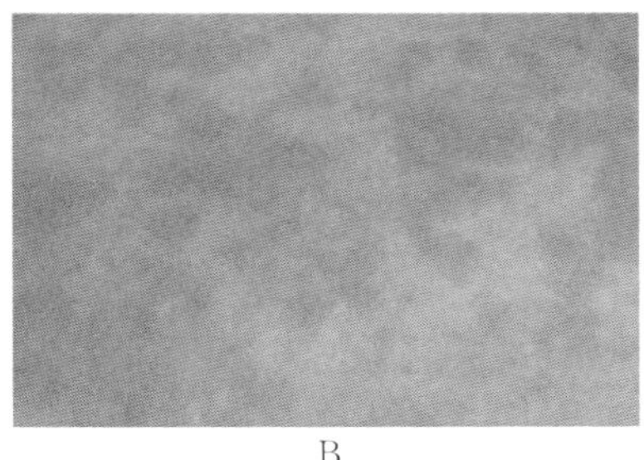
B

图30-1 结膜充血和皮疹

2个月前,患者毕业体检发现存在视乳头水肿、视神经萎缩,于是引起重视,进一步诊治。患者于复旦大学附属华山医院眼科检查提示双眼结膜充血。最佳矫正视力:右眼指数,左眼0.05。瞳孔对光反应迟钝,右眼相对传入性瞳孔障碍(relative afferent pupillary

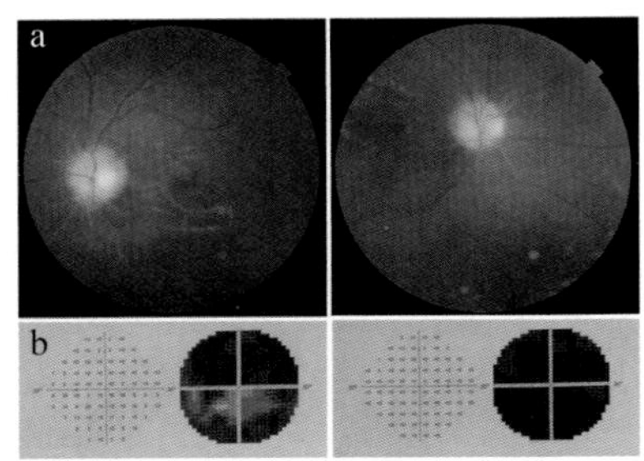

图 30－2　眼底和视野检查

defect，RAPD）阳性。眼底检测：视盘边界欠清，色苍白，视盘周围血管闭塞，网膜平，黄斑中心反光好。视野检测：双眼中心视野全缺损（图 30－2）。于是再检查头颅 MRI 平扫未见明显异常，仅见颅顶皮下脂肪瘤可能。头颅 MRV：上矢状窦中后部局部变窄，右侧横窦及乙状窦较对侧纤细。头颅 SWI：未见明显异常。垂体 MRI 平扫：空泡蝶鞍。进一步行 DSA 证实了头颅血管无明显异常。颈椎 MRI：$C_5 \sim C_6$ 椎间盘轻度突出；颈椎曲度变直、轻度退变。胸椎 MRI：胸椎轻度退行性改变。胸部 CT：两肺纹理增多。肌电图：被检肌未见明显神经源性或肌源性肌电改变；NCV 被检运动、感觉神经传导速度和波幅正常范围，运动神经 F 波潜伏期正常范围；Blink-Reflex 刺激眶上切迹双侧眼轮匝肌记录 R1 和 R2 波潜伏期正常范围；双侧听觉诱发电位各波潜伏期和峰间期正常范围；双侧视觉诱发电位 P100 波潜伏期正常范围；双下肢和右上肢体感诱发电位 P40 和 N20 波潜伏期正常范围。

实验室检查示血常规：WBC 15.27×10^9/L，Hb 135 g/L，PLT 358×10^9/L。CRP 72.52 mg/L，ESR 49 mm/h。肝肾功能、电解质正常。免疫检查：ANA 阴性，dsDNA 等 ENA 谱阴性，ANCA 阴性，类风湿因子、抗 CCP 抗体阴性，抗磷脂抗体阴性，髓鞘相关蛋白抗体阴性。HLA－B27 阴性。IgG 21.5 g/L，IgG4 2.31 g/L，IgA 6.76 g/L，IgM 1.25 g/L，IgE 316.8 ng/ml。免疫固定电泳阴性。感染指标：HIV 阴性，RPR、TPPA 阴性，T－SPOT 阴性，HBV、HCV 阴性。肿瘤标志物阴性。腰椎穿刺显示脑脊液压力高达 320 mmH_2O，白细胞计数、红细胞计数、糖、蛋白均正常。细菌、真菌培养阴性，乳胶凝集试验阴性，抗酸染色阴性。自身免疫性脑炎抗体阴性，副肿瘤抗体阴性，AQP－4 IgG 阴性。

于是外院在经过多科会诊后，考虑结缔组织病，视神经萎缩与颅高压相关。予甲泼尼龙 80 mg qd 静滴，甘露醇降颅压治疗。1 周后复查腰椎穿刺显示脑脊液压力 270 mmH_2O，有所下降。患者热平，皮疹、恶心、头痛消失，视物有所改善，视野黑点有所散开。现为进一步诊治收入我科。患者自起病来，精神可，易疲倦，食欲可，睡眠尚可，二便正常，体重无明显变化。

既往史：否认高血压病、糖尿病等慢性病史，否认传染病史。

个人史：无不良嗜好，无手术、外伤、输血史。

家族史：否认家族类似病史。

体格检查：T 36.8℃，P 78 次/分，R 14 次/分，BP 120/75 mmHg。神清，精神可，背部可见多发痤疮样皮疹，全身其余部位未见皮疹，四肢关节无肿胀及压痛。颈软。双肺呼吸音清，未闻及明显干、湿啰音，心律齐，未闻及病理性杂音。腹软，无压痛、反跳痛、肌紧张。双下肢无水肿。双足底皮肤干燥。

初步诊断：发热待查，颅内高压原因待查。

病例讨论

住院医师：

该病例的病例特点：①青年男性，儿童期起病，病程长。②多系统受累，症状包括发热、头痛、皮疹、关节痛、结膜炎，还有视听损害，颅内高压。③ANA、ANCA、抗磷脂抗体阴性，头颅血管未发现明显血栓。④激素治疗似乎有效。患者10岁左右开始出现症状，最近几年才发现有视力损害、听力下降以及颅高压，这两部分的症状是一元论还是二元论，目前没有答案。首选以一元论来分析，结合患者的多系统累及症状，以及辅助检查，主要需要鉴别的是血管炎尤其是白塞病，以及脊柱关节炎。患者没有口腔溃疡、生殖器溃疡，没有针刺反应阳性。白塞病可以累及神经系统，其中非实质性病变以累及脑内静脉为主，尤其是上矢状窦的静脉窦血栓，但患者颅内血管影像学及DSA已经基本排除了血管栓塞性病变。而脊柱关节炎很少累及神经系统，且患者没有明显的夜间痛、休息加重、活动好转的特点。此外，患者辅助检查中IgG，特别是IgG4有升高，但升高幅度不大。患者是儿童期起病，未发现有胰腺累及、腹膜后纤维化、腺体累及等较为特征性、常见的IgG4相关性疾病症状，遂暂不予考虑。最后需要注意到，该病例起病时间早，存在反复发热，多系统累及，包括神经系统，可以考虑是否有遗传性疾病的可能性。已经询问过，明确没有家族史，所以这方面的检查可以选择告知患者与家属，根据他们的意愿决定是否做基因测序。目前患者的情况，颅内高压或许是当前最紧要的，同时也是最为特殊的临床表现之一，所以鉴别诊断也可以考虑以颅内高压作为出发点。

主治医师：

患者有明显的颅高压，视神经萎缩考虑与慢性颅高压相关。而两次腰穿都未见感染证据，头颅MRI未见占位改变，颈胸MRI未见有梗阻病变，头颅DSA也排除了血管性病变，患者的颅高压可考虑为由无菌性脑膜炎所致。该患者青年男性，儿童期起病，多系统受累，白细胞高，炎症指标高。症状包括发热、荨麻疹、结膜炎、关节痛、无菌性脑膜炎。鉴别诊断包括：①感染、肿瘤，病程长达十余年，基本排除感染或肿瘤性疾病。②自身免疫性疾病，患者ANA、ANCA等自身抗体均阴性，基本排除自身抗体阳性的自身免疫性疾病。③血管炎，可以有多系统累及，可以检测不到自身抗体，激素治疗有效，该患者有必要进一步排查血管炎性疾病。④IgG4相关性疾病，患者的发病年龄、病程、症状并不典型，仅有轻度的IgG4升高，并不首先考虑为IgG4相关性疾病。⑤其他，少见的包括Whipple病、Schnitzler综合征以及周期发热性疾病等自身炎症性疾病。Whipple病可以有发热、头痛、视神经病变、关节炎等症状，但结合患者的病程及缺乏肠道表现，症状不典型，暂不考虑。患者没有单克隆球蛋白升高，暂不考虑Schnitzler综合征。而该患者恰是儿童期起病，反复间断低热，需要考虑自身炎症性疾病。可以再仔细询问是否有诱发因素，这类疾病有些是有一定诱发因素的。

主任医师：

该患者有多种症状，间断发热、皮疹、结膜充血、关节肿痛，这些在风湿科疾病中都是比较常见的症状，但似乎又没有一种常见的风湿科疾病可以完美匹配到这位患者的诊断。而这位患者还有一些特殊的表现，如视神经萎缩、颅内高压。视神经萎缩的原因主要分为几种：原发性视神经萎缩，即由筛板后的视神经损害引起；继发性视神经萎缩，即长期视盘水肿或视盘炎引起的视神经萎缩；上行性视神经萎缩，即由视网膜或脉络膜的广泛病变引起视网膜神经节细胞的损害而导致视神经萎缩。而这三类视神经萎缩的眼底检查表现是不同的。该患者的眼底检查显示视乳头边界欠清，色苍白，视盘周围血管闭塞，这提示为继发性视神经萎缩。继发性视神经萎缩的原因又进一步分为遗传性、代谢性、中毒性、缺血性、鞍区占位、慢性颅内高压继发，每一类的视野缺损方式不同。至此，综合患者整体的多系统症状、炎

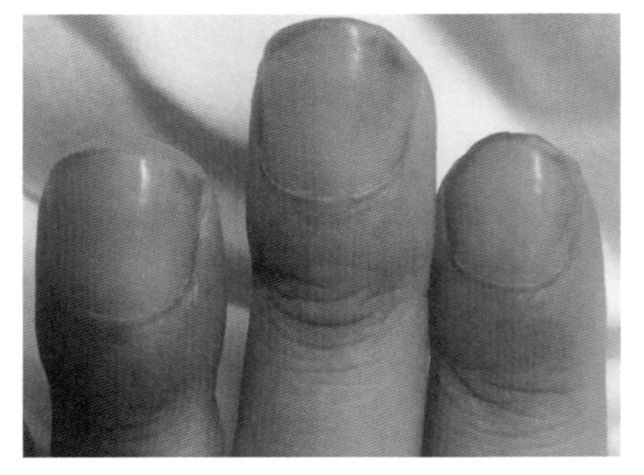

图 30-3　杵状指

症指标高，激素治疗有效，根据患者视野缺损的检查结果，解开谜题：患者视神经萎缩的原因是慢性颅内高压。此外，可以再尝试做一次 MRA 排除颅内血管性病变。通过仔细询问患者及家属，并给患者进行体格检查，发现患者每次发热都是低热，常常伴随有荨麻疹出现和结膜充血，不用药可以很快自行消退。患者说常常在冬天或者疲劳之后容易出现，说明患者的症状是有诱因的，比如寒冷、劳累。患者虽然没有明显特殊的面容，但是有杵状指（图 30-3），所以需要做基因测序排查自身炎症性疾病。自身炎症性疾病是近几年被逐渐认识的一组少见的遗传性周期性疾病，是由于基因突变使编码蛋白发生改变，导致固有免疫失调而引起全身性炎症反应。之所以叫作自身炎症性疾病，而不是自身免疫性疾病，是因为它不存在自身抗体，而是以炎症因子升高为特征。我科之前也诊断过一例自身炎症性疾病的患者，是婴幼儿期起病，有神经系统受累，也是寒冷能够诱发，症状也包括发热、关节痛等。最后基因检测诊断为慢性婴儿神经皮肤关节综合征（chronic infantile neurologic cutaneous and articular syndrome，CINCA），这是 Cryopyrin 相关周期综合征（Cryopyrin-associated periodic syndrome，CAPS）其中的一个类型。该病例也应该做基因测序以明确是否存在这类疾病。最后，该患者应用激素和甘露醇已有一段时间，症状有改善，至少目前没有头痛症状，视力也有改善，可以尝试停用甘露醇，将激素逐渐减量，看症状能否持续缓解，或者说，能否摸索到最低有效激素剂量。目前患者没有症状，可以考虑再复查一次腰椎穿刺，检测脑脊液压力明确颅内高压是否好转。

后续诊疗经过

患者的头颅 MRA 未见明显异常。

复查腰椎穿刺显示脑脊液压力正常，细胞计数、生化检测均正常。细菌、真菌培养阴性，乳胶凝集试验阴性，抗酸染色阴性。

CRP、ESR 均已正常，血常规白细胞计数仍略有升高。

患者全外显子测序显示：*NLRP3* 基因存在一个新发的点突变——1049 位碱基胞嘧啶 C 突变为胸腺嘧啶 T，从而使蛋白质氨基酸序列第 350 位的氨基酸从苏氨酸变为甲硫氨酸（图 30-4）。*NLRP3* 是 CAPS 的相关致病基因，患者的突变位点也是该病的热点突变位点。

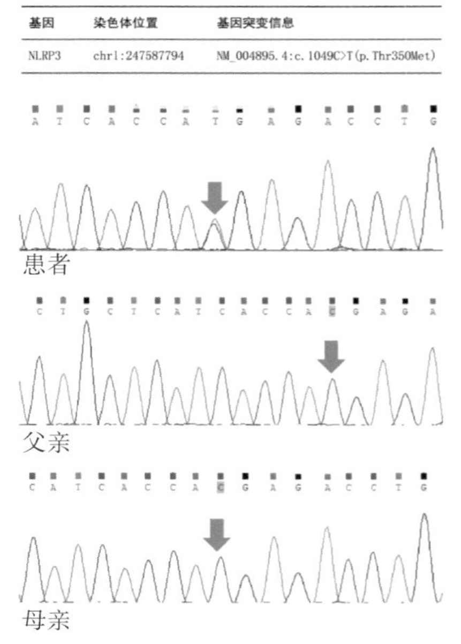

基因	染色体位置	基因突变信息
NLRP3	chr1:247587794	NM_004895.4:c.1049C>T(p.Thr350Met)

图 30-4　基因测序结果

NLRP3 基因编码的蛋白可以称为 Cryopyrin，是一种炎症小体，基因突变使得炎症小体激活，导致过多 IL-1β 释放，出现一系列临床症状。该病的治疗主要也是以抗 IL-1 治疗为主。CAPS 是一种罕见的自身炎症性疾病，包括临床上相互重叠的三种疾病：家族性寒

冷性自身炎症综合征（familial cold autoinflammatory syndrome，FCAS）、Muckle-Wells 综合征（Muckle-Wells syndrome，MWS）、新生儿起病多系统炎症性疾病（neonatal-onset multisystem inflammatory disease，NOMID）/慢性婴儿神经皮肤关节综合征（CINCA），均为常染色体显性遗传。这三种疾病临床表现相互重叠又各有特征，时常难以彻底区分。FCAS 临床表现最轻，婴儿期起病，从寒冷暴露到发作数分钟到 10 小时不等，通常 24 小时内缓解，临床表现有发热、皮疹、结膜炎，可有头痛、肌痛，没有耳聋。MWS 主要有三联征：①间断发热、头痛、荨麻疹、关节痛。②迟发性感音性耳聋。③三分之一的患者可以出现肾脏淀粉样变。起病年龄变化大，可由寒冷、热、劳累、饥饿诱发，症状可持续 12～36 小时。Muckle-Wells 综合征比较特征性的是可累及肌肉骨骼系统，比如弓形足、杵状指。发热期急性反应物升高。NOMID 又叫 CINCA，临床表现最重，新生儿期皮肤病变，慢性无菌性脑膜炎，反复发热伴关节症状，典型特征有前额突出、鞍鼻等特殊面容，可有颅压增高，视盘水肿，智力发育延迟、高频听力丧失。本例患者 10 岁起病，有杵状指，迟发性感音性耳聋，没有特殊面容和智力障碍，最后考虑为 Muckle-Wells 综合征。

最终诊断

Muckle-Wells 综合征。

疾病诊疗过程总结

该患者儿童期起病，病程长，症状间断发作，反复低热伴皮疹、结膜充血、关节痛，之后出现视听损害、颅内高压。经过眼科、神经内科的相关检查，首先明确了他的视神经萎缩是颅内高压引起的。接着通过反复仔细询问病史和体格检查，发现患者有杵状指，且症状的发作常常是寒冷、疲劳所诱发，全面的辅助检查仅发现炎症指标的升高，于是通过对这些病例特点的综合考虑，考虑自身炎症性疾病的可能性。最后，通过基因测序明确了最终诊断。

诊疗启迪

（1）关键性的鉴别诊断提示点有可能就隐藏在病史、体格检查之中。所以面对每一个病例，尤其是疑难病例，我们不能忽视病史询问的各个要素，要做仔细的全身体格检查。

（2）儿童期起病、反复发热、自发缓解、有家族史的病例，需要考虑到自身炎症性疾病的可能性，要做基因测序。

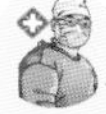

专家点评

1. 行业内知名专家点评

复旦大学附属华东医院 管剑龙 主任医师

本病例的诊断过程对临床医师的临床工作，特别是多系统、多学科的疑难杂症的诊断思路提供了科学的指导意义。对于一些罕见病，及时进行基因检测实为关键之举。患者之前辗转于多家医院的内科、五官科、皮肤科、神经科等多个学科，都局限于各自领域的常见病予以拟诊、经验治疗，只窥其现象，而疏于探究其疾病本质。基于对一些疑难杂症临床特征的全面梳理，作者团队注意到患者自儿童期发病，具有反复发作、自发缓解的特点，不为 IgG4 等异常升高的检验指标所迷惑，能够意识到遗传性自身炎症性疾病的可能性，及时选择基因测序加以明确，发现为 IL－1 通路过度活化的 Muckle-Wells 综合征，最终予以确诊，找到了治疗靶点，IL－1 受体拮抗剂 Anakinra 也就成为比较合适的选择。

2. 主任点评

上海交通大学医学院附属仁济医院 郭强 主任医师

自身炎症性疾病自 1999 年首次被报道以来，其概念已从单基因变异相关的周期性发热逐步演变成可涉及多基因变异，并同自身免疫和免疫缺陷关联的一类独特的炎症性疾病。

自身炎症性疾病在相当程度上表现为人体先天免疫系统因遗传缺陷在维护细胞稳态过程中启动既定程式反应时发生的偏差，属于罕见病，确诊有赖特异性基因检查。不过，目前国内外还缺少针对这类疾病的成套筛查工具，采用的基因检查都还仅限于基本的测序技术。因此，无论是选择某些特定基因去筛查，还是从一大堆变异中去圈定关键基因，都离不开临床医生对疾病特征的识别和归纳作为基础，而绝非靠臆测它就是个罕见病，做个全基因测序就全可明了的。

从这个意义上讲——周备地采集病史，仔细地体格检查，去伪存真地解读实验室、影像学检查结果，合乎逻辑地梳理疾病特征——这些内科基本功扎实与否依旧是我们把大量常见病诊治好之余，识别与妥善处理自身炎症性疾病，以及其他罕见复杂疾病的重要前提。

（薛知新，范维，扶琼，郭强）

参考文献

LEVY R, GERARD L, KUEMMERLE-DESCHNER J, et al. Phenotypic and genotypic characteristics of cryopyrin-associated periodic syndrome: a series of 136 patients from the Eurofever Registry [J]. Ann Rheum Dis, 2015,74(11):2043－2049

病例 31 皮炎、关节炎、葡萄膜炎——类风湿关节炎，脊柱关节病，还是幼年特发性关节炎？

主诉

患者，男，27 岁，因“双手关节畸形伴视力减退 23 年，加重 2 个月”入院。

病史摘要

现病史：患者于 23 年前（4 岁时）无明显诱因出现双手多关节畸形，主要表现为多手指近端指间关节(proximal interphalangeal joint, PIP)屈曲固定,当时无明显关节疼痛、肿胀,伴视力下降,至外院检查提示肝硬化、脾大、腹水,予以对症治疗后症状有所缓解,但视力进行性下降。21 年前(6 岁时)于外院诊断为葡萄膜炎。此后,患者关节畸形和视力下降进行性加重,视力仅剩光感。自诉其间于多家医院就诊,未予明确诊断,具体不详。2 个月前患者因上呼吸道感染、发热再次就诊于当地医院,当时体温最高达 39℃,伴有双手多关节疼痛,双膝关节肿痛,无皮疹,咽痛不明显,经抗感染治疗 4～5 天后体温恢复正常,但在就诊期间发现其血白细胞、血小板降低,血肌酐升高,后多次复查未恢复正常。门诊查血象示 WBC 1.66 $\times10^9$/L↓, Hb 139 g/L, PLT 53$\times10^9$/L↓;生化示 Scr 116 μmol/L↑,余正常范围内;ANA、ENA、抗 dsDNA 抗体、抗 CCP 抗体、RF、HLA-B27 均为阴性;ESR、CRP 未见异常。关节 B 超示:①双膝髌上囊及内外侧重度滑膜增生,少量积液。②双膝髌下端重度滑膜增生,左侧为甚,双膝软骨变薄。③双肱骨远端骨皮质不连续,双腕背侧指伸肌腱总腱中度滑膜增生,右侧中度肌腱滑膜炎,骨皮质欠光整,双手 PIP 3～5 关节不在位。门诊予以泼尼松龙 15 mg qd 联合硫酸羟氯喹片 0.1 g bid 口服治疗,1 个月后激素减量为 10 mg qd,关节疼痛略好转。现为进一步诊治收入院。追问病史:患者婴儿时期曾有一过性全身皮疹,后自行缓解,未再出现。患者自起病以来,精神可,胃纳可,二便如常,睡眠可,体重无明显变化。

既往史:先天性心脏病(房间隔缺损)于 7 年前(20 岁时)于外院行房间隔修补术。

个人史:待业,无不良嗜好,否认吸烟饮酒史,无药物滥用史。

家族史:家族中母亲、舅舅均有关节畸形、葡萄膜炎史,目前双目失明。

体格检查:T 36.9℃, P 94 次/分, R 20 次/分, BP 164/80 mmHg,全身未及皮疹,双眼视力仅剩光感,双手掌指关节(metacarpophalangeal joint, MCP)2～5 S(−)T(±),3、4 指纽扣花样畸形,双肘关节屈伸 150°～30°S(−)T(±),双膝关节 S(+)T(±)(图 31-1)。

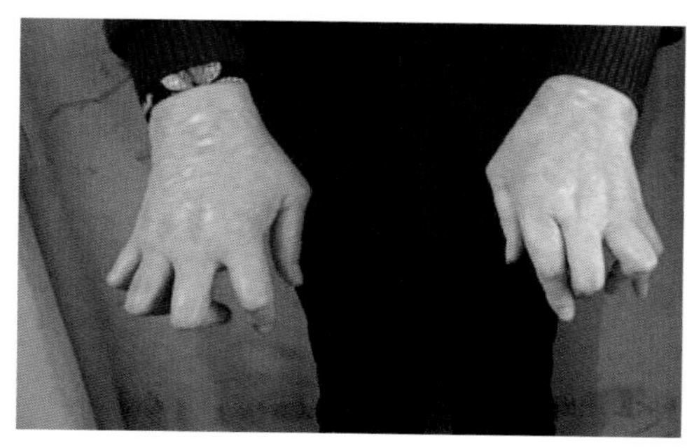
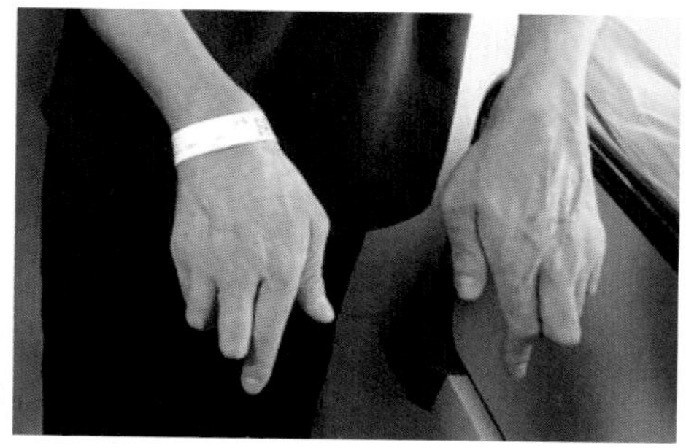

图 31-1 患者(右)及其母亲(左)双手关节畸形表现

初步诊断:关节痛原因待查,先天性心脏病。

病例讨论

住院医师:

总结该病例特点:①青年男性,慢性病程,婴幼儿起病,进行性加重。②临床表现:双手多关节急性疼痛,自幼出现葡萄膜炎致失明,婴儿时期曾出现一过性皮疹。③体格检查:双眼仅存光感,双手第 3、4 PIP 屈曲畸形。④辅助检查:血两系下降,肾功能不全,自身抗体及炎症指标均正常,影像学见关节滑膜炎表现。⑤既往史:先天性心脏病;家族史:母亲及舅舅有类似表现。患者自幼患病，存在多系统受累的表现，家族中母亲、舅舅存在类似临床表现，应进一步在常规检查的基础上完善基因检测。

主治医师：

患者以关节滑膜炎、葡萄膜炎为主要表现，既往有一过性皮疹和先天性心脏病史，家族中存在多个类似病例，这一系列线索指向患者可能存在遗传性疾病。在遗传性疾病中，有一类以反复慢性炎症为主要表现的疾病，称为自身炎症性疾病，该例患者究竟是自身免疫性疾病还是自身炎症性疾病，需从以下鉴别诊断入手。

1. 自身免疫性疾病

(1) 幼年特发性关节炎(JIA)：是一组异质性疾病，根据其不同的临床表现可分为全身型、多关节炎型、寡关节炎型、附着点炎性、银屑病型和未分类型，本例患者虽然有关节滑膜炎，但自幼关节肿痛表现并不明显，且 JIA 所致葡萄膜炎通常症状较轻或无症状，不导致失明，而患者的肾功能不全和两系下降也无法用 JIA 来解释。

(2) 脊柱关节病(SpA)：脊柱关节病患者常合并葡萄膜炎，但较少致盲，外周型脊柱关节病患者可以外周关节附着点炎为主要表现，但患者明确滑膜炎，且以双手受累为主，并不支持脊柱关节病，进一步可行骶髂关节影像学检查以鉴别。

(3) 类风湿关节炎(RA)：患者以双手为主要受累关节，B 超提示滑膜炎，虽然 RA 特异性抗体均为阴性，诊断时仍需鉴别。患者虽有中度滑膜炎，但是病程中尤其是起病时并无关节肿痛表现，直接出现关节畸形，在 RA 中较为少见，且畸形关节处未见明显的骨侵蚀表现，亦不符合 RA 的病理过程，必要时可行滑膜活检以鉴别。

2. 自身炎症性疾病：自身炎症性疾病中，以关节炎为主要表现的有以下疾病

(1) 家族性地中海热(FMF)：是一种常染色体隐性遗传病，其致病基因是位于 16 号染色体上的 *MEFV*，该病分两型。1 型表现为反复间断发作的发热、滑膜炎、浆膜炎(腹膜炎、胸膜炎及较少见的心包炎)，该型最严重的并发症为淀粉样变导致肾衰竭；2 型以淀粉样变为首发表现。本例患者不具备典型的发热症状，且葡萄膜炎致盲的表现在 FMF 中较为少见，关节表现也非典型的以大关节为主的关节炎，可通过基因检测予以排除。

(2) 化脓性关节炎、坏疽性脓皮病和痤疮综合征(pyogenic arthritis, pyoderma gangrenosum, and acne syndrome, PAPA)：是一种常染色体显性遗传病，致病基因是位于 15 号染色体上的 PSTPIP1，症状出现在 10 岁以前，表现为少关节型破坏性关节炎，通常累及肘、膝等大关节，青春期时患者有重度囊肿性痤疮和坏疽性脓皮病。本例患者双手关节受累，皮疹非典型表现，且 PAPA 无法解释患者的葡萄膜炎。

(3) Blau 综合征：又称家族性肉芽肿性关节炎，是一种常染色体显性遗传病，致病基因是位于第 16 号染色体上的 *NOD2* 基因。其特点是非干酪样坏死性肉芽肿炎症反应，典型的受累部位是关节、眼和皮肤，表现为关节炎、葡萄膜炎和皮炎三联征，本例患者除皮炎表现为反复追问病史所得，其余表现均较为符合，非干酪样坏死性肉芽肿可累及肝脏导致肝硬化，累及肾脏导致肾功能不全，必要时对患者进行相应部位的病理活检或进行基因检测可明确诊断。

主任医师：

该患者表现为关节炎、葡萄膜炎和皮疹三联征，结合其家族史，应高度怀疑为自身炎症性疾病——Blau 综合征。Blau 综合征又称家族性肉芽肿性关节炎，是一种常染色体显性遗

传病，特点是非干酪样坏死性肉芽肿炎症反应，典型的受累部位是关节、眼和皮肤，表现为关节炎、葡萄膜炎和皮炎三联征，可伴有发热、结节红斑、肾脏累及、间质性肺疾病、肺栓塞、脾脏累及等，患者通常在5岁之前发病。2001年Miceli-Richard发现*NOD2/CARD15*基因突变为该病的致病基因。本例患者虽然就诊史已经27岁，但从病史可以看出其症状发生的年龄为4～6岁，故应该完善患者及其父母的基因检测，重点关注*NOD2*基因突变情况。治疗方面，该病目前尚无循证医学支持的治疗方案，已报道用于治疗该病的药物有糖皮质激素、免疫抑制剂（甲氨蝶呤、硫唑嘌呤、环孢素、吗替麦考酚酯）、生物制剂（肿瘤坏死因子拮抗剂、IL-1受体拮抗剂）以及非甾体抗炎药，但疗效尚不确切。

后续诊疗经过

患者入院后完善了全面的实验室检测，除门诊已提及的辅助检查外，血电解质、IgG、IgA、IgM水平，钙、磷水平，甲状腺功能均在正常范围内；HIV、乙肝两对半、HCV、EBV和CMV抗体仅IgG升高，肿瘤标志物未及异常。

双手及双膝关节X线片检查提示：双手多节指间关节畸形，伴局部软组织轻度肿胀；双膝对位欠佳，髌骨形态异常，密度欠均匀，双膝关节间隙宽窄不一，关节面欠光整，髌上软组织明显肿胀伴密度增高，髌下脂肪垫较模糊（图31-2）。骶髂关节CT：未及明显异常。心脏彩超：先天性心脏病；房间隔缺损封堵术后，未见明显残余分流；左房内径增大，左室舒张功能中度减退；轻度偏多二尖瓣反流。胸部HRCT：两肺散在少许渗出；心影增大，肺动脉干饱满。泌尿系彩超：右肾肾盏积水。腹部彩超：肝损图像考虑肝硬化，胆囊壁毛糙，脾肿大。

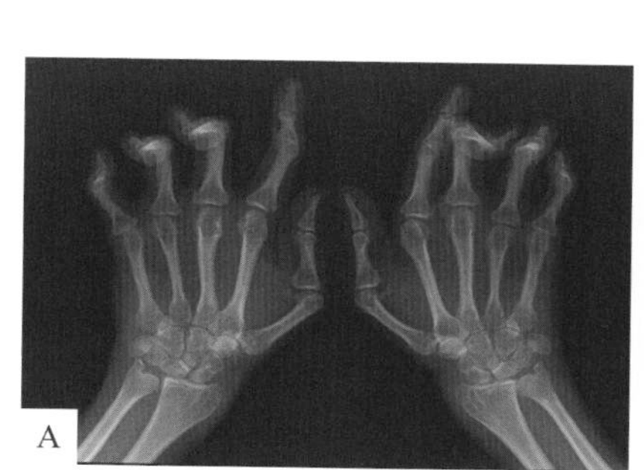
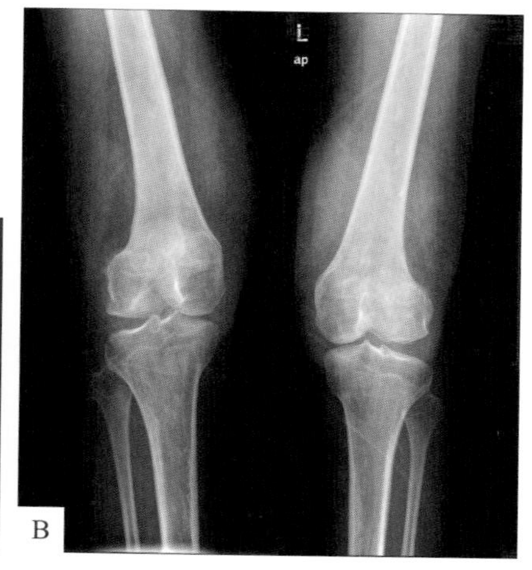

图31-2 患者双手(A)和双膝(B)X线正位片

全外显子测序：*NOD2*基因杂合突变（c.1000C>T，p.Arg334Trp）。*NOD2*基因的致病变异可导致Blau综合征，该患者所携带变异在多例BS患者中报道（PMID：24713464，11528384，17069729等），且该位点所在的氨基酸上，另有多个变异在BS患者中检测到，即Arg334Gln、Arg334Leu（PMID：20084402、28639104），提示该位点是变异的热点，该氨基酸在蛋白功能中可能有比较重要的作用。根据现有证据，该变异定义为致病变异。经Sanger验证，该变异同样在患病母亲中检测为杂合子。

基于上述结果，患者明确诊断为 Blau 综合征，由于其存在肝脏和肾脏受累，建议其行活检以明确病理，但患者拒绝行进一步检查，兼顾肝、肾功能情况，为患者选择了小剂量激素治疗，治疗后患者的症状得到了一定的缓解。

最终诊断

家族性肉芽肿性关节炎（Blau 综合征）。

疾病诊疗过程总结

这是一例幼年起病，病程中先后出现皮疹、关节炎和葡萄膜炎，家族中有类似疾病表现者的病例，多年来患者一直未找到自己疾病的真正病因，辗转求医，均只是对症治疗，历经二十余年，最终出现失明和不可逆的关节畸形。尽管患者最终找到了病因，获得了相应的治疗，但对于自身炎症性疾病这一组较新的罕见病，临床医生应当引以此例为戒，及早识别和诊断疾病，能够更好地改善患者预后。

诊疗启迪

（1）自幼发病，病情隐匿，进行加重的关节炎，合并阳性家族史，诊疗上需考虑遗传性疾病。

（2）当患者关节炎的症状不典型，又缺乏特异性血清标志物时，并非所有的滑膜炎都是自身免疫性疾病。

（3）自身炎症性疾病包括了一大组疾病，存在一些共同特点：大多数患者在儿童期首次发病，部分患者起病隐匿甚至成年后发病，病程呈复发缓解，临床表现可能包括发热、皮疹、浆膜炎（胸膜炎或腹膜炎）、关节炎、脑膜炎和葡萄膜炎，部分可发生淋巴结肿大和脾肿大。

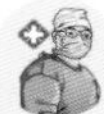

专家点评

1. 行业内知名专家点评

四川大学华西医院 赵毅 主任医师

Blau 综合征又称家族性肉芽肿性关节炎，是一种常染色体显性遗传病，特点是非干酪样坏死性肉芽肿炎症反应，典型的受累部位是关节、眼和皮肤，表现为关节炎、葡萄膜炎和皮炎三联征。该患者为双手关节畸形伴视力减退 23 年，5 岁发病，曾有一过性皮疹，结合遗传学检查 *NOD2* 突变诊断明确，治疗使用激素部分有效，对于激素联合免疫抑制剂治疗效果欠佳的患儿，推荐应用肿瘤坏死因子（TNF）- α 拮抗剂英夫利西单抗。因为是罕见病，尚找不到确切的具有循证证据的治疗药物，该疾病也有待深入研究。Blau 综合征临床罕见，并发症严重，如不早期积极治疗致残率较高。充分认识 Blau 综合征临床特点，对疾病诊断、治疗及远期预后有重要意义。患儿眼睛受累是进展性的，可能导致失明，需要由眼科医生进行密切随访。

2. 主任点评

上海交通大学医学院附属仁济医院 陈晓翔 主任医师

具有风湿病表型而又找不到自身免疫证据的患者，需要考虑自身炎症性疾病可能，尤其是幼年发病的患者。这类疾病都是罕见病，需要遗传学检查才能确诊。由于为罕见病，治疗该病的发病以自身炎症为特征，生物制剂（肿瘤坏死因子拮抗剂、抗 IL－1β 抗体）应该有效，或使用炎症小体拮抗剂。

（丁慧华，陈盛）

参考文献

［1］ WOUTERS, CH, MAES A, FOLEY KP, et al. Blau syndrome, the prototypic autoinflammatory granulomatous disease [J]. Pediatr Rheumatol Online J, 2014,12:33.

［2］ MILLINGTON, GWM, DOBSON J, HOLDEN S, et al. Sporadic Blau syndrome treated with adalimumab [J]. Clin Exp Dermatol, 2019,44(7),811－813.

病例32 发热、关节疼痛、皮疹、三系减少伴 MPO－ANCA 阳性——丙硫氧嘧啶诱发的 ANCA 相关血管炎？

主诉

患者女，24 岁。因“丙硫氧嘧啶用药 1 年余，左侧髋、膝关节酸痛 6 个月余，反复皮疹、发热 3 个月余”入院。

病史摘要

现病史：2013 年 8 月左右患者因甲状腺功能亢进，开始口服丙硫氧嘧啶治疗。2014 年 10 月无明显诱因开始出现左下肢髋、膝关节疼痛不适，于当地医院行针灸治疗后有所好转。2015 年 1 月患者因头面部、颈部、背部、足部红斑样皮疹伴发热（体温不详）至当地医院就诊，查血常规：WBC 1.13×10^9/L，Hb 74 g/L，PLT 87×10^9/L；24 h 尿蛋白 0.858 g；p－ANCA 1∶1280；ANA、ENA、RF 阴性；CRP 8.69 mg/dl，ESR 86 mm/h；胸部 CT：左肺尖小片状模糊影，左下肺斑片状高密度影；双侧腋窝多发小淋巴结，脾脏增大；骨穿示：粒系增生明显活跃，红、巨两系增生活跃，血小板聚集分布。考虑丙硫氧嘧啶诱发的 ANCA 相关血管炎可能，停用丙硫氧嘧啶，并予甲泼尼龙及对症支持治疗，患者体温逐渐正常，皮疹消退，病情好转出院。1 周余前患者再次出现低热，体温最高 37.8℃左右，伴左侧髋、膝关节疼痛，四肢局部红色针尖样皮疹。2015 年 4 月 22 日至当地医院就诊，查血常规 WBC 3.0×10^9/L，Hb 113 g/L，PLT 32×10^9/L；尿常规蛋白质（±）；甲状腺功能正常；ESR 71 mm/h；CA125 44.37 U/ml；ANA、ANCA、抗 CCP 抗体、RF 均阴性；子宫附件 B 超正常；胸部 CT 未见明显异常；左膝关节 DR 未见明显异常；予泼尼松 60 mg 口服治疗，建议转院。2015 年 4 月 28 日入我科住院治疗。

自发病以来患者无口腔溃疡、雷诺现象、光敏感，无口干、眼干等不适。体重无明显变化。饮食可，大小便无异常。

既往史：否认高血压病、糖尿病等慢性病史，否认传染病史。

个人史：无不良嗜好，无手术、外伤、输血史。

家族史：否认家族类似病史。

体格检查：T 37.6℃，P 91 次/分，R 19 次/分，BP 115/65 mmHg。神清，精神萎，双肺呼吸音粗，未及明显干、湿啰音，心律齐，未及明显杂音。腹部无压痛、反跳痛。浅表淋巴结未及明显肿大。双下肢散在点状红色皮疹，无触痛，压之不褪色。骨盆分离挤压试验(+)。右髋关节压痛，活动受限，"4"字试验阳性。左膝关节轻压痛。右肩关节压痛。

初步诊断：丙硫氧嘧啶诱发的 ANCA 相关血管炎可能，三系减少，甲状腺功能亢进。

入院后辅助检查：

血常规：WBC 2.7×10^9/L，Hb 102 g/L，PLT 56×10^9/L；ESR 65 mm/h；CRP 13.3 mg/dl。免疫学检测：ANA 1∶80，MPO-ANCA 2.88。尿常规、肝肾功能、电解质、出凝血、甲状腺功能、乙肝、HIV、梅毒、T-SPOT、血培养等检查均为阴性。

髋关节 MRI：双侧髂骨、左侧耻骨、坐骨及右侧股骨近端多发斑片状信号异常(图 32-1)。骨扫描：全身诸骨骨密度分别不均匀性增高，左侧胫骨上段骨密度分布不均。心脏彩超、肺部 CT 未见明显异常。

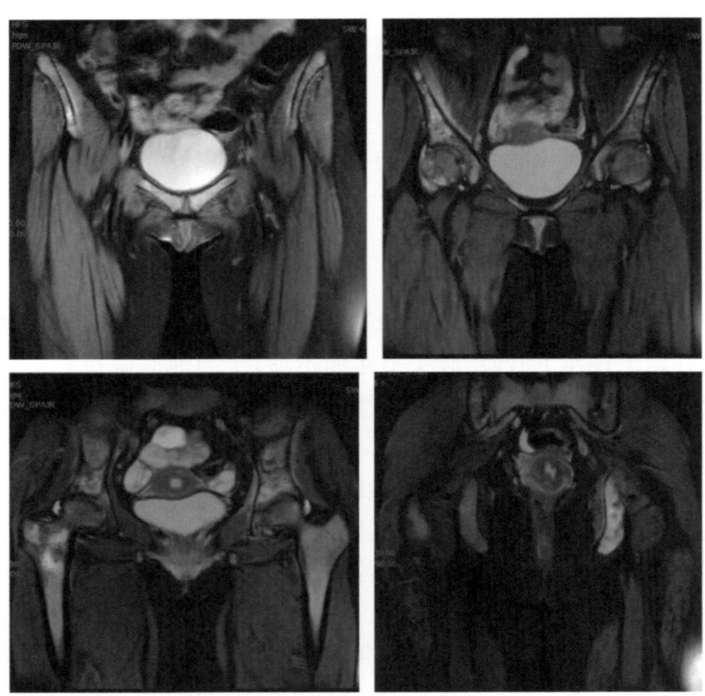

图 32-1　髋关节 MRI(冠状位)

病例讨论

住院医师：

患者女，24 岁，左侧髋膝部疼痛、发热、皮疹、三系减少起病，因甲状腺功能亢进服用丙硫氧嘧啶1年余，免疫学相关指标筛查示 p-ANCA/MPO-ANCA 阳性，ESR 明显升高，曾出现少量蛋白尿。患者年轻女性，皮肤、骨关节、血液系统等多系统受累，首先需要考虑是否为风湿免疫疾病。结合患者丙硫氧嘧啶用药史1年余，p-ANCA/MPO-ANCA 阳性，可能存在丙硫氧嘧啶诱发的 ANCA 相关血管炎，但 ANCA 相关血管炎很少累及血液系统，患者三系减少不能用此解释，且停用丙硫氧嘧啶仍出现病情缓解后复发。另外需要考虑的是结缔组织病，如系统性红斑狼疮，但病程中患者仅出现一次 ANA 弱阳性，多次化验未检出 Ro、La、Sm、dsDNA 等相对特异的抗体。此外，髋关节 MRI 示髂骨、坐骨、耻骨及股骨近端骨髓水肿信号，病变弥漫不局限于关节部位且无明显滑膜炎证据，需进一步检查明确病变性质。

主治医师：

患者年轻女性，除三系减少外，余临床表现均为非特异性症状。患者存在丙硫氧嘧啶用药史1年余，多次免疫学筛查示 p-ANCA/MPO-ANCA 阳性。MPO-ANCA 在丙硫氧嘧啶诱发的 ANCA 相关血管炎中较为常见，这可能与丙硫氧嘧啶的治疗靶点——甲状腺过氧化物酶的结构与 MPO（髓过氧化物酶）相似有关。本病例血清中 p-ANCA/MPO-ANCA 阳性很可能与丙硫氧嘧啶用药史相关，但并不一定与其临床症状相关。停用丙硫氧嘧啶及应用激素治疗后患者仍出现症状反复，更让我们怀疑 p-ANCA/MPO-ANCA 阳性与患者临床症状的相关性。患者三系减少，患者髋关节 MRI 示髂骨、坐骨、耻骨及股骨近端骨髓水肿信号，不排除与血液系统疾病相关，虽然4个月前骨穿结果示粒系增生明显活跃，红、巨两系增生活跃，血小板聚集分布，建议再次骨穿，明确或排除血液系统疾病。

主任医师：

同意主治医师的分析。本病例主要问题之一是丙硫氧嘧啶的用药史与疾病本身的关系。很多药物可诱发 ANCA 相关血管炎，丙硫氧嘧啶是常见药物之一。研究发现，接受丙硫氧嘧啶治疗的患者血清中 ANCA 的阳性率为 15%～64%，这部分患者中 27.3%～31% 可能出现血管炎的临床表现。本病例中 p-ANCA/MPO-ANCA 阳性的确可能与丙硫氧嘧啶用药史有关，但不一定与临床表现相关。临床上丙硫氧嘧啶诱发的 ANCA 相关血管炎是一种排他性的诊断，不仅要求血管炎表现与药物使用存在时间上的因果关系，还需要排除感染、肿瘤等可模拟血管炎表现的疾病。丙硫氧嘧啶诱发的 ANCA 相关血管炎的临床表现差异比较大，轻型的可仅表现为临床非特异症状，如全身不适、发热、乏力、体重减轻和关节痛等，而重型可累及肾脏、肺脏等内脏，甚至威胁生命。丙硫氧嘧啶诱发的 ANCA 相关血管炎常常累及皮肤，典型的病理表现为白细胞破碎性血管炎。累及肾脏可表现为血尿、蛋白尿和/或血肌酐升高，虽然原发性 AAV 的典型肾脏病理表现为寡免疫沉积性、坏死性新月体肾炎，但研究发现丙硫氧嘧啶诱发的 ANCA 相关血管炎累及肾脏的活检病理中可存在免疫复合物沉积。本例患者起病表现有左侧髋膝部疼痛、发热、皮疹，的确类似轻型丙硫氧嘧啶诱发的 ANCA 相关血管炎的临床表现。但是对于轻型患者，单纯停用丙硫氧嘧啶即可能足以诱导疾病缓解，这一点与该患者的病程和治疗反应不符。

血液系统受累表现是本病例的重要特点。而丙硫氧嘧啶诱发的 ANCA 相关血管炎患者外周血可表现为贫血、白细胞增多和血小板增多，这是与本例患者极为不同的，也是我们需要重视的。本例患者很可能只是存在丙硫氧嘧啶诱发的 p-ANCA/MPO-ANCA 自身抗体。患者三系减少，MRI 显示髂骨、坐骨、耻骨及股骨近端骨髓水肿，将是探究疾病本身的关键，建议再次骨穿，必要时可考虑针对 MRI 所示异常信号区于 CT 引导下进行穿刺活检。

后续诊疗经过

2015 年 5 月 1 日局麻下于右侧髂后上棘行骨髓穿刺、活检术，骨髓涂片、病理示：急性淋巴细胞白血病。血液科会诊后，转入血液科行进一步评估、治疗。

最终诊断

急性淋巴细胞白血病，甲状腺功能亢进。

疾病诊疗过程总结

患者年轻女性，左侧髋膝部疼痛、发热、皮疹、三系减少起病，因丙硫氧嘧啶用药史及血清 p-ANCA/MPO-ANCA 阳性，最初诊疗围绕丙硫氧嘧啶诱发的 ANCA 相关血管炎展开。但是，虽经停用丙硫氧嘧啶并应用激素免疫抑制治疗，后续病程中出现病情反复，且血液系统损害愈发明显。结合 MRI 检查弥漫多发骨髓水肿，再次骨穿证实为急性淋巴细胞白血病。

诊疗启迪

（1）丙硫氧嘧啶等药物可诱发 p-ANCA/MPO-ANCA 抗体生成，其中只有部分患者出现血管炎相关临床表现，如丙硫氧嘧啶诱发的 ANCA 相关血管炎不能解释患者临床症状，应进行进一步鉴别诊断。

（2）MRI 骨髓水肿信号为非特异性表现，需警惕血液系统肿瘤的可能。

专家点评

1. 行业内知名专家点评

中山大学孙逸仙纪念医院 戴冽 主任医师

ANCA 相关性血管炎是丙硫氧嘧啶的罕见不良反应。文献报导抗甲状腺药物治疗期间有 20%患者可出现 ANCA 阳性，但 ANCA 阳性者中仅 15%出现血管炎的证据。其中使用丙硫氧嘧啶的患者 ANCA 阳性率为 4%～64%（中位数 30%）。年轻和抗甲状腺药物使用时间长是导致 ANCA 阳性的主要危险因素。抗甲状腺药物诱发的 ANCA 相关性血管炎临床表现多样，以肾、肺和皮肤受累最常见，肾受累表现为血尿和中等量蛋白尿，肺受累者可出现肺泡出血导致的咯血，其他表现包括发热、关节痛、肌痛、体重下降、葡萄膜炎和巩膜炎、耳鼻喉表现、神经系统受累和消化道溃疡等。治疗方面，怀疑丙硫氧嘧啶诱发的 ANCA 相关血管炎者，应首先停用丙硫氧嘧啶，大多数患者的临床症状可于停药后很快缓解，而是否使用糖皮质激素和免疫抑制剂应结合患者的临床表现、抗体滴度和脏器受累程度等。

本例为年轻患者，有甲状腺功能亢进症病史，长期服用丙硫氧嘧啶治疗后出现左侧髋膝部疼痛、发热、皮疹、血液系统受累、炎症指标升高、p-ANCA 阳性，确实要考虑丙硫氧嘧啶诱发的ANCA相关血管炎。但患者在停用丙硫氧嘧啶及甲泼尼龙治疗，发热、关节痛、皮疹症状消失、病情一度好转后很快再次复发，又出现发热、关节痛、皮疹，此时需要重新考虑诊断是否正确，因为大多数丙硫氧嘧啶诱发的ANCA相关血管炎在停用丙硫氧嘧啶及激素等治疗后可以缓解，很少复发。同时患者有以下几个疑点：①患者1月份检查时发现双侧腋窝多发小淋巴结、脾大，而丙硫氧嘧啶诱发的ANCA相关血管炎可以有腋窝淋巴结大，但很少脾大。②患者诉有左侧髋、膝关节疼痛，但髋关节MRI及骨扫描示病变范围广泛，全身诸骨骨密度不均匀性增高，尤其是MRI显示骨髓多发斑片状信号异常，提示可能是全身性骨髓病变，而不一定是关节病变。③患者前次就诊皮疹表现为红斑，但这次复发时皮疹表现为皮肤小的出血点，而丙硫氧嘧啶诱发的ANCA相关血管炎皮疹红斑较常见，但若是皮肤出血性皮疹的话，多表现为紫癜样或血管炎样皮疹，而相对较少表现为小的出血点。由此，结合患者2次发病均有血液系统三系减少，须高度警惕血液系统肿瘤，予再次骨穿，最终确诊为急性淋巴细胞白血病。同时也再次提醒我们临床上有时不能单凭一次骨髓穿刺或活检排除血液系统肿瘤，有些患者可能需要根据病情重复甚至多次骨穿病理才能最终明确诊断。

2. 主任点评

上海交通大学医学院附属仁济医院 胡大伟 主任医师

急性白血病是造血干、祖细胞的恶性克隆性疾病，发病时骨髓中异常的原始细胞及幼稚细胞(白血病细胞)大量增殖并抑制正常造血，可广泛浸润肝、脾、淋巴结等各种脏器，表现为贫血、出血、感染和浸润等征象。白血病细胞增殖浸润的临床表现除淋巴结和肝脾肿大外，骨骼和关节表现也很常见，临床上可出现关节、骨骼疼痛，发生骨髓坏死时可引起骨骼剧痛。大多数患者血象表现为白细胞增多，也有白细胞计数正常或减少。骨髓象是诊断急性白血病的主要依据和必做检查。急性白血病诊断主要根据临床表现、血象及骨髓象特点。急性白血病的治疗要根据患者的MICM结果及临床特点进行预后危险分层，按照患方意愿、经济能力，选择并制定系统的治疗方案。抗白血病治疗的第一阶段是诱导缓解治疗，主要方法是联合化疗，目标是使病情迅速获得完全缓解。达到完全缓解后进入抗白血病治疗的第二阶段，即缓解后治疗，主要方法是化疗和造血干细胞移植。对于复发和难治性患者，根据情况可以考虑新的靶向药物、生物治疗等。

（徐安涛，扶琼）

参考文献

CHEN M, GAO Y, GUO XH, et al. Propylthiouracil-induced antineutrophil cytoplasmic antibody-associated vasculitis [J]. Nat Rev Nephrol, 2012,8(8):476－483.

病例33 难治性成人斯蒂尔病

主诉

患者女，22 岁，因“反复发热伴关节痛、皮疹 6 个月余，再发 1 周”入院。

病史摘要

现病史：患者入院前 6 个月余无明显诱因下出现发热，最高体温 39℃，多于下午发生，发热可自行缓解，伴双手多关节疼痛、四肢肌肉酸痛、咽痛及全身红色斑丘疹，皮疹多于发热时出现，热退疹退，其间患者无明显畏寒寒战、咳嗽咳痰、腹痛腹泻、尿频尿痛、脱发、口腔溃疡等不适。于当地医院就诊，予以青霉素治疗（具体不详），症状未见缓解。入院前 4 个月，患者至我院就诊，查 WBC 23.31×10^9/L，N 21.91×10^9/L，Hb 115 g/L，PLT 280×10^9/L，CRP 156 mg/L，ESR 34 mm/h，铁蛋白>1 500 mg/L，Alb 30 g/L，ALT 1 478 U/L，AST 1 230 U/L，出凝血、血脂（－），肾功能、CK、电解质、尿常规、粪常规（－），补体、免疫球蛋白、dsDNA、ANA、ENA、ANCA、CCP、RF、HLA－B27（－），CMV、EBV、呼吸道九联病毒、PCT、G 试验、GM 试验、T－SPOT、肥达试验、血培养、骨髓培养（－），自身免疫性肝病、甲肝、乙肝、丙肝（－），心脏彩超、肺部 CT、腹部 B 超（－）。PET/CT：两侧腋窝及腹股沟多发淋巴结影，考虑良性反应性增生。淋巴结活检：淋巴结反应性增生。骨穿：可见大量噬血细胞表现。诊断为“成人斯蒂尔病”，予甲泼尼龙 240 mg×3 天、160 mg×3 天、120 mg×3 天、80 mg×7 天并联合环孢素 150 mg bid 治疗原发病，后患者热平，关节疼痛、肌肉酸痛、咽痛及皮疹明显缓解，复查 WBC 12×10^9/L，铁蛋白 786 mg/L，CRP、ESR、肝肾功能、出凝血（－），予甲泼尼龙改为泼尼松 30 mg/d 维持至今。患者此次入院前 1 周再次出现发热，最高体温 41℃，伴咽痛，无明显畏寒、寒战，无咳嗽、咳痰，无腹痛、腹泻，无尿频、尿痛，无肌肉酸痛，无皮疹、关节痛等不适。现患者为求进一步诊治，收入我科。

患者自起病以来，精神稍萎，胃纳可，二便如常，睡眠可，体重无明显变化。

既往史：否认高血压病、糖尿病病史，否认乙肝、结核病史。

个人史：学生，无不良嗜好。无其余药物长期使用史。

家族史：否认家族类似病史。

体格检查：T 39.8℃，P 120 次/分，R 25 次/分，BP 125/65 mmHg。神清，精神稍萎，全身未见皮疹，关节无肿胀及压痛。颈软。双肺呼吸音清，未闻及明显干、湿啰音，心律齐，未闻及病理性杂音。腹部无明显阳性体征。双下肢无水肿。四肢肌力Ⅴ级。

初步诊断：成人斯蒂尔病，感染待排。

病例讨论

住院医师：

患者女，22 岁，因“反复发热伴关节痛、皮疹 6 月余，再发 1 周”入院。患者以持续高热起病，伴关节痛、一过性皮疹、咽痛、淋巴结肿大、肝功能异常、WBC 明显升高，同时排除感染、肿瘤及其他免疫系统疾病，符合成人斯蒂尔病 1992 年 Yamaguchi 诊断标准，成人斯蒂尔病诊断明确。患者确诊后予大剂量甲泼尼龙及环孢素治疗，发热、关节痛、皮疹、咽痛症状缓解，WBC 较前明显下降，肝功能正常，治疗有效，并予激素逐渐减量至泼尼松(pred)30 mg/d。1 周前患者再次出现高热，患者为求进一步诊治收入我科。

主治医师：患者为年轻女性，因“反复发热伴关节痛、皮疹 6 月余，再发 1 周”入院。患者诊断符合 1992 年 Yamaguchi 诊断标准，予激素及环孢素治疗后症状缓解，此次因再次发热入院。患者长期使用激素及免疫抑制剂，激素减量期间再次出现发热，需要鉴别患者为药物减量后疾病活动所致发热，还是长期使用免疫抑制后感染所致发热。此次入院需完善相关检查，评估疾病活动情况，排除感染。

主任医师：患者为年轻女性，既往诊断为“成人斯蒂尔病”。成人斯蒂尔病应用最为广泛的诊断标准为 1992 年 Yamaguchi 诊断标准，要求满足至少 3 项主要标准：持续高热、典型皮疹、WBC 升高、关节痛，及至少 2 项次要标准：淋巴结肿大或脾大、咽痛、肝功能异常、RF 及 ANA 阴性。同时成人斯蒂尔病为排除性疾病，诊断时需排除感染、肿瘤及其他免疫系统疾病。对于成人斯蒂尔病的治疗，少数轻症患者仅使用 NSAIDs 即可控制病情，然而仍有超过 80%的患者需要使用不同剂量的糖皮质激素。而对于激素治疗无效或激素依赖的患者，可考虑同时合并使用 DMARDs(如甲氨蝶呤、来氟米特、硫唑嘌呤、钙调磷酸酶抑制剂等)。近年来研究发现，托珠单抗可用于难治性成人斯蒂尔病。在成人斯蒂尔病的治疗过程中，应当警惕相关并发症，如巨噬细胞活化综合征、弥散性血管内凝血、心肌炎、血栓性血小板减少性紫癜、弥散性肺泡内出血等[6-7]。

后续诊疗经过

入院后辅助检查：WBC 1.7×10^9/L，N 0.3×10^9/L，Hb 86 g/L，PLT 89×10^9/L，铁蛋白>1 500 mg/L，Fib 1.24 g/L，腹部 B 超：脾肿大。CRP、ESR(－)，血脂(－)，肝、肾功能(－)，CMV、EBV、呼吸道九联病毒、PCT、G 试验、GM 试验、血培养(－)。

考虑患者此次为原发疾病活动，更正诊断为“难治性成人斯蒂尔病”，予甲泼尼龙 40 mg＋托珠单抗 240 mg。后患者热平，WBC 4.66×10^9/L，N 3.89×10^9/L，Hb 120 g/L，PLT 111×10^9/L，铁蛋白 1 015 mg/L，Fib 2.9 g/L。

最终诊断

难治性成人斯蒂尔病。

疾病诊疗过程总结

该患者为年轻女性。因“反复发热伴关节痛、皮疹 6 个月余，再发 1 周”入院。主要表现为持续高热、关节痛、一过性皮疹、咽痛、淋巴结肿大、肝功能异常、炎症指标明显升高。予甲泼尼龙＋环孢素治疗有效，激素减量后复发，诊断为“难治性成人斯蒂尔病”，调整为甲泼尼龙＋托珠单抗后疾病好转。

诊疗启迪

(1) 成人斯蒂尔病规范治疗中出现疾病复发，需要排除并发症，鉴别原发病活动及感染。

（2）对于难治性成人斯蒂尔病，炎症风暴难以控制，可考虑使用托珠单抗。

专家点评

1. 行业内知名专家点评

昆明医科大学第一附属医院 徐健 主任医师

该患者为年轻女性，有持续高热、关节痛、一过性皮疹、咽痛、淋巴结肿大、肝功能异常、炎症指标明显升高，排除感染、肿瘤及其他免疫系统疾病，治疗过程中对激素及环孢素治疗有效，但在激素减量后病情反复，属于难治性成人斯蒂尔病。有文献报道托珠单抗能迅速并显著改善难治性成人斯蒂尔病患者的临床症状及实验室检查；并有助于激素的减量、停用；减量后病情仍维持稳定；且安全性良好。亦有阿巴西普、IL－1 抑制剂或 TNF－α 抑制剂等用于治疗难治性成人斯蒂尔病取得成功的文献报道，提示生物制剂对治疗此类患者有着广阔的临床应用前景，但目前的研究多为病例报道，缺乏高质量的 RCT 研究，证据级别低，仍处于临床探索阶段。

2. 主任点评

上海交通大学医学院附属仁济医院 范维 副主任医师

成人斯蒂尔病是一种系统性疾病，临床特征为发热、皮疹、关节炎或关节痛，中性粒细胞异常增多，严重时伴有系统损坏。托珠单抗是人源化抗 IL－6R 单克隆抗体，通过与 IL－6 受体结合，抑制 IL－6 的作用，从而抑制炎症反应，有报道认为托珠单抗能迅速并显著改善难治性成人斯蒂尔病患者的临床症状及实验室检查；并有助于激素的减量，为常规治疗效果不佳的成人斯蒂尔病提供了新的治疗选择。

（王然）

参考文献

[1] YAMAGUCHI M, OHTA A, TSUNEMATSU T, et al. Preliminary criteria for classification of adult Still's disease [J]. J Rheumatol, 1992;19(3):424－430.

[2] YOKOTA S, ITOH Y, MORIO T, et al. Tocilizumab in systemic juvenile idiopathic arthritis in a real-world clinical setting: results from 1 year of postmarketing surveillance follow-up of 417 patients in Japan [J]. Ann Rheum Dis, 2016,75(9):1654－1660.

[3] AGHA-ABBASLOU M, BENSACI AM, DIKE O, et al. Adult-onset Still's disease: still a serious health problem (a case report and literature review)[J]. Am J Case Rep, 2017,18:119－124.

[4] GOPALARATHINAM R, ORLOWSKY E, KESAVALU R, et al. Adult onset Still's disease: a review on diagnostic workup and treatment options [J]. Case Rep Rheumatol, 2016, 2016:6502373.

[5] JAMILLOUX Y, GERFAUD-VALENTIN M, HENRY T, et al. Treatment of adult-onset Still's disease: a review [J]. Ther Clin Risk Manag, 2015,11:33－43.

[6] XI XT, WANG MJ, HUANG RY, et al. Adult onset Still's disease accompanied by acute respiratory distress syndrome: A case report [J]. Exp Ther Med, 2016,12(3):1817－1821.

[7] QURESHI AZ, ALSHEEF M, QURESHI WT, et al. Adult onset Still's disease with dermatopathic lymphadenopathy [J]. Saudi Med J, 2016,37(11):1265-1267.

病例34 发热、皮疹、关节痛——典型的成人斯蒂尔病？

主诉

患者，女，31岁，因“反复高热伴关节痛2周余”入院。

病史摘要

现病史：患者入院2周余前无明显诱因出现鼻塞、流涕，伴高热，体温最高达40.0℃，发热时膝关节、踝关节疼痛，同时伴明显咽痛，轻微咳嗽、咳白色黏痰；就诊于当地医院，予头孢尼西治疗3日效果不佳；因查血常规白细胞及炎症指标偏高，先后足疗程给予莫西沙星及比阿培南抗菌、帕拉米韦抗病毒，且加用甲泼尼龙静滴每日40 mg共3日，高热仍反复，伴四肢多关节疼痛；静脉甲泼尼龙加量至40 mg bid后体温平3日，后减量至上午40 mg、下午20 mg时患者再次高热，伴双侧大腿一过性红色不规则皮疹，热退即消；复查血检示白细胞及炎症指标未见明显下降。患者自诉幼年时“风湿关节炎”病史(具体不详)。当地医院考虑患者可能存在免疫系统疾病，遂来我院风湿科住院治疗。患者自起病以来，无头痛、呕吐，无心悸、心慌，无腹痛、腹泻，无尿频、尿急、尿痛，精神尚可，大便如常，小便如常，睡眠尚可，饮食未见异常，体重无明显变化。

既往史：平素体健，幼年时曾出现“风湿关节炎”病史，后自愈(具体资料不详)。否认乙肝、结核等传染病病史。否认药物等过敏史。

个人史：生长于原籍，从事大学教师职业，无烟酒等不良嗜好，无毒害物质接触史，近期无疫区旅游史。

婚育、月经史：已婚已育，育有一女，配偶及女儿体健。无痛经，经期规则，经量中等。

家族史：否认家族遗传性疾病病史。

体格检查：T 39℃，P 120次/分，R 34次/分，BP 150/84 mmHg，神志清，精神可，发育正常，正常面容，自主体位，腋下、腹股沟部可扪及小淋巴结，质软。双肺叩诊呈清音，听诊呼吸音清，心脏浊音界无扩大，心率120次/分，律齐，未及杂音。腹平软，无压痛及反跳痛，肝脾肋下未触及，无移动性浊音，肠鸣音无亢进，各关节无畸形、无红肿，双下肢无水肿。颈软，神经反射存在，病理反射未引出。

实验室检查：

常规及生化检测：WBC 18.96×10^9/L，N% 90.1%，ESR 45 mm/h，铁蛋白>1 500.00 μg/L，LDH 701 U/L、余肝肾功能(—)，甲状腺功能(—)。

免疫相关检查：抗ANA滴度1∶160，核颗粒型；抗ENA(—)，ANCA(—)，RF(—)，dsDNA(—)，补体C3、C4(—)，免疫球蛋白IgA、IgG、IgM(—)。

感染相关指标：PCT 1.87 ng/ml，CRP 100.1 mg/L，多次血培养(—)；T-SPOT、G实

验、GM 实验(—);EBV、CMV、呼吸道九联病毒(—);病原学基因组学检测(—);痰涂片及培养(—)。

肿瘤相关指标:CA199、CEA、CA125、CA153、CA211、CA724、NSE、AFP 等肿瘤标志物(—)。

PET/CT:①右侧隐窝生理性 FDG 摄取可能,右侧上颌窦炎症。②双侧颈部、腋下多发淋巴结(SUVmax=3.5~7.7),较大者 13 mm×8 mm,炎性增生可能性大。③左肺下叶纤维条索灶。④肝右叶多发血管瘤可能,建议结合增强 CT/MRI 检查。⑤脾脏偏大,脾脏及全身多处骨骼 FDG 代谢弥漫性轻度增高(SUV=3.2~3.5),考虑反应性增生所致可能性大。

淋巴结 B 超:颈部、后腹膜淋巴结(—),腋下、腹股沟见小淋巴结,较大者 16 mm×7 mm,边界清,形态规则,皮髓质分界清楚。

胸部 HRCT:两下肺散在条索灶伴少许渗出可能,左侧胸腔少量积液,右侧胸膜反应。

腹部 B 超:膀胱内壁毛糙;双侧肾脏、双侧输尿管未见明显异常,肝内偏高回声结节(血管瘤可能);脾稍长(长径 137 mm);胆囊、胰腺未见明显异常。

心脏超声:轻度三尖瓣反流。

初步诊断:发热待查,成人斯蒂尔病(AOSD)可能。

初步治疗经过:根据患者入院前的治疗方案及效果,予以加用甲泼尼龙 40 mg bid ivgtt;因复查患者 CRP 及 PCT 偏高,同时予以美罗培南、左氧氟沙星抗感染;患者体温平近 1 周,复查相关指标示 WBC 5.54×10^9/L, ESR 8 mm/h, CRP 54 mg/L, PCT 0.78 ng/ml;考虑治疗有效,予尝试静脉甲泼尼龙减量至早 40 mg、晚 20 mg,患者体温再次升高。遂恢复甲泼尼龙 40 mg bid ivgtt,患者体温再次回复正常;考虑患者对激素存在剂量依赖,予以加用甲氨蝶呤(MTX)7.5 mg qw po,并拟将抗生素逐步降阶至减停。

病例讨论

住院医师:

该患者为年轻女性,高热伴关节痛、咽痛起病,每日体温波动大于 2℃以上,虽然因退热等治疗的干扰,仍可基本判定患者的热型呈弛张热,且为逍遥热;另外出现与体温平行的一过性红色皮疹,形态多变;炎症指标示 WBC 高,中性粒细胞比例增高,铁蛋白增高,血沉增高;PET/CT、肿瘤标志物未见明确肿瘤依据,多次血培养、病原学基因组二代测序等均未查见感染依据;就目前状况,患者临床症状包括发热持续 1 周以上、咽痛、关节痛、皮疹,B 超显示的脾大、淋巴结肿大,暂未查见明确感染及恶性肿瘤依据;虽然患者抗核抗体呈现 1∶160 阳性,但临床表现暂不符合其他风湿免疫病的诊断;故目前符合 AOSD 的 Yamaguch 诊断标准;且治疗方面对抗生素反应不佳,而糖皮质激素显著有效,并对糖皮质激素存在剂量依赖,难以减量;故目前需要制定下一步诊疗方案。

主治医师:

该年轻患者以典型的弛张热、咽痛、关节痛、皮疹起病,且白细胞(中性粒细胞比例增高)、ESR、CRP、铁蛋白等炎症指标均偏高,B 超显示有深部淋巴结增大、脾大,糖皮质激素治疗有效,以上这些均符合典型 AOSD 的临床表现。但是众所周知,AOSD 是一种排除性诊断的疾病,诊断难点不在于符合诊断标准,而在于如何排除包括恶性肿瘤、感染、其他结缔组织病等疾病。该患者为年轻女性,不明原因发热首先需要排除恶性淋巴瘤的诊断。淋巴瘤依原发部位及受侵犯的组织器官不同，临床表现多样。隐匿发病时，亦可以长期高热起病，伴随的临床表现和化验检查与AOSD有诸多相似之处，例如发病年龄以青壮年为主，可出现咽痛、肝、脾、淋巴结肿大，皮疹，胸腔积液，肝功能异常，血白细胞升高，类风湿因子和抗核抗体阴性等特点。因此，疑似AOSD的患者不能排除淋巴瘤等血液系统疾病时，应行骨髓穿刺涂片及活检、肿大淋巴结活检等活组织病理学检查明确诊断。AOSD患者的骨髓检查多数为感染性骨髓象，而非霍奇金淋巴瘤患者骨髓受累时可找到淋巴瘤细胞，且20%非霍奇金淋巴瘤患者可同时并发急性淋巴细胞白血病；另外，如能找到R-S细胞，可有助于诊断霍奇金淋巴瘤，骨髓活检有助于提高阳性率。针对该患者来说，肿大淋巴结较小且均处于深部，较难获取；另外患者血象较前明显好转，且对目前治疗有效，故可暂观察；但仍不可掉以轻心，应密切监测病情，如果出现病情反复应及时行活组织检查。其次感染方面，AOSD需要着重与菌血症或败血症、组织器官脓肿及某些特殊病毒感染相鉴别，患者已多次行包括病原学基因组二代测序在内的各种病原学检测、血培养、痰涂片及培养、肺部CT、腹部B超等，未见明确病原学感染依据，故暂排除感染性疾病。此外，AOSD还需要与其他结缔组织病鉴别，包括系统性红斑狼疮、类风湿关节炎、多发性肌炎、血管炎等，这些疾病的临床表现各有特点，需结合相应的实验室及影像学检查鉴别。虽然该患者存在抗核抗体1∶160阳性，核颗粒型，但包括ENA、ANCA、CCP、RF等其余抗体均为阴性，故暂不足以诊断其他结缔组织病。值得注意的是，部分AOSD可向其他结缔组织病如类风湿关节炎转化，故后期治疗随访过程中应时刻留意。

目前该患者仍考虑AOSD可能性大，且为呈激素依赖的难治型，因此可尽早加用DMARDs，此时可首选MTX，如单用MTX仍不缓解或效果不佳可联合使用其他DMARDs如来氟米特(LEF)、环孢素等治疗。重症患者还可使用环磷酰胺(CTX)冲击治疗。另外仍需强调的是，AOSD是一种排除性诊断的疾病，即在后续治疗和随访时应严密监测是否有支持其他诊断的新证据出现。

主任医师：

这是一例年轻女性反复高热的病例，临床症状、实验室检查及后续治疗似乎都指向了AOSD，但如主治医师上述意见，我们需要牢牢记住，AOSD是一种排除性诊断的疾病，尤其是出现病情变化或者常规治疗效果不佳时，我们必须要回过头来认真思考最初的诊断是否正确。对于这个病例，我们是否还存在遗漏呢？患者存在抗核抗体1∶160核颗粒性阳性，发病初期即LDH偏高，PET/CT提示双侧颈部、腋下多发淋巴结，全身多处骨骼FDG代谢弥漫性轻度增高，后续治疗所需激素剂量偏大，这些均是需要我们重点留意的特殊点。AOSD最常也最难与肿瘤进行鉴别，有研究专门对初期表现与AOSD高度相似但最终诊断为恶性肿瘤的患者人群进行了统计，诊断延误时间可长达24个月；荟萃研究显示，与AOSD患者人群相比，初期表现类似AOSD的肿瘤患者在年龄、性别、发病年龄、初期的常规实验室检查及免疫抗体检查方面无统计学差异。这项研究再次揭示了AOSD与肿瘤的鉴别是非常困难的。另外这些酷似AOSD的肿瘤中，约50%为血液系统恶性肿瘤，其中淋巴瘤占到38.9%，提示淋巴瘤是我们鉴别诊断的重中之重。我们病例里的患者为年轻女性，同样处于淋巴瘤的好发年龄，且上述可疑点正是需要反复琢磨的地方，因此有必要进一步行骨髓穿刺及活检排除血液系统疾病；因肿大淋巴结目前不处于浅表位置，难于获取，可暂时观察，但需密切注意患者病情及实验室指标变化。治疗方面同意主治医师意见，患者呈难治型，可加用 MTX 和(或)LEF 等 DMARDs。另外,研究表明 IL-1β、TNF-α、IL-18、IFN-γ 和 IL-6 均参与了 AOSD 的发病机制,且与发热、皮疹等全身症状和 CRP、铁蛋白、白细胞的升高相关,IL-1β 和 IL-18 被认为是 AOSD 发病机制中的始动细胞因子,二者通过不同的信号传导通路分别促进 IL-6、TNF-α 和 IFN-γ 产生,从而导致疾病的发生。阻断上述细胞因子的传导已成为治疗 AOSD 的新策略。目前 IL-6 受体阻滞剂、TNF-α 受体阻滞剂、IL-1 受体阻滞剂等生物制剂治疗 AOSD 的安全性和有效性都得到一定的肯定。Zhou 等研究者曾对生物制剂治疗难治型 AOSD 进行了荟萃研究,结果显示 TNF 抑制剂、IL-1 抑制剂、IL-6 抑制剂(托珠单抗)有效率分别为 11.8%、65.54%、76.07%。日本学者曾报道托珠单抗可用来治疗 AOSD 合并全身炎症反应综合征的患者,且后期可逐渐停用糖皮质激素和免疫抑制剂,仅用托珠单抗维持治疗。针对本例患者,如后续治疗效果不佳,可考虑使用生物制剂。务必同家属加强沟通,使家属充分理解疾病诊断仍存在不确定性,必要时需再次行相关等检查排除恶性血液系统疾病,务必要获得患者及家属的理解。

后续诊疗经过

继续予以甲泼尼龙 40 mg bid ivgtt,加用 MTX 联合 LEF 治疗,患者体温平,但 3 天后复查肝功能示 ALT 235 U/L,予以停用 MTX 及 LEF,积极保肝等对症处理后,ALT 出现回落趋势。4 天后,在未调整激素用量情况下,患者再次高热,伴咳嗽、咳痰,复测血检示重度粒缺(WBC 0.97×10^9/L, N 0.18×10^9/L, CRP 75.4 mg/L, PCT 29.78 ng/ml),仍伴肝损,立即完善骨髓穿刺涂片及活检检查,结果示粒系增生低下,各阶段细胞可见,未见噬血细胞;骨髓病理示增生活跃,造血组织 50%,脂肪组织 50%,粒系细胞罕见,幼稚细胞少量散在,成熟粒细胞难见,红系幼红细胞簇状分布,巨核细胞 25 个/mm^2。因患者痰培养示中间肠杆菌生长(++++),白色念珠菌(++);遂请感染科会诊,根据会诊意见调整抗感染方案为亚胺培南+利奈唑胺+卡泊芬净抗感染。调整激素用量为地塞米松 15 mg qd ivgtt,辅以集落刺激因子等对症处理。患者体温再次恢复正常,逐渐将激素剂量减至甲泼尼龙 40 mg bid ivgtt 时,患者再次高热,全面复查相关指标示 N 0.03×10^9/L, PLT 29×10^9/L, TG 3.28 mmol/L, Fib 1.50 g/L,可溶性 IL-2 受体 7205 U/ml,铁蛋白>1500 μg/L,结合患者发热、脾大,可考虑存在噬血细胞综合征。经过科内讨论,考虑患者难治型 AOSD 伴噬血细胞综合征,激素用量再次调整为地塞米松 10 mg qd,予以加用托珠单抗治疗。患者体温再次降至正常。随后复查血常规示外周血大量异常淋巴细胞。立即复查骨穿,报告见 31.5%异常细胞,不除外恶性淋巴瘤骨髓侵犯可能。骨髓免疫分型示(外院):淋巴细胞约占有核细胞的 76%,比例增高;CD3(+)细胞约占淋巴细胞的 98.9%,且异常表达 HLA-DR、CD38, CD3(+)、CD4(+)细胞约占淋巴细胞的 3.4%, CD3(+)、CD8(+)细胞约占淋巴细胞的 83.9%,不排外恶性淋巴瘤可能。根据血液科会诊意见紧急加做骨髓病理酶标。随后患者血常规、出凝血指标进行性恶化,出现消化道自发性出血,复查血常规示 WBC 6.97×10^9/L, N 0.26×10^9/L, L 6.47×10^9/L, RBC 1.44×10^{12}/L, Hb 49 g/L, PLT 6×10^9/L。虽经积极予以止血、制酸、抑制腺体分泌等药物,并积极扩容、升压等抢救处理(患者血型为 Rh 阴性 A 型,无法紧急输血),患者未能抢救成功,最终死亡。

患者死亡后约 1 周,骨髓病理及免疫组化报告回报示:骨髓组织增生减退,造血组织 30%,脂肪组织 70%,正常造血细胞减少,散在淋巴样细胞,中等大小,核不规则,伴吞噬现象。巨核细胞 40 个/mm^2。结合免疫组化可符合外周 T 细胞淋巴瘤累及骨髓，伴噬血细胞综合征。免疫组化：骨髓增生淋巴细胞 CD3(+)，CD20(-)，TIA-1(+)，ALK(-)，PG-M1(-)，CD56(灶+)，Ki-67(50%)，EBER(-)。结合病史及 HE 可符合外周 T 细胞淋巴瘤累及骨髓，伴噬血细胞综合征。

最终诊断

外周 T 细胞淋巴瘤(Ⅳ期 B 组)，噬血细胞综合征。

疾病诊疗过程总结

患者为年轻女性，以弛张热、咽痛、关节痛起病，伴皮疹、淋巴结肿大，炎症指标高，抗感染治疗无效，糖皮质激素治疗可控制症状，但存在剂量依赖性，即减量后症状复现。虽然排除性诊断的思维贯穿整个诊治过程，完善了包括病原学基因检测、PET/CT 在内的多项检查，始终未能查见明确感染及肿瘤依据。按照 AOSD 治疗规范予以激素及免疫抑制剂治疗，患者病情一度好转。但随病情进展，患者再次出现不可控制的发热，合并粒细胞缺乏、肝功能不全、出凝血紊乱等一系列噬血细胞综合征的表现，继续完善骨穿等检查，并积极对症处理，多种症状仍无法遏制，出现消化道出血，最终死亡。第三次骨髓穿刺及骨髓病理活检证实其为外周 T 细胞淋巴瘤(Ⅳ期 B 组)，噬血细胞综合征。

诊疗启迪

综上，此为一例酷似 AOSD 的淋巴瘤病例，起病极其隐匿但进展迅速、凶险。AOSD 最常也最难与肿瘤进行鉴别，与 AOSD 患者人群相比，初期表现类似 AOSD 的肿瘤患者在年龄、性别、发病年龄、初期的常规实验室检查及免疫抗体检查方面无统计学差异；约 50%为血液系统恶性肿瘤，其中淋巴瘤占到 38.9%，提示淋巴瘤是 AOSD 鉴别诊断的重中之重。淋巴瘤确诊的关键是高质量的病理组织检查结果，但原发于深部淋巴结或脏器的淋巴瘤，在原发病灶暴露前，难以取得活检组织，更增加了与 AOSD 的鉴别难度。大剂量激素对 AOSD 临床效果好，同时也是淋巴瘤基本化疗药物之一，故早期治疗显著有效，但后续随原发病进展，症状会出现反复并进行性加重。因此该病例再次给临床医生敲响警钟，AOSD 与肿瘤的鉴别是风湿科医生始终需要着重留心的，必须在临床实践过程中努力培养敏锐的临床直觉。全面而详尽的实验室检查，对任何可疑活组织进行病理学检查，仔细观察对治疗的反应等有助于我们进行判断。有文献提到，出现 LDH 异常增高、外周血异常细胞、可溶性 IL-2 受体异常增高时，需要提高对血液系统肿瘤的警惕。另外，对于 AOSD 来说，即使已做出诊断，也绝不能一劳永逸。在后期随访过程中，要始终不放过任何蛛丝马迹，随时做好调整诊断及治疗方案的准备。

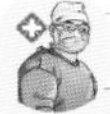

专家点评

1. 行业内知名专家点评

新疆维吾尔自治区人民医院　武丽君　主任医师

这是一例为风湿科医生敲响警钟的临床案例，从患者的发病，不明原因的高热、白细胞升高、淋巴结肿大、关节疼痛等，给我们的一系列信号像 AOSD，但一定要注意 AOSD

是一个排除性的诊断，尽管诊断AOSD使用激素治疗后一度有体温的下降，但是最终出现了疾病的反复，做了骨髓病理等相关辅助检查发现了T细胞淋巴瘤，所以给临床一个非常好的提醒：AOSD无论在诊断时，还是在诊断后期的随访中，都一定要警惕它是一个排除性的疾病，要做严密的筛查，对AOSD的发生、发展以及恶性肿瘤的出现要有及时准确的判定，以期为患者的治疗争取时机和生存期。

2. 主任点评

上海交通大学医学院附属仁济医院 吕良敬 主任医师

鉴别诊断是AOSD临床诊断的难点，也常常是成功案例的亮点。由于均可表现未高热、白细胞升高、淋巴结肿大、关节痛等，急性病毒综合征(包括微小病毒B19、肝炎病毒等)、细菌感染与心内膜炎、其他系统性风湿病(包括肌炎、结节性多动脉炎等)、淋巴瘤是常见需评估鉴别的病因。淋巴瘤起病隐匿，在无病理依据之前，常于风湿病难以临床鉴别；且淋巴瘤与AOSD均可继发噬血细胞综合征，进展快速，病情凶险，需临床密切关注。

巨噬细胞活化综合征(MAS)通常指继发于AOSD的噬血细胞综合征。AOSD患者出现MAS怀疑时，应及时完善骨穿，监测铁蛋白、肝功能、甘油三酯、血常规等指标。合并MAS的AOSD病死率较高，往往需要更大剂量的激素控制病情，部分患者急性期可参照HLH-2004指南联合依托泊苷(VP-16)化疗；对于免疫抑制剂的选择，临床更倾向于选择钙调磷酸酶抑制剂和生物制剂。

(王苏丽，陈盛，吕良敬)

参考文献

[1] HOFHEINZ K, SCHETT G, MANGER B. Adult onset Still's disease associated with malignancy-Cause or coincidence [J]? Semin Arthritis Rheum, 2016,45(5):621-626.

[2] SUN NZ, BREZINSKI EA, BERLINER J, et al. Updates in adult-onset Still disease: Atypical cutaneous manifestations and associations with delayed malignancy [J]. J Am Acad Dermatol, 2015,73(2):294-303.

[3] FEIST E, MITROVIC S, FAUTREL B. Mechanisms, biomarkers and targets for adult-onset Still's disease [J]. Nat Rev Rheumatol, 2018,14(10):603-618.

[4] MASUI-ITO A, OKAMOTO R, IKEJIRI K, et al. Tocilizumab for uncontrollable systemic inflammatory response syndrome complicating adult-onset Still disease: Case report and review of literature [J]. Medicine (Baltimore), 2017,96(29):e7596.

病例35 反复发热、皮疹、关节痛——不仅是成人斯蒂尔病

主诉

患者，女，20岁，因“间断多关节肿痛1年余，反复发热半年余，再发伴皮疹2周”入院。

病史摘要

现病史:患者 2019 年 9 月无明显诱因出现间断膝关节、双手指间关节肿痛,否认光过敏、脱发、皮疹、口腔溃疡、雷诺现象、肌痛、肌无力等,未重视。2020 年 3 月出现反复发热,最高体温 38.7℃,至某医院就诊,查 ANA 1∶1000,考虑结缔组织病系统性红斑狼疮可能,多浆膜腔积液(具体不详),予甲泼尼龙 40 mg qd→甲泼尼龙 12 mg tid+CTX 0.4 g q2w(累计 2.6 g)+羟氯喹 0.1 g tid,激素规律减量,发热、关节痛好转;2020 年 7 月减至 10 mg qd,半月前再次发热,最高体温 41.7℃,伴全身橘红色斑疹,与发热平行,有关节痛、气喘、头痛头晕,无尿少、咳嗽咳痰等,查 ANA 1∶320,铁蛋白 4836 μg/L,抗 SSA(+),余 ENA、ANCA、抗 CCP、RF(−),予替考拉宁、左氧氟沙星、亚胺培南、头孢哌酮钠舒巴坦、利奈唑胺等抗感染后仍反复发热,皮疹较前好转。3 日前就诊我院急诊,查血常规 WBC(47.6→19.24→16.55)×10^9/L, Hb(104→113→141)g/L, PLT(181→99→51)×10^9/L, N% 95.5%;CRP(186.04→>200) mg/L, PCT 6.09 ng/ml, Fib 4.91 g/L, ALT 85 U/L, AST 59 U/L, LDH 800 U/L, CK、肾功能、心肌损伤标志物(−)。肺部 CT:左肺下叶少许渗出可能;腹部 CT:左肾小结石,胆囊炎表现,余未见异常;骨穿报告未出。予莫西沙星+头孢吡肟抗感染,甲泼尼龙 60 mg qd 等治疗,仍有发热,最高体温 39.5℃,伴腹部皮疹,白细胞、血小板进行性下降(如上)。现为进一步诊治收入我科。自起病以来,精神弱,食欲较差,大便如常,体重变化不详。

既往史:否认高血压病、糖尿病等慢性病史,否认传染病史。

个人史:无不良嗜好,无手术、外伤、输血史。

家族史:否认家族类似病史。

体格检查:T 38℃, P 120 次/分,R 20 次/分,BP 75/40 mmHg;腹部皮疹明显,浅表淋巴结(−),余心肺腹查体无殊,关节(−),神经系统(−),全身水肿明显。

初步诊断:发热待查,成人斯蒂尔病(AOSD)可能;血小板减少休克前期。

病例讨论

住院医师:

病例特点:①青年女性,慢性病程,反复发作,急性加重。②临床主要表现为反复高热、皮疹、关节肿痛,多浆膜腔积液,ANA 阳性,炎症指标显著升高,激素、免疫抑制剂有效,抗感染疗效欠佳。本次发作高热伴皮疹、关节痛,炎症指标显著升高,足量激素及广谱抗感染无效,逐渐出现白细胞、血小板进行性下降。③既往史、个人史、婚育史、家族史无殊。④查体示发热、心率增快、血压降低伴全身水肿。⑤辅助检查:肺部 CT 示左肺下叶少许渗出,腹部 CT 示胆囊炎。目前诊断发热待查、AOSD 可能性大,血小板减少。病因方面,应做以下鉴别。①AOSD:依据 1992 年日本山口标准,患者满足全部 4 条主要标准,即≥39℃的发热且持续至少 1 周;持续≥2 周的关节炎或关节痛;非瘙痒性斑疹或斑丘疹,外观呈橘红色,通常在发热期间见于躯干或四肢;白细胞增多(≥1000 个/μl),至少 80%为粒细胞;且满足 1 条次要标准:肝功能异常,特别是 ALT、AST、LDH 浓度升高。符合 AOSD 分类标准,但需充分除外感染、恶性肿瘤或其他结缔组织病。②其他结缔组织病:AOSD 的关节炎和急性期反应物升高可能与一系列其他风湿病相似,包括类风湿关节炎(RA)、反应性关节炎和系统性红斑狼疮(SLE)。这些患者可能存在其他不属于 AOSD 的特征,例如见于反应性关节炎的近期胃肠道或泌尿道感染，以及见于 SLE 中的脱发、雷诺现象、皮肤狼疮、显著肾小球肾炎、抗双链 DNA 和(或)抗 Smith 抗体阳性及其他表现。RA 患者没有 AOSD 典型的每日峰热、皮疹和淋巴结肿大，许多 RA 患者的 RF 或抗 CCP 抗体检测阳性。除 AOSD 以外的风湿病中，血清铁蛋白值通常不会超过 3 000 ng/ml。患者无上述表现，铁蛋白＞3 000 ng/ml，均为其他结缔组织病不支持点。相反，仅有不到 10%的 AOSD 患者存在 RF 和 ANA，且通常为低滴度。该患者青年女性，外院曾查 ANA 1∶1 000，为高滴度阳性，抗 SSA(＋)，有关节炎、浆膜炎表现，需考虑 SLE 可能，但依据尚不足，且 SLE 通常不表现出类似的剧烈炎症反应。③恶性肿瘤：由于常出现发热、淋巴结肿大和白细胞增多，AOSD 可能与淋巴瘤(特别是非霍奇金淋巴瘤或霍奇金病)相混淆，尤其是主要表现为淋巴结肿大和全身症状时，淋巴结活检有助于鉴别上述疾病与 AOSD。该患者未见明显淋巴结肿大，入院后可完善骨髓穿刺及 PET/CT 进一步除外。④感染性疾病：该患者病程长，反复发作，无相关感染表现，亚胺培南、利奈唑胺等广谱抗生素治疗无效，考虑感染可能性不大；但患者长期激素及免疫抑制剂治疗，需警惕继发感染，入院后进一步完善血培养以及相关病毒、真菌、不典型病原体等筛查。并发症方面，患者血小板、白细胞进行性下降，需警惕巨噬细胞活化综合征(MAS)；同时出现低血压、心率增快，全身水肿明显，考虑毛细血管渗漏综合征(capillary leak syndrome，CLS)、分布性休克。

主治医师：

患者青年女性，反复高热伴皮疹、关节痛，目前感染、肿瘤证据不足，除 ANA(＋)外，暂无 SLE 等其他结缔组织病表现，结合患者剧烈炎症反应表现，考虑 AOSD 可能性大，鉴别方面尚需考虑药物性发热及自身炎症性疾病。入院需进一步完善检查除外感染、肿瘤及其他自身免疫病等。另外，本例患者治疗过程中出现血小板、白细胞进行性下降，需警惕 MAS 的发生。少数 AOSD 患者可并发 MAS，易漏诊。MAS 可在 AOSD 病程中任何时间发生，且 AOSD 和 MAS 同时出现的情况并不少见。两种疾病均可能出现贫血以及血清铁蛋白和 CRP 显著升高。与 AOSD 不同，MAS 患者可能有白细胞减少和血小板减少，且血清甘油三酯水平很高。此外，尽管铁蛋白和 CRP 均升高，发生 MAS 的 AOSD 患者触珠蛋白和纤维蛋白原水平可能正常或偏低，其中一些患者的 ESR 正常或出乎意料的低。MAS 的诊断标志是骨穿发现大量分化良好的巨噬细胞，这些细胞积极吞噬造血成分。在 AOSD 的鉴别诊断时，也应考虑与 AOSD 无关的 MAS 和 HLH。同时注意到患者血压低，有效循环容量不足，考虑剧烈炎症反应所致 CLS。目前患者需积极抗休克治疗，保证脏器灌注，及时评估各脏器功能，对症支持。

主任医师：

在充分完善鉴别诊断的前提下，本例患者治疗以积极抗休克、抗炎治疗为主。此类患者炎症反应显著，伴毛细血管渗漏综合征，影响循环，属于重度疾病，需大剂量或冲击式糖皮质激素治疗，应接受生物制剂早期治疗，例如 IL－1 或 IL－6 抑制剂，若无禁忌，可早期启动托珠单抗治疗。若控制不佳，则需接受依托泊苷治疗。

后续诊疗经过

进一步完善辅助检查：

血常规：WBC(23.05↑→12.32↑→6.21→2.93↓)$\times 10^9$/L，Hb(146→125→81↓→71

↓)g/L，PLT(34↓→11↓→18↓→13↓)×10^9/L，网织红细胞减少；

尿常规：pH 5.5，WBC、NIT(－)，PRO(＋)，BLD(＋)，WBC未查见/HP，RBC 25～30个/HP。

便常规＋潜血：阴性。

炎症指标：CRP 37.44 mg/L↑，ESR 5.00 mm/h，PCT 0.72 ng/ml，铁蛋白＞15 000 ng/ml。

血生化：Alb 18.4 g/L↓，Glb 15.2 g/L↓，ALT 136 IU/L↑，AST 79 U/L↑，LDH 940 U/L↑，CK、肾功能(－)。

纤维蛋白原：Fib(2.43→1.50→0.99→0.76→0.61↓)μg/ml。

血脂：TG(3.58→6.89↑)mmol/L。

乳酸：5.5↑mmol/L。

心脏指标：BNP(42→601→933→1 081↑)pg/ml，TnI(＜0.05→0.058→0.048↑)ng/ml。

感染：血培养2次(－)，LPS、G试验2次(－)，CMV、EBV-DNA 3次(－)，抗CMV、EBV抗体(－)。

免疫：IgG 3.43 g/L↓，IgA 0.452 g/L↓，IgM 0.484 g/L，补体C3 0.723 g/L↓，补体C4 0.141 g/L；ANA 1∶40，抗SSA、抗Ro-52(＋)，抗dsDNA、余ENA/ANCA/抗CCP/RF/LA/ACL/$β_2$-GP1/Coombs试验(－)。

血尿免疫固定电泳：阴性。外周血涂片：阴性。

多导联心电图：①窦性心动过速；②ST段改变(V4～V6近似水平型压低0.05～0.10 mV)。

骨髓涂片：骨髓粒系明显增生伴左移，红系减少；流式细胞学：粒细胞约占有核细胞的91.8%，比例增高，未见明显异常免疫表型的细胞。

心脏彩超检查：①左房内径增大；②左室壁整体收缩活动减弱，LVEF 47%；③乳头肌功能不全伴中度二尖瓣反流；④轻中度三尖瓣反流；⑤左室限制性充盈。

胸部心脏增强MRI：①左室收缩活动减弱，左室射血分数减低；②二尖瓣、三尖瓣轻度反流；③T2压脂及钆剂延迟显像序列提示心包炎可能。

以上辅助检查未见感染、肿瘤证据，有血三系下降、高甘油三酯血脂血症和低纤维蛋白原血症等MAS表现，伴毛细血管渗漏综合征、分布性休克、心功能不全，予扩容、补充晶体、胶体、血浆等抗休克治疗和抗炎治疗，即地塞米松15 mg q12 h×5天，逐步减量至泼尼松30 mg bid po。入院第二天即予托珠单抗240 mg抑制炎症风暴，联合丙种球蛋白20 g×3 d，后加用环孢素75 mg bid po，同时辅以抗心衰治疗：利尿、加用沙库巴曲缬沙坦片25 mg qd改善心功能，监测出入量、CVP、BNP，予促白细胞生成、补充纤维蛋白原、预防骨质疏松、护胃、补钾等对症支持治疗，患者热平，休克、心功能不全纠正，白细胞、血小板恢复正常，复查心脏彩超示射血分数恢复(65%)。予泼尼松减至25 mg bid，出院后门诊规律随访，后出现环孢素相关肝功能损伤，二线药切换为托珠单抗。

最终诊断

成人斯蒂尔病，巨噬细胞活化综合征，全血细胞减少，毛细血管渗漏综合征，分布性休克，心功能不全。

疾病诊疗过程总结

该患者青年女性，关节肿痛起病，逐渐出现反复发热、皮疹，激素、免疫抑制剂治疗曾有效，本次发病持续高热伴皮疹、关节痛，伴全血细胞减少、铁蛋白显著升高、高甘油三酯、低纤维蛋白原等 MAS 表现，同时出现 CLS、心脏受累，病情危重，予大剂量激素及托珠单抗治疗原发病，辅以抗休克、改善心功能等，患者病情迅速控制。

诊疗启迪

少数 AOSD 患者可伴发 MAS、CLS，早期应用激素及生物制剂，如 IL－6 抑制剂等或可迅速控制病情。

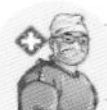

专家点评

1. 行业内知名专家点评

海军军医大学第二附属医院 吴歆 主任医师

(1) 诊断方面，该患者不能排除弥漫性结缔组织病。患者有 ANA 阳性、低补体、关节症状，尽管不能够定位某种具体的 CTD，如 SLE，但仍需持续关注病情进展。AOSD 是以强烈炎症反应为特征的临床综合征，属于排除性诊断。该病例表现典型且排除了相关感染、肿瘤等问题，故 AOSD 诊断明确，但依然要注意的是，既往也有 AOSD 移行为 SLE 等结缔组织病的病例存在。

(2) 炎症风暴特质：该例符合 MAS 的表现，虽然骨穿未见典型的噬血现象，但 MAS 的诊断确凿。该病例有两个特征：①急性的心脏损伤，表现为 LVEF 下降，二尖瓣反流，BNP 逐渐升高，MRI 虽然未见心肌明显的受累，但也没有出现明显的冠脉缺血、坏死，依然还是属于炎症风暴的表现。②渗漏综合征、组织间隙水肿、显著的低蛋白血症，都是剧烈的炎症反应所导致的毛细血管通透性强烈变化的临床表现，炎症包括神经体液调节方面的异常可以解释临床经过。

(3) 治疗方面，需要强有力地控制炎症反应，逆转渗漏综合征、心功能不全。在大剂量激素联合丙种球蛋白基础上启用 IL－6R 单抗是治疗成功的关键，这一套组合拳为迅速控制病情奠定了基础。

2. 主任点评

上海交通大学医学院附属仁济医院 叶霜 主任医师

AOSD 需在充分排除感染、肿瘤等前提下诊断，其治疗据病情轻重有所不同。部分病情轻微的患者仅表现为发热、皮疹及轻度关节炎，单用非甾体抗炎药有效，但大多数此类患者至少需要低剂量的糖皮质激素来控制炎症反应及疾病的症状和体征。中度疾病的患者可能会出现高热、影响日常活动的关节症状，或者并不危及生命或并不严重的内脏器官受累。此类患者的初始治疗通常需要糖皮质激素来控制炎症反应和疾病表现，可能需要非生物类或生物类 DMARDs 进行长期治疗、预防关节和其他器官损伤，以及治疗难治性炎症表现。重度疾病患者存在危及生命的器官受累和(或)疾病，例如严重的肝脏受累、心包填塞和(或)弥散性血管内凝血。此类患者需要大剂量或冲击式糖皮质激素治疗,应接受生物制剂早期干预,例如 IL－1 或 IL－6 抑制剂。

CLS 指各种致病细胞因子造成毛细血管内皮细胞损伤,血管通透性增加而引起大量血浆蛋白及水分渗透到组织间隙,从而出现组织间隙水肿、低蛋白血症、低血容量休克、急性肾缺血等一组临床综合征。除败血症外,可能导致 CLS 的疾病包括特发性全身性毛细血管渗漏综合征或克拉克森氏病、移植物综合征、分化综合征、卵巢过度刺激症候群、噬血细胞淋巴组织细胞增生症、病毒性出血热、蛇咬毒化和蓖麻毒素中毒及自身免疫性疾病。包括某些白介素、单克隆抗体和吉西他滨在内的药物也会引起 CLS。在所有这些疾病中,最常见的脏器受累为急性肾损伤。除低血压外,细胞因子在 CLS 急性肾损伤的病理生理中也可能很重要。液体管理是治疗毛细血管渗漏综合征的关键部分。低血容量和低血压会导致器官损伤,而输液的毛细血管渗漏会使器官水肿恶化,从而导致进行性器官损伤。除液体疗法外,糖皮质激素被证明在药物、移植物综合征、分化综合征、HLH 及自身免疫性疾病引起的 CLS 中有一定疗效。

本例患者诊断为 AOSD 合并 MAS、CLS,早期启用 IL－6 抑制剂取得了不错的疗效。在此类细胞因子过度释放所介导的疾病中,IL－6 抑制剂使用的临床经验较多。在新型冠状病毒大流行的背景下,有限的随机对照试验数据表明在高炎症状态的 COVID－19 疾病早期,IL－6 抑制剂似乎也起到积极作用。另一方面,免疫抑制治疗不足后给予 IL－6 抑制剂可能引起 MAS。在兼顾机会性感染及与生物制剂相关的 MAS 的同时,充分的免疫抑制与生物制剂相结合的策略可能有较大临床获益。

(赵丽伶)

参考文献

[1] ERIC S, KHATRI M, RADHAKRISHNAN J. Capillary leak syndrome: etiologies, pathophysiology, and management [J]. Kidney Int, 2017,92(1):37－46.
[2] POTERE N, BATTICCIOTTO A, VECCHIÉ A, et al. The role of IL－6 and IL－6 blockade in COVID－19 [J] Expert Rev Clin Immunol, 2021,17(6):601－618.

第四章

血　管　炎

病例36 发热伴肺肾受累——系统性血管炎?

主诉

患者，女，72岁，因"反复咳嗽7个月余，间断发热1周余"入院。

病史摘要

现病史：患者7个月余前无明显诱因下出现咳嗽，呈阵发性，伴少量咳痰，为白色黏痰，无发热、畏寒、寒战、胸闷、气促、肌肉酸痛等不适，于2019-11-05于当地医院就诊，考虑肺部感染，先后予哌拉西林钠他唑巴坦、拉氧头孢、头孢哌酮舒巴坦等抗感染，症状无明显缓解。其间查ESR 88 mm/h，CRP 27.2 mg/L，Hb 96 g/L，MPO-ANCA(+)。肺部CT：两肺散在感染、纤维灶，两肺间质纤维化。肺功能：轻度限制性通气功能障碍。支气管镜未见明显异常，BALF涂片见纤毛柱状上皮细胞，以中性粒细胞为主的炎症细胞，未见肿瘤细胞，灌洗液隐球菌抗原阴性，抗酸杆菌阴性。肝肾功能、CK、免疫球蛋白、CCP、RF、ANA、ENA(-)。诊断为"特发性肺纤维化"，予吡非尼酮抗肺纤维化，后因胃部不适伴恶心、呕吐于1个月前停用。患者咳嗽症状无明显缓解，并于1周前出现反复发热，体温波动于37.2～38.5℃，伴全身乏力，无关节红肿、畸形、皮疹、脱发、口腔溃疡、结膜炎、畏光等，于2020-05复查ESR 59 mm/h，CRP 119.37 mg/L，Hb 66 g/L，WBC 9.67×10^9/L，PLT 369×10^9/L，Alb 21.6 g/L，Scr 176.1 μmol/L，铁蛋白719.3 μg/L，24 h尿蛋白0.35 g，MPO-ANCA 4.7(正常范围<1.0)。胸部CT(05-09)示两肺多发间质性肺炎伴下叶支气管稍扩张，较2020-03-20无明显改变。ALT、AST、CK、肾功能、Coombs试验、T-SPOT、ANA、ENA、抗GBM抗体(-)。骨穿：增生活跃骨髓象，铁染色示内铁稍低，提示浆细胞比例偏高，骨髓流式(-)，染色体(-)。予输红细胞等对症治疗后，乏力改善不佳。现为行进一步诊治，将患者收治入院。

患者自起病以来，精神稍萎，食欲可，二便如常，睡眠可，体重无明显变化。

既往史：否认高血压病、糖尿病病史，否认乙肝、结核病史。

个人史：退休，无不良嗜好。无其余药物长期使用史。

家族史：否认家族类似病史。

体格检查：T 38.1℃，P 125 次/分，R 20/分，BP 112/60 mmHg。神清，精神稍萎，贫血貌，全身未见皮疹，关节无肿胀及压痛。颈软。两下肺可闻及啰音，心律齐，未闻及病理性杂音。腹部无明显阳性体征。双下肢无水肿。四肢肌力Ⅴ级。

初步诊断：ANCA 相关性血管炎可能，间质性肺炎，肾功能不全，中度贫血。

病例讨论

住院医师：

患者为女性，72 岁，因“反复咳嗽 7 个月余，间断发热 1 周余”入院。患者 7 个月余前因咳嗽发现两肺渗出及间质纤维化，无明确感染依据且抗感染无效，肺泡灌洗提示：中性粒细胞为主的炎症细胞浸润，考虑患者为“间质性肺炎”。1 周前患者出现反复发热、乏力、并出现中度贫血，肾功能异常，ESR、CRP 炎症指标升高，MPO - ANCA 升高。该患者存在系统性损害，且累及肺部、肾脏，同时存在 MPO - ANCA 阳性，考虑患者诊断为“显微镜下多血管炎”。

主治医师：

该患者为老年女性，主要表现为发热、乏力、间质性肺炎、肾功能不全、中度贫血，ESR、CRP 及 MPO - ANCA 升高。诊断需考虑“显微镜下多血管炎”，然而还需要鉴别其他系统性疾病，如肿瘤、感染、其他类型 ANCA 相关性血管炎(肉芽肿性多血管炎、嗜酸性肉芽肿性血管炎)、结节性多动脉炎、肺出血-肾炎综合征等。还需要进一步完善病原学检测、血培养、心超、肾活检、肺活检、肺泡灌洗、PET/CT 等。

主任医师：

显微镜下多血管炎是一种主要累及小血管的系统性坏死性血管炎，可侵犯肾脏、皮肤和肺等脏器的微动脉、毛细血管和微小静脉。常表现为坏死性肾小球肾炎和肺毛细血管炎。肾脏损害是该病最常见的临床表现，80%～100%的患者有肾脏受累。多数患者出现蛋白尿、血尿、各种管型、水肿和肾性高血压等，部分患者出现肾功能不全，可进行性恶化致肾功能衰竭。对于此类患者，需要肾活检进一步明确诊断。显微镜下多血管炎的患者中，有 25%～55%存在肺部受累，典型表现为间质性肺炎，炎症细胞浸润肺部和弥漫性肺间质改变。约 80%的显微镜下多血管炎患者 ANCA 阳性，是该病重要的诊断依据，也是监测病情活动和预测复发的重要血清学指标，其滴度通常与血管炎的活动度有关。本病诊断尚无统一标准，如出现系统性损害并有肺、肾部受累及紫癜，尤其伴有 MPO - ANCA 阳性，应考虑显微镜下多血管炎的诊断。

后续诊疗经过

入院后辅助检查(2020 - 05 - 11)：

血常规：WBC 9.71×10^9/L↑，N% 77.9%↑，Hb 81 g/L↓，PLT 448×10^9/L↑。

CRP 28.7 mg/L↑，ESR 109 mm/h。

生化：Alb 32 g/L，Scr 187 μmol/L，ALT、AST、CK、血清淀粉酶、电解质(一)。

ANCA：MPO - ANCA 5.1(正常范围<1.0)。

ANA、ENA、dsDNA、补体、免疫球蛋白、RF、CCP、PCT、G 试验、GM 试验、血培养、尿常规、24 h 尿蛋白、粪常规+OB、甲肝、乙肝、丙肝、HIV、梅毒、甲状腺功能均未见异常。

PET/CT：①双肺间质性改变伴多发炎性渗出可能性大，建议治疗后随访。纵隔及双侧肺门淋巴结炎性增生。心影增大；左胸壁心脏起搏器留置中。②四肢肌群及体部大关节周围软组织肿胀伴 FDG 代谢增高，肌炎合并关节炎？请结合临床进一步检查。右侧臀部及右下肢肌肉萎缩。臀部及双下肢皮下水肿。③右侧上颌窦慢性炎症。④肝右叶小钙化灶，副脾结节，十二指肠框部憩室可能。盆腔小肠、乙状结肠及直肠肠腔 FDG 代谢弥漫性增高，考虑炎性病变或生理性摄取所致可能。⑤垂体 FDG 代谢增高，请结合 MRI；老年脑改变。

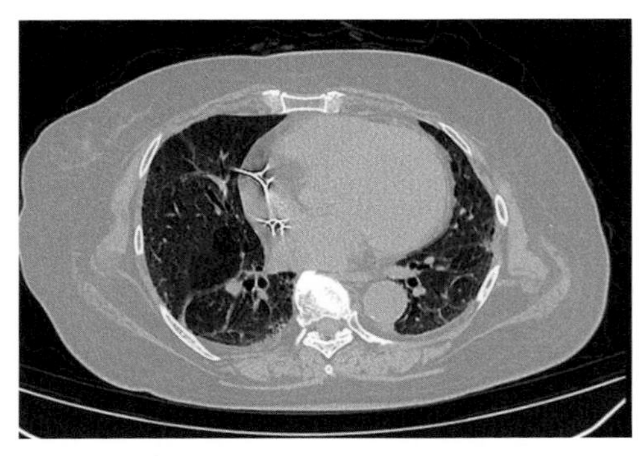

图 36－1　胸部 HRCT 影像

胸部 HRCT：两肺间质性改变伴渗出，两侧胸膜反应，建议治疗后随访；冠状动脉及主动脉硬化，心脏起搏器术后改变；扫及肝内钙化灶，请结合腹部检查（图 36－1）。

肾活检病理报告（图 36－2）。

一、荧光检查：

镜下共见 7 只肾小球，其中 5 只小球呈球性硬化，IgG-，IgA-，IgM-，C3-，C1q-，κ-，λ-

二、光镜检查：

镜下共见 8 只肾小球，其中 4 只小球呈球性硬化，（部分硬化小球残留纤维性新月体），余个别小球系膜细胞和基质节段性轻度增多，中-重度小管间质病变，小管多灶性萎缩变性，可见小管炎，可见较多蛋白管型，间质灶性和散在炎症细胞浸润，灶性纤维化，小血管（-）。

三、特征性图片：

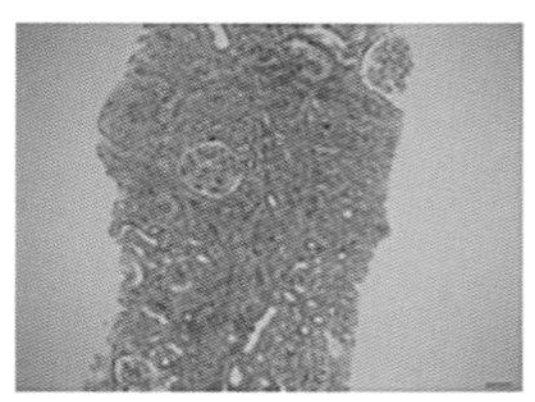

PAS×100

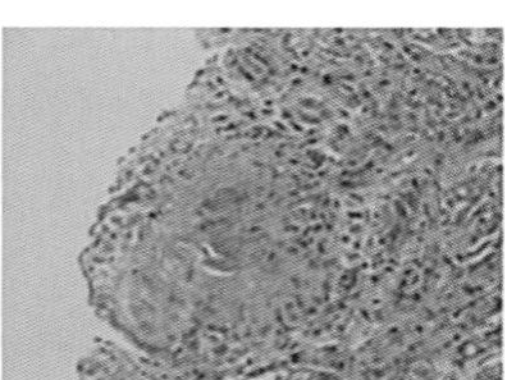

PAS×400

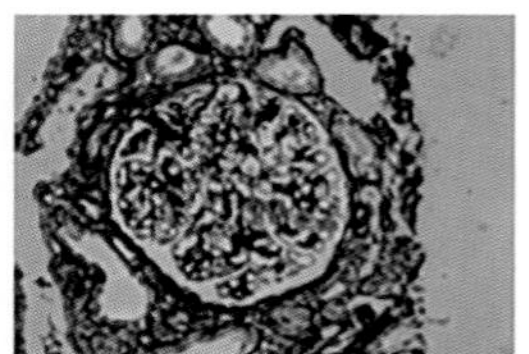

PASM×400

诊断：结合临床，符合 ANCA 相关性血管炎肾损害

图 36－2　肾活检病理报告

处理：予甲泼尼龙 240 mg/d、丙种球蛋白 20 g/d 治疗原发病等对症支持治疗。

最终诊断

显微镜下多血管炎。

疾病诊疗过程总结

患者为女性，72 岁，因“反复咳嗽 7 个月余，间断发热 1 周余”入院。患者入院后完善相关检查，考虑患者存在发热、乏力、间质性肺炎、肾功能不全、中度贫血，ESR、CRP 及 MPO - ANCA 升高，肾活检提示 ANCA 相关性血管炎肾损害。结合患者病情及辅助检查，诊断为“显微镜下多血管炎(肺、肾累及)”，予甲泼尼龙 240 mg+IVIG 治疗原发病，并辅以骨化醇预防骨质疏松，泮托拉唑护胃，琥珀酸亚铁补铁等治疗。后患者无发热，乏力较前明显好转，复测肾功能恢复正常。后续予甲泼尼龙+CTX 治疗。

诊疗启迪

(1) 如出现系统性损害并有肺、肾部受累及紫癜，尤其伴有 MPO - ANCA 阳性，应考虑显微镜下多血管炎的诊断。

(2) 显微镜下多血管炎的诊断可完善相关活检提供病理学依据，需要与其他系统性疾病，尤其是其他类型 ANCA 相关性血管炎相鉴别。

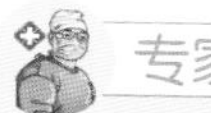

专家点评

1. 行业内知名专家点评

复旦大学附属中山医院 姜林娣 主任医师

ANCA 相关性血管炎是内科诊疗的疑难病之一，难在：①病情表现不具有特征性，如乏力、消瘦、纳差、发热；像肿瘤，也像感染，“忽悠”着医生翻来覆去地找病原和癌细胞，因而会拉长诊断前时间；需要提醒的是，前期的抗感染治疗无效或合并感染予以清除，但病情还在进展，也可以作为排除感染、最终诊断为 ANCA 血管炎的重要临床线索。②不可全信 ANCA 阳性，临床上已经发现少数淋巴瘤、实质脏器肿瘤、感染性心内膜炎等都会出现假阳性，不放过蛛丝马迹，必要的病理检查有时是需要的，或者在治疗无效时，要重新思考复盘病史。前车之鉴，后事之师。

2. 主任点评

上海交通大学医学院附属仁济医院 陈盛 主任医师

我国 ANCA 相关性血管炎以显微镜下多血管炎为主，约占 80%，多见于老年人。由于临床医师对 ANCA 相关血管炎认识仍存在很大不足，延迟诊断时间相对较长，确诊时脏器损害多较重，部分患者已经发展为肺间质纤维化和肾功能不全，影响了病人的长期预后。过去 40 年，糖皮质激素联合 CTX 是治疗 ANCA 相关小血管炎特别是伴有肾脏损害的首选。近年来清除 B 细胞的生物制剂(rituximab)疗效证实与 CTX 相当，对复发难治性患者疗效更佳。发病时的老龄、肾损害和继发肺部感染是患者死亡的独立危险因素；而老龄和肺间质纤维化则是发生继发肺部感染的独立危险因素。因此，老年人接受免疫抑制治疗应相应减少剂量以避免继发感染。

(王然)

参考文献

YATES M, WATTS RA, BAJEMA IM, et al. EULAR/ERA-EDTA recommendations for the management of ANCA-associated vasculitis [J]. Ann Rheum Dis, 2016,75(9):1583-1594.

病例37 头痛、眼眶炎性假瘤——血管炎?

主诉

患者女,53岁。因“头痛半个月余”入院。

病史摘要

现病史:患者半个月余前无明显诱因下出现头痛,伴左眼肿胀,11月21～30日在当地神经内科查抗核抗体阳性1∶1000, ESR 55 mm/h, CRP 33.6 mg/L,头颅MRI平扫及静脉血管成像示双侧大脑半球多发腔隙灶。脑电图正常。眼眶CT示双侧眼球较突出,右侧眼眶内上眦区结节状高密度影,钙化?双侧筛窦及蝶窦炎症。予止痛、抗凝、脱水降颅压、抗感染(头孢噻肟2 g q8 h)等治疗,效果不佳。12月1～6日转入当地医科大学附属医院住院,查ESR 77 mm/h。CRP 83.50 mg/L, WBC 15.69×10^9/L, N% 92.3%, PLT 368×10^9/L, 24 h尿总蛋白4106.2 mg/24 h。ANA均质型,1∶320, ENA、ANCA(－),尿培养检出大肠埃希菌>100000 cfu/ml,脑脊液常规检验报告:淡黄色,清澄,无凝块,潘氏试验(脑脊液)阴性,WBC 200×10^6/L, RBC 105×10^6/L,多核80%,单核20%。脑脊液生化检验报告:脑脊液蛋白定性(＋),脑脊液氯化物117.0 mmol/L,脑脊液糖6.00 mmol/L,脑脊液蛋白686.9 mg/L。LDH 73 U/L, ADA 2.00 U/L。脑脊液白蛋白310.00 mg/L,脑脊液球蛋白G 112.00 mg/L,脑脊液球蛋白A 8.46 mg/L,脑脊液球蛋白M 2.56 mg/L。头颅MRI:双侧海绵窦异常信号(左侧为著),考虑炎症可能;垂体略增大,垂体左侧异常信号,垂体柄右移,考虑炎症波及垂体可能;左眶尖及左侧视神经异常强化,考虑炎症波及;左侧蝶窦及双侧筛窦炎。胸部HRCT:两肺轻度间质改变,左肺下叶多发结节灶。当地医院考虑“肉芽肿性多血管炎,尿路感染”,予抗感染后尿培养(－),头痛无明显缓解,予甲泼尼龙抗炎(80 mg/d)、降颅压等治疗后,患者头痛症状稍改善。12月13日出现畏寒发热,最高体温39.2℃,呕吐2次,为非喷射性,呕吐物为胃内容物,为求进一步诊治收入病房。病程中有左侧面部麻木、左侧上眼睑上抬困难症状,无肢体活动不利、言语不清、意识障碍、大小便失禁,无明显胸闷、胸痛症状,有尿频、尿痛症状,偶有咳嗽,无明显咳痰,无明显腹痛、腹泻,有口干,无明显脱发、眼干、反复口腔溃疡、关节肿痛、肌肉疼痛症状。饮食睡眠欠佳,大小便基本正常,近期体重无明显改变。

患者自起病以来,精神可,胃纳可,二便如常,睡眠可,体重无明显变化。

既往史:否认高血压病、糖尿病病史,否认乙肝、结核病史。

个人史:退休,无不良嗜好。无其余药物长期使用史。

家族史：否认家族类似病史。

体格检查：左眼睑下垂，睁开困难，双瞳孔不等大，左侧瞳孔直径 4 mm，左侧瞳孔对光反射不明显，右侧瞳孔直径 2 mm，右侧对光反射减弱。左侧面部针刺痛觉减退。

初步诊断：头痛待查。

病例讨论

住院医师：

患者女，53 岁。因"头痛半个月余"入院。患者半个月前无明显诱因下出现头痛伴左眼肿胀，蛋白尿，ESR、CRP 升高，ANA 阳性。胸部 HRCT：两肺轻度间质改变，左肺下叶多发结节灶。头颅 MRI：左眶尖及左侧视神经炎症。患者病程中存在尿培养：大肠埃希菌，予抗感染后尿培养(—)。

主治医师：

患者为中年女性，以头痛为首发症状，且逐渐加重(面部麻木、眼睑下垂)，后发现有肾脏(大量蛋白尿)和呼吸系统(轻度间质性肺炎)的受累，曾有泌尿道感染经积极治疗后可改善，有多家医院实验室检查发现抗核抗体阳性，抗感染联合激素治疗有效，目前自身免疫性疾病不能排除。

主任医师：

该患者为中年女性，表现为多系统受累(眼、肺、肾、垂体)，多次检测 ANA 阳性，对激素应用有短期应答，需考虑系统性免疫病可能，比如系统性红斑狼疮、系统性血管炎、干燥综合症和 IgG4 相关疾病等。需要根据临床表现完善相关免疫学检查，必要时考虑肾活检穿刺以明确病理诊断。值得关注的是，在治疗期间出现发热，还需要进行发热原因的鉴别，特别要注意排查感染。

后续诊疗经过

入院后辅助检查：

2016－12－12 血培养：星座链球菌生长。给予万古霉素抗感染治疗后体温下降。

2016－12－09 头颅 MRA＋平扫：双侧放射冠及右侧额叶皮层下多发腔梗。左侧颈内动脉 C4 段动脉瘤，右侧大脑前动脉 A1 段纤细，前交通支开放。

2016－12－12 垂体 MRI 平扫＋增强：垂体偏左侧及双侧海绵窦异常信号灶，左侧海绵窦小结节：结合前片 CT(2016－12－07)及 MRI(2016－12－08)，考虑左侧颈内动脉 C4 段动脉瘤破裂出血进入海绵窦可能并压迫垂体。

2016－12－12 眼 MRI 平扫＋增强：双侧眼球突出，左侧为著，左侧眼球后多异常信号及"管道"样强化灶，伴视神经受累，左侧海绵窦结节、双侧海绵窦异常强化：结合前片 CT(2016－12－07)及 MRI(2016－12－08)，考虑左侧颈内动脉 C4 段动脉瘤破裂出血进入海绵窦及左侧眶部(图 37－1)。

处理：予地塞米松 10 mg q12 h，同时使用头孢吡肟 2 g bid＋左氧氟沙星 0.5 g qd＋伊曲康唑 0.2 g qd 抗感染，丙种球蛋白调节免疫，及抗凝、降颅压等对症支持治疗。考虑患者的神经系统症状为动脉瘤破裂所致。患者炎症及感染控制后转入神经外科进行手术治疗。

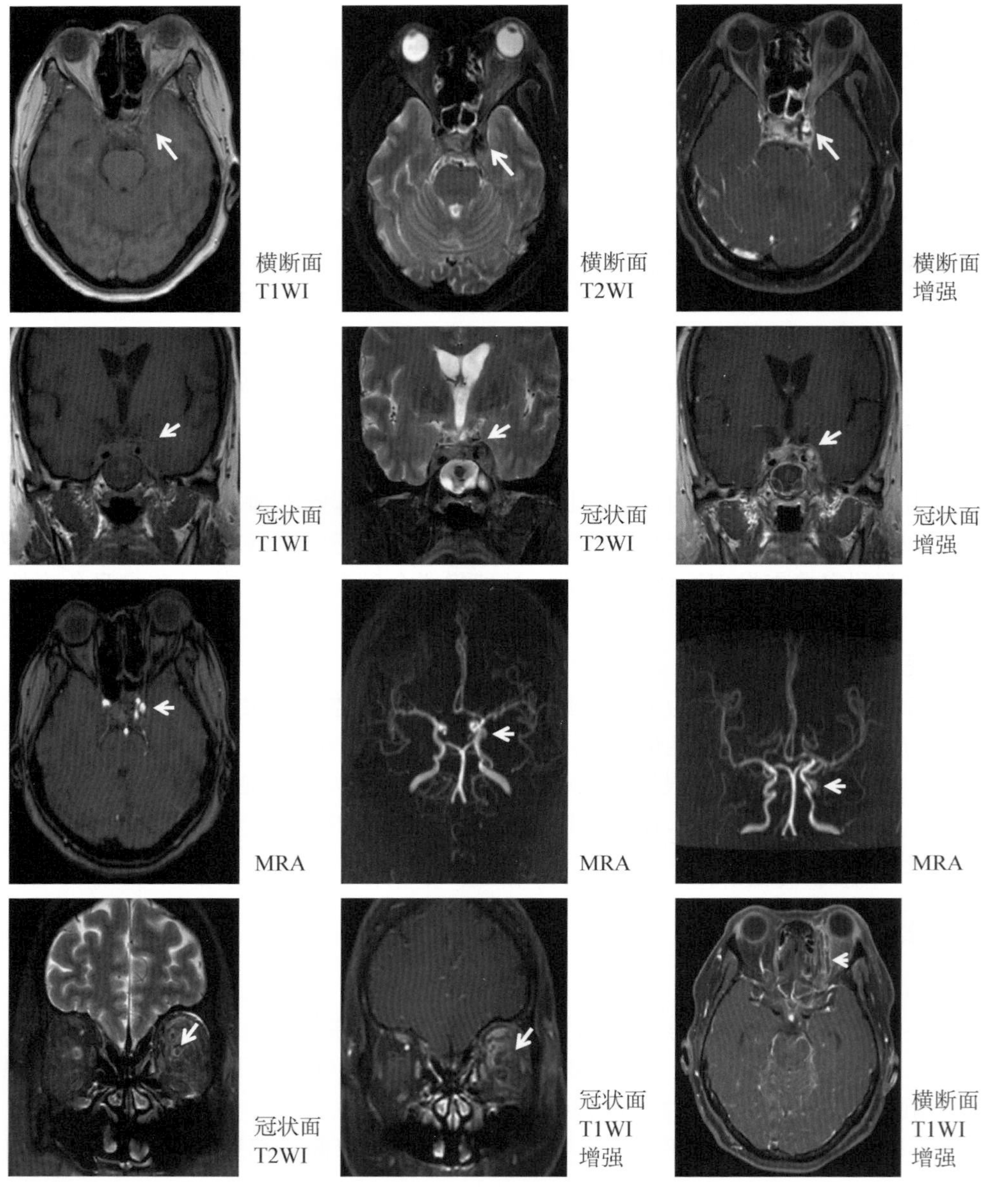

图 37－1　眼 MRI 平扫＋增强

最终诊断

脓毒血症，动脉瘤破裂。

疾病诊疗过程总结

患者女，53 岁。因“头痛半个月余”入院。患者入院后完善相关检查，考虑患者为中年女性，表现为多系统受累(眼、肾、肺)，需考虑肉芽肿性多血管炎可能，同时患者合并脓毒血症。予地塞米松 10 mg q12 h，同时使用头孢吡肟 2 g bid＋左氧氟沙星 0.5 g qd＋伊曲康唑

0.2g qd 抗感染，丙种球蛋白调节免疫，及抗凝、降颅压等对症支持治疗。考虑患者的神经系统症状为动脉瘤破裂所致。患者感染控制后转入神经外科进行手术治疗。术后患者症状明显好转。

诊疗启迪

(1) 在临床工作中，对于感染和自身免疫性疾病的诊断和病情判断需要反复鉴别，在难以鉴定的时候需要多学科联合积极配合；在合并外科疾病或者因素时，积极外科干预有助于疾病的诊断和及时调整治疗方案。本例患者为中年女性，因头痛、突眼等神经系统症状起病。有多家医院抗核抗体阳性史，伴炎症指标(CRP、ESR)显著升高，有尿路感染史，使用抗感染治疗后头痛症状无显著改善，在加用激素后症状略缓解，曾考虑血管炎可能。在影像科和神经外科联合讨论后，考虑感染合并血管因素为主，在积极抗炎、抗感染联合外科干预后，患者症状得到迅速改善，一年后患者情况良好，未再加用激素和免疫抑制剂。

(2) 本例另一临床亮点在于对抗核抗体的再认识。患者发病以来始终有抗核抗体的阳性，而无特异性抗体。结合抗核抗体检测相关指南，抗核抗体在正常人、老年人、肿瘤患者中均有一定的阳性比例，高滴度阳性通常对自身免疫病有一定提示意义。但高滴度抗核抗体阳性在本例中并非患者发热、头痛的主要病因；症状控制后随访抗核抗体始终存在。随着检验手段的发展，抗核抗体的检出率较既往升高，临床中对于自身免疫疾病的诊断需更加谨慎。

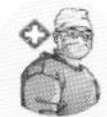

专家点评

1. 行业内知名专家点评

嘉兴市第二医院 叶俏 主任医师

患者头痛，伴左眼肿胀，以神经系统症状起病。ANA(+)，伴 CRP、ESR 升高，初抗炎治疗无效。入院时 WBC 15.69×10^9/L，N% 92.3%，有蛋白尿。头颅 MRI 平扫及静脉血管成像示双侧大脑半球多发腔隙灶。眼眶 CT 示双侧眼球突出，右侧眼眶内上眦区结节状高密度影，临床表现类似肉芽肿性多血管炎。支持点：眼部症状，肾脏受累、肺部影像学表现。不支持点：ANCA(−)，但是 20% 肉芽肿性多血管炎患者 ANCA(−)，需要病理活检证实。坏死性肉芽肿性血管炎肺组织活检阳性率最高。肾活检病理：寡免疫复合物肾小球肾炎。

随着病情发展和检查完善，明确神经系统症状是由颈内动脉 C4 段动脉瘤破裂出血进入海绵窦及左侧眶部导致。尿培养：大肠埃希菌，抗感染后尿培养(−)，血培养为星座链球菌，最后诊断“脓毒血症，动脉瘤破裂 ”，予积极抗炎、抗感染联合外科治疗 ，1 年后患者情况良好，未再加用激素和免疫抑制剂。

后续患者大量蛋白尿转归不详。若蛋白尿持续，可能存在星座链球菌血症。此菌属于米勒链球菌群，是人体正常寄生菌群，广泛分布于口腔、鼻腔、咽喉、胃肠道及泌尿生殖道，是机会致病菌，在宿主免疫功能降低或有基础疾病的情况下，感染机会增加。患者是否本身存在肾炎，颈内动脉 C4 段动脉瘤疾病背景，也可以解释 ANA(+)及后续病情变化。若蛋白尿转阴，考虑感染模拟血管炎。感染是血管炎的重要模拟物，可影响任何大小的血管，出现急性期反应物升高或肾小球肾炎。此外，还需明确是否合并感染性心内膜炎，并做相应检查。

随着临床对抗核抗体谱的重视，抗核抗体阳性与否可能被误读为对风湿性疾病的鉴别方式。然而，系统性血管炎所涉及的抗体谱非抗核抗体，且一些血管炎甚至无自身抗体发现。感染继发的全身表现可以模拟免疫交叉反应以及伴随的大量炎症反应，这导致临床症状与血管炎容易混淆，在鉴别诊断中对感染的筛查应尤其慎重。该患者有待后续随访。

2. 主任点评

上海交通大学医学院附属仁济医院 陈盛 主任医师

患者为中老年女性，短期内出现发热、头痛、五官症状，有高炎症，ANA 阳性，短期抗生素无效情况下对激素部分应答，临床上存在系统性血管炎，尤其是肉芽肿性多血管炎可能。但本例患者缺乏相对特异的 ANCA，临床上也没有更特征性的肾脏、肺部和周围神经病变，在鉴别诊断时更应该仔细甄别，围绕发热进行排查。感染性的发热往往依赖病原学的检出，已知可以引起人类疾病的微生物多达 1000 多种。既往血流感染中超过 50%不能明确病因，但可通过诊断性抗生素治疗进行诊断或排除。近年来病原学高通量测序技术(NGS)的广泛应用，可以大大提高病原的检出率。此外，本例患者是在血管炎基础上合并感染还是感染模拟血管炎，在临床后续随访中可以得到答案。

（王然）

参考文献

中国医师协会风湿免疫科医师分会自身抗体检测专业委员会. 抗核抗体检测的临床应用专家共识[J]. 中华检验医学杂志，2018，41(4)：275－280.

病例 38 年轻的高血压——大动脉炎?

主诉

患者男，24 岁，因“发现血压升高 3 年”入院。

病史摘要

现病史：患者入院前 3 年体检发现血压升高，达 180/90 mmHg，无头晕、头痛、阵发性心慌、出汗，无腰痛、腰酸，无泡沫尿、肉眼血尿，无全身乏力，无间歇性跛行等不适，查肾上腺 B 超及验血(具体项目不详)均正常，后患者未予重视，未就诊。20 余天前至当地医院测高血压 4 项：血管紧张素Ⅰ、血管紧张素Ⅱ、肾素活性、醛固酮均无异常，肝肾功能、尿常规正常。上腹部＋肾上腺＋肾动脉增强 CT：腰 3～4 椎体水平腹主动脉局部略增宽，增强后内壁低密度强化较差影，考虑大动脉炎(腹主动脉型)可能性大。10 天前于外院就诊，查血常规、CRP、RF、抗 CCP、肝功能、抗核抗体谱、ANCA、PR3、MPO、输血前检查均阴性，ESR 50 mm/h，CRP 6.88 mg/L，肾功能：Cr 102 μmol/L。醛固酮(卧位)75.59 pg/ml，醛固酮(立位)83.56 pg/ml，肾素活性 36.26 ng/ml。心电图：窦性心律，ST－T 改变，心脏超声：左室壁偏厚，左室舒张功能轻度减低。考虑诊断：大动脉炎可能，继发性高血压，肾功能不全，腰椎间盘突出。予“替米沙坦片 80 mg qd、吲达帕胺片 1.25 mg qd”降压，血压控制在(130～160)/(80～90)mmHg，今为进一步明确诊断及治疗，来本院，门诊暂拟“大动脉炎”收住入院。

患者自起病以来，精神尚可，大便如常，小便情况，睡眠尚可，夜间睡眠可，无鼾声，饮食欠佳，近 2 个月余体重下降 7.5 kg。

既往史：否认糖尿病病史，否认既往乙肝、结核病史。

个人史：学生，无吸烟、酗酒史。无其他不良嗜好。无其余药物长期使用史。

家族史：否认家族类似病史。

体格检查：T 36.9℃，P 75 次/分，R 25 次/分，BP 157/89 mmHg。神志清，精神可，甲状腺无肿大，两肺呼吸音清，未闻及干、湿啰音，心率 75 次/分，律齐，未闻及病理性杂音，腹软，无压痛、反跳痛，双肾区、腹部未及病理性杂音，四肢肌力、肌张力正常，双下肢无水肿。

初步诊断：大动脉炎可能。

病例讨论

住院医师：

患者男，24 岁，因“发现血压升高 3 年”入院。患者主要表现为血压升高，最高达 180/90 mmHg，ESR 持续升高，腹部 CTA 示腹主动脉局部略增宽，增强后内壁低密度强化较差影，提示患者可能为“大动脉炎，继发性高血压”。

主治医师：

患者为年轻男性，慢性起病，主要表现为血沉升高、增强 CT 提示腹主动脉受累。同时患者肾功能正常，肾脏及肾动脉超声未见异常，醛固酮、皮质醇水平正常，故而考虑患者肾性高血压、原醛、皮质醇增多症可能性小。但仍需评估病情，排除其他原因所致血压升高。患者入院后需要进一步完善检查，评估受累血管的范围及程度，同时需要完善结核、乙肝、梅毒、真菌等感染的筛查，评估是否存在肿瘤，排除其他系统性血管炎。

主任医师：

大动脉炎多发生于 40 岁以下的年轻女性，是一种血管全层受累的慢性、肉芽肿性、系统性大血管性血管炎。该病起病隐匿，可表现为发热、乏力、全身不适、体重下降、盗汗、关节肌肉酸痛、食欲缺乏等全身症状，以及病变血管狭窄或闭塞后导致的组织、器官缺血症状。大动脉炎的诊断主要采用 1990 年美国风湿病学会(ACR)的分类标准。具体包括 6 项，符合其中 3 项者可诊断本病：①发病年龄≤40 岁；②患肢间歇性运动乏力；③一侧或双侧肱动脉搏动减弱；④双上肢收缩压差＞10 mmHg；⑤锁骨下动脉或主动脉杂音；⑥造影提示主动脉及一级分支或上下肢近端的大动脉狭窄或闭塞，病变常为局灶或节段性，且不是由动脉粥样硬化、纤维肌性发育不良或其他原因引起。值得注意的是，该患者在大动脉炎的诊断过程中，还应当与感染性血管炎、其他系统性血管炎(如巨细胞动脉炎、结节性动脉炎、IgG4 相关性疾病等)、血栓闭塞性脉管炎等疾病相鉴别。

后续诊疗经过

入院后辅助检查(2018－03－30):ESR 59 mm/h, T－SPOT(＋)。PET/CT:①腹主动脉局段FDG代谢不均匀增高,考虑炎性改变可能性大,建议结合CTA;②鼻咽顶后壁生理性摄取或炎性改变可能,双侧上颈深淋巴结炎症;③左肺上叶斑点灶,纵隔淋巴结炎性改变;④S1椎体结节样FDG代谢增高影,考虑炎性病变可能,建议必要时行MRI检查。余CRP、PCT、铁蛋白、TRUST、G试验、GM、乙肝、HIV,血常规、尿常规、24 h尿蛋白、粪常规;肝肾功能、电解质、出凝血、BNP、TNI、CK,甲状腺功能、睾酮、PRL、醛固酮、皮质醇、ACTH、血管紧张素Ⅱ、生长激素,免疫球蛋白、补体、ANA、ENA、dsDNA、HLA－B27、CCP、ANCA,心电图、心超、肺部CT、副鼻窦CT、垂体MRI,肾动脉、腹主动脉、颈动脉、椎动脉、双侧上肢动脉、泌尿系、甲状腺B超均未见异常。

患者入院后予硝苯地平缓释片30 mg qd、替米沙坦片80 mg qd联合降压治疗。完善PET/CT提示腹主动脉局部炎症;查T－SPOT(＋)。考虑患者大动脉炎,潜伏结核感染。予抗结核治疗,1个月后复查ESR(－),血压控制理想,复查MRI正常,更正诊断为"结核相关性动脉炎"。

最终诊断

结核相关性动脉炎。

疾病诊疗过程总结

该患者为年轻男性。因"发现血压升高3年"入院。病程中患者体重减轻、ESR持续升高、T－SPOT(＋)、腹主动脉炎。予抗结核治疗有效,考虑患者为"结核相关动脉炎"。

诊疗启迪

(1) 对于年轻男性血压持续升高,需要鉴别原发性高血压及继发性高血压。

(2) 对于大动脉炎的诊断,需要鉴别感染性血管炎、肿瘤性血管炎、巨细胞动脉炎、结节性多动脉炎、白塞病、IgG4相关疾病等。

专家点评

1. 行业内知名专家点评

上海中医药大学附属龙华医院 曲环汝 主任医师

血管炎是异质性极强的疾病,且其病因复杂。除了原发性血管炎之外,更有感染、肿瘤、药物等其他原因导致的血管炎,尤其是感染与血管炎之间有着千丝万缕的联系。与感染相关的血管炎大多分为感染相关性血管炎(以病毒感染多见)和感染模拟血管炎(以细菌、真菌、结核多见),临床上治疗方案不同,尤应做积极鉴别。

本例患者最初因青年高血压、影像学提示腹主动脉增宽等拟诊大动脉炎。但患者为男性,病程长达3年,腹部增强CT示腹主动脉局部略增宽,无管腔狭窄表现;而PET/CT仅显示腹主动脉局部炎症,无腹主动脉伴肾动脉或肠系膜动脉受累,单支血管局部受累，并非多支血管受累。根据2018年ACR大动脉炎分类标准评分很低，很难契合大动脉炎诊断。此外，患者高血压3年，以收缩压升高为主，非难治性，且影像学未见血管狭窄，亦提示患者大动脉炎的诊断存疑。最终结合患者PET/CT示腹主动脉炎、T-SPOT阳性、炎症因子升高、诊断性抗结核治疗有效等，证实是结核感染相关动脉炎，避免了大动脉炎的误诊误治。应注意的是大动脉炎病因中涉及结核分枝杆菌感染驱动，部分患者的T-SPOT(+)，临床应将大动脉炎与结核相关主动脉炎仔细加以鉴别。

2. 主任点评

上海交通大学医学院附属仁济医院 陈盛 主任医师

大动脉炎是主动脉及其分支的慢性非特异炎症。一般分为头臂动脉型、主动脉型、肾动脉型、肺动脉型和广泛型等。早期表现可以是血管壁的增厚，随着病情的发展，会造成血管腔的狭窄甚至闭塞。CTA和MRA都有助于发现早期病变。近年来PET技术在早期动脉炎诊断中也获得肯定，能反应血管壁的炎症，但无法显示血管壁结构的改变。2006年欧洲抗风湿病联盟(EULAR)和欧洲儿科风湿病学会(PReS)也提出了新的大动脉炎分类标准，包括必要标准和次要标准。必要标准为常规血管造影、CTA或MRA证实的主动脉及其主要分支血管异常。次要标准包括：①动脉搏动减弱或四肢跛行。②四肢血压差超过正常标准(>10 mmHg)。③主动脉和(或)其主要分支的血管杂音。④收缩压、舒张压>第95百分位数。⑤急性时相反应物升高(ESR或CRP)。在同时满足必要标准和1条以上次要标准时可以考虑诊断。然而，在用分类标准进行诊断的同时，必须进行感染、肿瘤、内分泌、药物、遗传等多种因素的排除。中国患者的结核高发需要重点关注，对结核筛查试验阳性、在仔细检查后不能除外结核感染者，应行试验性抗结核治疗。否则也应该在用激素和免疫抑制剂治疗动脉炎同时，预防性抗结核。

（王然）

参考文献

[1] AGUEDA AF, MONTI S, LUQMANI RA, et al. Management of Takayasu arteritis: a systematic literature review informing the 2018 update of the EULAR recommendation for the management of large vessel vasculitis [J]. RMD Open, 2019,5(2):e001020.

[2] KESER G, DIRESKENELI H, AKSU K. Management of Takayasu arteritis: a systematic review [J]. Rheumatology, 2014,53(5):793-801.

病例39 免疫抑制剂的代价

主诉

患者，女，22岁，因“反复发热伴头痛、腹痛5年”入院。

病史摘要

现病史：患者于5年前无明显诱因出现发热，体温最高为39℃，伴畏寒、腹痛、头痛等不适，无明显皮疹、关节肿痛，无晕厥、黑矇，无抽搐等，每个月发作2～3次，自行服用退热药后体温可降至正常(具体不详)，于当地查血红蛋白低，CRP高(具体不详)。2015年4月遂转诊当地医院，行腹部增强CT提示：腹主动脉狭窄，骨穿未见明显异常(具体不详)。2015年5月完善PET/CT示"①大动脉及其主要分支动脉管壁葡萄糖代谢弥漫性增高，提示动脉炎可能；②双侧颌下腺代谢增高，提示炎性病变；③左侧髂骨局灶性低密度影，提示囊肿可能；④脾脏增大"。诊断为"大动脉炎"，给予"甲泼尼龙80 mg及环磷酰胺0.6 g治疗后"症状好转出院，出院后口服泼尼松60 mg/d及静脉环磷酰胺0.8 g/mon治疗。环磷酰胺0.8 g/mon总计12次后，激素减量后病情反复，以发热、头痛、乏力等为主，遂停用环磷酰胺，调整为"吗替麦考酚酯2片/次、2次/日"治疗2月，患者仍有间断发热，再次将吗替麦考酚酯调整为"他克莫司1片/天"口服(2017年1月)，激素维持泼尼松25 mg/d口服，发热有所改善，逐渐将"他克莫司加量至3片qd"(2017年3月)，发热症状仍时有反复，随访不规律。

2018年1月，患者无明显诱因出现咽痛伴乏力，颈部疼痛，周身不适，转诊我院。查直接抗人球蛋白试验阳性(++)，抗IgG阳性(+)，抗C3阳性(++)，抗体筛选阴性；隐球菌乳胶凝集试验阳性1∶320。复查PET/CT(图39-1)：①腹腔及盆腔肠系膜区、右侧髂外血管旁多发肿大淋巴结伴FDG代谢增高，淋巴结集合？建议病理活检除外淋巴瘤。②胃窦部胃壁增厚伴FDG代谢轻度增高，建议胃镜检查除外恶性病变。③全身骨骼FDG代谢弥散、对称性轻度增高及脾脏偏大，考虑反应性增生可能，建议必要时骨穿检查，右侧坐骨骨岛。④双侧上颌窦、双侧筛窦慢性炎症。⑤左肺上叶慢性炎症可能性大，双肺散在纤维条索灶；右侧肺门、纵隔淋巴结炎性增生。⑥慢性胆囊炎。WBC正常，Hb 41 g/L，PLT正常，网织

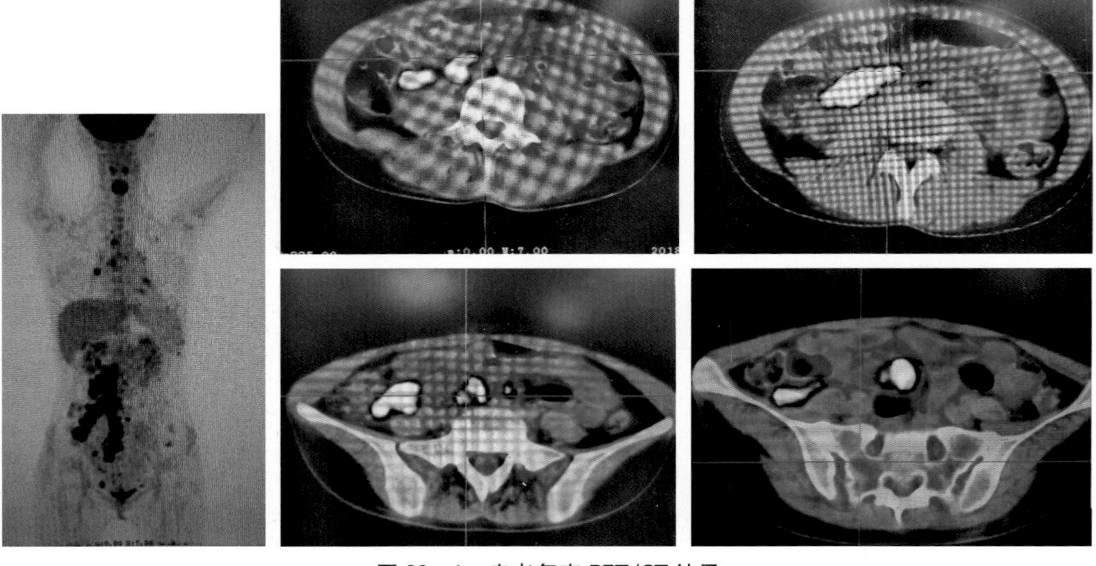

图39-1 患者复查PET/CT结果

红细胞 2.48%，TBil、LDH 无殊，CRP 27 mg/L。骨穿：拒绝骨穿。B 超：后腹膜淋巴结肿大。腹腔淋巴结活检："腹腔肿块"淋巴组织不典型增生，必要时行基因重排。免疫组化："腹腔肿块"增生细胞：CD20（灶＋），CD79α（＋），Bcl－2（＋），CD21（＋），CD10（－），CD5（＋），CyclinD1（－），Ki－67（30%＋），CD3（＋），Bcl－6（－），符合淋巴组织不典型增生，必要时行基因重排。肿瘤医院基因重排：（腹腔）非典型淋巴组织增生，表现为大量浆细胞，组织细胞伴部分 T 细胞浸润，偶见 HRS（Hodgkin Reed-Sternberg）样异型大细胞。本次活检标本未见充分恶性证据。结合病史（长期服用免疫抑制剂），较倾向为医源/免疫受抑相关性淋巴细胞组织增生性病变。

入院后加用氟康唑 400 mg 静脉及左氧氟沙星静脉抗感染治疗；输注洗涤红细胞 4 U 及免疫球蛋白 20 g/d 冲击治疗贫血；予泼尼松减量至 10 mg/d 口服控制原发病；同时停用他克莫司，控制淋巴组织增生性疾病。患者病情逐渐好转后出院，3 个月后复查 CT，腹部肿块消失，未进一步使用其他免疫抑制剂，偶有发热、腹痛发作。治疗不规律

2019 年 8 月，患者再次发热、腹痛 1 个月。近 1 年来，患者反复发热，体温最高 38.5℃，伴轻度畏冷，伴头痛、胸痛、腹痛、乏力，自行服用止痛片可缓解（具体不详），无寒战，无鼻塞、流涕，无呕吐，腹泻，无视物模糊。目前服用氟康唑 400 mg bid，泼尼松 10 mg qd，为求进一步诊治，门诊以多发性大动脉炎收住入院。患者自起病以来，精神欠佳，体重减轻 5 kg。

既往史：否认高血压病、糖尿病等慢性病史，否认传染病史。

个人史：无不良嗜好，无手术、外伤、有输血史。

家族史：否认家族类似病史。

入院体格检查：T 36.8℃，P 92 次/分，R 14 次/分，BP（左）93/50 mmHg，（右）102/54 mmHg。神志清楚，呼吸平稳，贫血貌，全身浅表淋巴结未触及肿大，颈部、腹部未闻及明显血管杂音。双肺音清，未闻及明显干、湿啰音，心律齐，腹软，肝脾肋下未触及，全腹无压痛。全身关节无明显肿痛，双下肢无水肿。

实验室检查：WBC 3.53×10^9/L，Hb 54 g/L，PLT 494×10^9/L，网织红细胞 1.28%，CRP 93.40 mg/L，ESR 118 mm/h，Coombs 试验（－），拒做骨穿。

影像学检查：

颈动脉管壁 MRI 增强：主动脉弓及其三大分支、右侧颈总动脉近端管壁轻度环形增厚。

全腹部平扫＋增强 CTA：全腹部增强未见明显异常，腹主动脉上段及肠系膜上动脉近端管壁稍增厚。

初步诊断：大动脉炎，肺隐球菌既往感染，免疫抑制剂相关淋巴组织增生性疾病（TAC－LD），自身免疫性溶血性贫血可能。

病例讨论

住院医师：

大动脉炎诊断炎的诊断，按照 1990 年 ACR 诊断标准，需要间歇跛行、肱动脉活动减弱、血压差＞10 mmHg，锁骨下动脉或主动脉杂音以及血管造影异常至少两项方可诊断。但是，这些标准相对局限，难以将非典型位置病变的患者分类为大动脉炎；更重要的是，这一诊断标准只能反映血管损伤后的功能障碍情况，而没有反映出患者的炎症情况，对于早期诊断不利。PET/CT 在大动脉炎中的价值很早就被注意到，特别是在炎症评估方面的优势。2018

年的EULAR指南中，提出PET/CT也可以作为疑似患者的补充诊断手段。本例患者的确诊，PET/CT也具有不可或缺的作用。

主治医师：

淋巴组织增殖性疾病(lymphoproliferative disorders)最常见于移植患者，发病率0.8%～20%。移植后淋巴增殖性疾病(posttransplant lymphoproliferative disorders, PTLDs)被定义为移植后发生的淋巴瘤。对于免疫抑制治疗患者，强力T细胞免疫抑制是危险因素之一，其中他克莫司证据强度大于环孢素，雷帕霉素、硫唑嘌呤、甲氨蝶呤、阿仑单抗等都有可能诱发。对于移植患者，不同实体器官移植有不同的风险，从低到高为肾移植(0.8%～2.5%)、胰腺移植(0.5%～5.0%)、肝移植(1%～5.5%)、心脏移植(2%～8%)、肺移植(3%～10%)、多器官移植和肠移植(≤20%)。同种异体造血干细胞移植患者，发病风险取决于HLA匹配程度。另外，EBV感染和移植后淋巴增殖病密切相关(详细危险因素见表39-1)。

表39-1　发生移植后淋巴组织增殖性疾病的危险因素[*]

变量	实体器官移植后的风险	同种异体HSCT后的风险
已确定的危险因素	所移植器官的类型，相对风险：多器官和肠，239.5；肺，58.6；胰，34.9；肝，29.9；心脏，27.6；肾，12.6 移植时EBV不匹配(受者EBV阴性，供者EBV阳性)；相对风险，10～75 诱导免疫抑制疗法的强度和维持疗法的持续时间(包括移植物排斥反应发作在内)；总SIR，10	供者或捐献器官的种类，发病率：单倍体相合的，≤20%；无亲缘的，4%～10%；脐带血，4%～5%；HLA相合有亲缘的，1%～3% 受者年龄，>50岁；相对风险，5.1 移植预处理方案(体内和离体的T细胞清除策略；相对风险，3.1～15.8)；维持免疫抑制的药物(对于慢性GVHD；相对风险，2.0)
强证据风险	与ATG、OKT3、他克莫司、硫唑嘌呤、新型药物(例如对EBV阴性移植受者使用的贝拉西普)相关的风险增加 与阿仑单抗、环孢素、mTOR抑制剂相关的风险程度存在争议 与吗替麦考酚酯、巴利昔单抗和达利珠单抗相关的风险没有增加	
弱证据风险	潜在疾病(HCV、囊性纤维化、自身免疫性肝炎) 人种或民族(按照风险由低到高的顺序)：白种人、黑种人或非洲裔 意义未明的单克隆丙球蛋白病(在受者中)	潜在疾病(原发性免疫缺陷、晚期霍奇金淋巴瘤) 既往接受过脾切除术 意义未明的单克隆丙球蛋白病(在受者中或供者中)

引自参考文献2。

PTLDs的临床表现存在异质性，可以无明显症状，也可以为爆发式症状(如器官衰竭、自发性肿瘤溶解)，或者介于两者中间。PTLDs有很大概率累及淋巴结外组织，胃肠道累及率最高(20%～30%)。PET/CT检查敏感性高，但PTLDs诊断依赖组织活检，根据2017年WHO标准可以分为6个亚类，诊断明确后应按照现行的淋巴瘤标准进行分期。治疗上，主要采取减停免疫抑制药物、手术或放化疗治疗局部病灶、抗 CD20(利妥昔单抗)等。

主任医师:

患者的贫血是一个多因素混杂、易被忽视但又影响长期预后的问题。患者在发病 3 年后出现贫血伴 Coombs 试验阳性。在一年后的复查中,患者贫血改善不明显,但 Coombs 试验转阴。治疗过程中曾一度认为患者是自身免疫性溶血性贫血;但患者网织红细胞经多次监测,从未超过 3%, TBil、LDH 等溶血生化指标也无明显异常,Coombs 试验转阴后贫血也无明显改善;此外,大动脉合并单纯自身免疫性溶血性贫血目前也没有报道。考虑到患者平素用药、随访依从性不佳,CRP 等炎症指标长期明显升高,我们认为患者的贫血和长期炎症导致的骨髓抑制有关。而一过性的 Coombs 试验阳性可能和当时患者出现的 PTLDs 相关,因 PTLDs 类似于淋巴瘤,常合并多种自身免疫现象,包括多起自身免疫性溶血性贫血的报道。而在患者停用他克莫司并切除增生淋巴组织后,Coombs 试验确实转阴。较为遗憾的是,患者一直拒绝行骨穿,因此贫血原因的诊断仍然缺乏一环重要的证据。

后续诊疗经过

治疗上给予静脉输入甲泼尼龙 40 mg/d×9 d 后改为口服泼尼松 40 mg qd 抗炎,加甲氨蝶呤 10 mg qw 治疗原发病,泮托拉唑护胃、补钙,口服氟康唑抗真菌,琥珀酸亚铁纠正贫血等治疗。科内讨论若目前治疗方案病情控制不佳,可考虑加用托珠单抗治疗原发病,患者要求暂缓。目前患者无发热,无头痛、头晕等不适。

出院医嘱:我科、感染科门诊定期复诊,定期复查血常规、肝肾功能、血沉、CRP、隐球菌乳胶凝集试验、肺部 CT、胸部和腹部 CTA 等,若目前治疗方案病情控制不佳,可考虑加用托珠单抗治疗原发病。

最终诊断

大动脉炎,肺隐球菌既往感染,免疫抑制剂相关淋巴组织增生性疾病(TAC-LD),慢性病性贫血。

疾病诊疗过程总结

该患者由于动脉狭窄部位出现在非标准区域,确诊大动脉炎采用了 PET/CT 辅助诊断。诊断后接受环磷酰胺治疗 12 次,环磷酰胺治疗产生明显不良反应,且激素减量困难,遂选择吗替麦考酚酯治疗。1.0 g/d 吗替麦考酚酯疗效仍不好,患者仍有发热和疼痛,最终选择使用他克莫司。15 个月的他克莫司治疗期间,患者病情一度好转,于半年前再次出现反复发热和周身疼痛,遂转入我院。入院后行 PET/CT 检查,发现血管旁淋巴结肿大伴 FDG 代谢轻度增高,行活检和免疫组化、基因重排,确诊免疫抑制相关的淋巴结增殖病,故停用 TAC,单用激素控制原发病。并且针对患者的隐球菌肺炎,采用氟康唑和左氧氟沙星抗感染治疗;针对患者可能的自身免疫溶血性贫血,采取输注洗涤红细胞和免疫球蛋白冲击治疗。患者病情好转出院,3 个月后复查 CT 发现腹部肿块消失。

一年多之后,患者再次出现反复发热、腹痛等症状,考虑原发病活动;隐球菌肺炎仍然存在;Coombs 实验转阴,考虑低增生性贫血可能。继续采取针对治疗,甲泼尼龙+甲氨蝶呤控制原发病,氟康唑控制感染,补铁治疗贫血,患者原发病和肺部感染缓解后出院,贫血较顽固，继续予琥珀酸亚铁支持治疗。

诊疗启迪

人体的免疫平衡精确而复杂，一旦被打破，后果不可预料，感染和肿瘤都有可能发生，临床上要时刻警惕。

专家点评

1. 行业内知名专家点评

北京协和医院 王迁 主任医师

该患者的病程大体分为三个阶段：第一阶段为典型的大动脉炎表现，包括全身非特异性慢性炎症表现，以及影像学证实的主动脉及分支动脉血管壁的狭窄性炎症病变，对糖皮质激素反应良好但存在剂量依赖。第二阶段呈现为大动脉炎极不常见的淋巴增殖性病变，表现为深部淋巴结肿大，病理表现为不典型增生、细胞多样性和异型性。进行相关原因排查并结合免疫抑制剂用药史，最终考虑为非移植性医源性免疫缺陷相关性淋巴组织增殖性疾病，经停用相关药物后缓解。这是一类尚未被临床医师充分认识的自身免疫病少见并发症，值得未来认真总结和深入探讨。第三阶段为再次出现的炎症表现及严重的贫血，由于缺乏骨髓细胞学资料而未能进一步行病因排查。

此外，免疫抑制状态下合并机会性感染（如 EBV、隐球菌）的排查、评估和随诊，对于医源性免疫缺陷相关淋巴增生性疾病的发生、分型和预后判断均有一定影响，不容忽视。

2. 主任点评

上海交通大学医学院附属仁济医院 陈盛 主任医师

医源性免疫缺陷相关的淋巴增生性疾病是一类由免疫反应所引起的淋巴系统增生性疾病，多为良性，但也可发展成恶性。多种因素可能与本病发生发展有关，比如自身免疫病的活动、EBV 感染、免疫抑制剂使用、高龄等。常见的药物如抗淋巴细胞球蛋白、皮质激素、环孢素、甲氨蝶呤、硫唑嘌呤等，至今报道最多的是应用甲氨蝶呤的 RA 患者。停药后患者的转归也分为缓解、缓解后复发和持续性不同，需要给予不同的管理。

（严青然）

参考文献

[1] DEJACO C, RAMIRO S, DUFTNER C, et al. EULAR recommendations for the use of imaging in large vessel vasculitis in clinical practice [J]. Ann Rheum Dis, 2018,77(5):636 - 643.

[2] DIERICKX D, HABERMANN TM. Post-transplantation lymphoproliferative disorders in adults [J]. N Engl J Med, 2018,378(6):549 - 562.

[3] ASANTE-KORANG A, CARAPELLUCCI J, KRASNOPERO D, et al. Conversion from calcineurin inhibitors to mTOR inhibitors as primary immunosuppressive drugs in pediatric heart transplantation [J]. Clin Transplant, 2017,31(10):e13054.

[4] ENDO T, NAKAO S, KOIZUMI K, et al. Successful treatment with rituximab for autoimmune hemolytic anemia concomitant with proliferation of Epstein-Barr virus and monoclonal gammopathy in a post-nonmyeloablative stem cell transplant patient [J]. Ann Hematol, 2004, 83(2):114 - 116.

病例40 反复胸闷、胸痛、颈部胀闷不适9年——大动脉炎?

主诉

患者,女,59岁,因"反复胸闷、胸痛、颈部胀闷不适9年"入院。

病史摘要

现病史: 患者2011年4月14日无明显诱因下出现胸闷、胸痛,伴颈部不适、发热、头晕、头痛,无间歇性跛行等不适,4月18日就诊于上海交通大学医学院附属仁济西院(简称仁济医院),查心肌酶谱:CK 1 749 U/L, CK-MB 69 U/L, cTnI 10.2 ng/ml。心彩超:LVEF 55%,提示左室壁节段性活动异常,左室弛张功能减退。诊断:冠心病,急性前壁心梗。于4月22日行冠状动脉造影(coronary angiography, CAG)术,术中见左主干正常,前降支中段局限狭窄90%,回旋支正常,右冠正常,成功于前降支行经皮冠状动脉介入治疗(percutaneous coronary intervention, PCI)。术顺,术后给予阿司匹林0.1 g qd、氯吡格雷75 mg qd、辛伐他汀20 mg qd、美托洛尔6.25 mg bid口服治疗,胸闷、胸痛、颈部胀闷不适症状改善。2011年12月再次出现胸闷、胸痛,性质同前,12月28日再次于仁济西院行CAG术,示:前降支近段狭窄95%,成功于前降支行PCI,术后继续双抗治疗,患者胸闷、胸痛、颈部胀闷不适症状改善。2012年9月4日再次出现胸闷、胸痛,性质同前,9月5日第三次于仁济西院行CAG+PCI术,示:前降支远段局限性狭窄85%,成功于前降支行PCI,上述症状好转。2013年2月4日患者胸闷、胸痛再发,呈撕裂样疼痛,2月6日于仁济医院西院第四次行CAG术,术中提示前降支近段局限性狭窄90%,原支架近段以下完全闭塞,向前血流TIMI 0级,右冠脉粗大,优势型,有侧支循环到前降支,建议心外科治疗。于2月25日转仁济医院东院心外科行非体外循环冠状动脉旁路移植术(off-pump coronary artery bypass, OPCAB),术后建议终身服用阿司匹林,服用氯吡格雷、单硝酸异山梨酯1年,术后胸闷、胸痛、颈部闷胀不适仍反复发作,程度较轻。2019年6月10日因"心前区及背部痉挛不适1周"就诊于上海交通大学医学院附属第九人民医院,6月13日行造影检查发现:双侧锁骨下动脉狭窄,左锁骨下动脉起始部严重闭塞,建议行主动脉CTA。分别于6月26日及11月6日在局麻下行"经股动脉穿刺主动脉DSA检查+锁骨下动脉球囊扩张联合支架植入术(6月26日左侧,11月6日右侧)",手术顺利,术后给予抗凝、抗聚、改善循环等处理,患者颈部胀闷不适缓解。2020年5月出现双手指发麻伴有双肩部不适,再次就诊于上海交通大学医学院附属第九人民医院,5月20日在局麻下行"经右股动脉、右肱动脉穿刺插管右侧锁骨下动脉DSA检查+闭塞段球囊扩张",手术顺利,术后给予抗凝、祛聚、改善循环等处理,术后双手指麻木及双肩不适好转，仍有反复胸闷、胸痛，为进一步诊治收入院。

患者自起病以来，胃纳可，精神可，体重持续上涨，大小便正常。

既往史：否认高血压病、糖尿病等慢性病史，否认传染病史。

个人史：无不良嗜好，无外伤、输血史，月经史无殊。

家族史：父亲死于“心脏病”（具体不详），母亲肺癌病史。

体格检查：T 36.6℃，P 90 次/分，R 18 次/分，BP 110/68 mmHg（右），92/52 mmHg（左）。神清，精神软，颈软，无抵抗。浅表淋巴结未及肿大，左侧颈部听诊有动脉血流喘鸣音，胸部正中可见一长约 15 cm 的手术瘢痕，愈合良好。心律齐，未及杂音，双肺呼吸音粗，未及干、湿啰音，腹软，无压痛，无反跳痛，肝、脾肋下未及。左下肢可见一长约 50 cm 的手术瘢痕，愈合良好，双膝关节可及骨摩擦感，双下肢无水肿，四肢肌力、肌张力正常，双侧巴氏征阴性。

初步诊断：冠心病，冠状动脉 PCI 术后，冠状动脉搭桥术后，双侧锁骨下动脉狭窄，左锁骨下动脉起始部闭塞。

病例讨论

住院医师：

该患者的病例特点：中年起病，女性，反复胸闷、胸痛不适，就诊发现冠脉狭窄、锁骨下动脉狭窄/闭塞；2011—2013 年期间相继出现冠脉左前降支中段、左前降支近段、左前降支远段、左前降支近段严重狭窄，并多次行 PCI 术效果欠佳，2013 年行冠状动脉搭桥术，患者间断发作胸闷胸痛较前略有改善；长期抗血小板治疗情况下，2019 年患者出现双侧锁骨下动脉狭窄、左锁骨下动脉起始部闭塞；患者平素无高血压、糖尿病、吸烟史等冠心病高危因素；家族史方面，患者父亲有心脏病史，但具体不详。综合患者病史特点、发病年龄、病变血管，需要鉴别老年性粥样硬化性血管病变、系统性血管炎、感染性及遗传性疾病。

主治医师：

患者 50 岁左右起病，冠脉多次狭窄/支架置入、双侧锁骨下动脉狭窄/闭塞，首先需要鉴别老年性粥样硬化性血管病变：患者无高龄、高血压、糖尿病、吸烟史等高危因素；影像学检查除了病变血管狭窄外，并没有冠状动脉或主动脉钙化表现进一步支持；从患者病程治疗应答来看，在患者冠脉支架术后、双联抗血小板治疗下，仍在 2 年内出现 4 次严重冠脉狭窄、支架置入术后，并不支持冠心病治疗应答。因此，患者虽然以胸闷、胸痛、CAG 发现冠状动脉狭窄为首发，但冠状动脉粥样硬化性心脏病并不首先考虑。结合患者冠状动脉、锁骨下动脉狭窄/闭塞，可见患者以中等以上的动脉血管病变为主，参考 ACR-大动脉炎分类标准：发病年龄≤40 岁；肢体缺血性疼痛；单侧或双侧肱动脉搏动减弱；双臂收缩压差值≥10 mmHg；单侧或双侧锁骨下动脉或腹主动脉闻及杂音；动脉造影示主动脉全程、其一级分支或上下肢近端大动脉狭窄或闭塞，并排除动脉硬化、纤维肌性发育不良或其他原因，该病例符合第 4、5、6 条标准，大动脉炎需首先考虑。

主任医师：

患者 50 岁左右，以冠脉、锁骨下动脉狭窄/闭塞起病，符合大动脉炎分类标准。大动脉炎是一种少见的不明原因慢性血管炎，主要累及主动脉及其一级分支。80%～90%的病例为女性，发病年龄通常介于 10～40 岁，当然也有少数病例发病在 40 岁以上。世界各地均有报道，亚洲患病率最高。大动脉炎症状发作多为亚急性，常导致诊断延误数月至数年，其间血管可病变并进展。动脉狭窄、闭塞或扩张等加重会导致上下肢疼痛（肢体缺血性疼痛）和发绀、头晕目眩或其他血流减少症状、动脉疼痛和压痛，或非特异性全身症状。患者的体格检查重点在于准确测量血压、触诊脉搏、发现杂音和仔细听诊心脏。有以下特点的患者应怀疑大动脉炎：全身症状、高血压、脉搏减弱或消失和/或动脉杂音。大多数患者的诊断是基于提示性临床表现和主动脉及其分支的特异性影像学表现。病变部位的增强 CTA、增强 MRA、DSA 及 PET/CT 均对大动脉炎的诊断具有重要价值。该患者虽然已经进行冠脉造影和 DSA 检查，但仍建议进一步行 PET/CT 全面评估全身血管病变情况。

后续诊疗经过

患者入院后完善 PET/CT 检查，结果提示左侧颈总动脉内见金属支架影，邻近管壁 FDG 代谢增高，SUV_{max} = 4.8。升主动脉及主动脉弓管壁见 FDG 代谢增高，SUV_{max} = 2.5～3.0。腹主动脉局部稍扩张（L_3 水平），FDG 代谢轻度增高，SUV_{max} = 3.5，考虑大动脉炎（图 40－1），予甲泼尼龙 40 mg qd 联合环磷酰胺（CTX）0.8 g/mon 治疗原发病，辅以美托洛尔控制心室率，阿司匹林、替格瑞洛抗血小板等对症治疗。

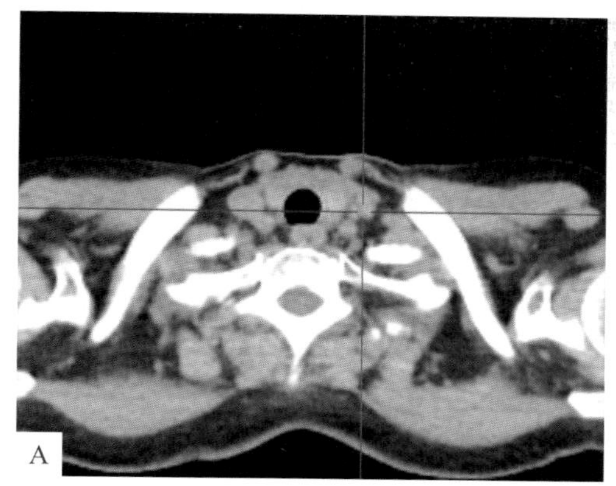

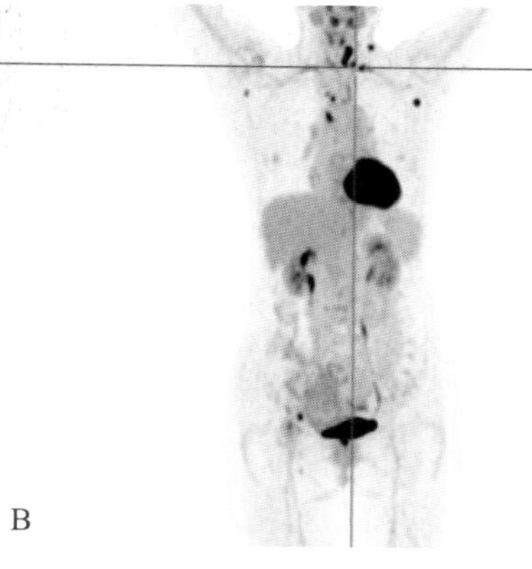

图 40－1 PET/CT 见多发中大血管管壁 FDG 代谢增高，考虑大动脉炎

A. 结合 CT 定位提示左侧颈总动脉邻近管壁 FDG 代谢增高；B. PET 全身扫描见升主动脉、主动脉弓等多发中大血管管壁 FDG 代谢增高

最终诊断

大动脉炎（冠状动脉、双侧锁骨下动脉、左锁骨下动脉、升主动脉、主动脉弓、腹主动脉受累），PCI 术后，冠状动脉搭桥术后。

疾病诊疗过程总结

患者 50 岁左右起病，反复发作性胸闷胸痛，检查发现冠脉、锁骨下动脉狭窄/闭塞，因未及时于风湿科就诊病情延误数年，血管病变进展，经 PET/CT 检查明确全身多发血管炎症表现，考虑大动脉炎（冠状动脉、双侧锁骨下动脉、左锁骨下动脉、升主动脉、主动脉弓、腹主动脉受累），予激素联合 CTX 治疗后好转。

诊疗启迪

（1）大动脉炎症状发作多为亚急性，常导致诊断延误数月至数年，其间血管可病变并进展。

（2）大动脉炎患者的体格检查重点在于准确测量血压、触诊脉搏、发现杂音和仔细听诊心脏。

（3）大动脉炎的通常诊断是基于提示性临床表现和主动脉和(或)其分支的特异性影像学表现；病变部位的增强 CTA、增强 MRA、DSA 及 PET/CT 均对大动脉炎的诊断具有重要价值。

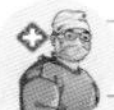

专家点评

1. 行业内知名专家点评

复旦大学附属中山医院 姜林娣 主任医师

该患者的患病历程极具典型性，大动脉炎的发病常具有隐匿性，等发现时已经到了慢性期和中晚期，导致患者长期处于带病的状态，生活质量较低。

大动脉炎的根本原因是血管壁的异常免疫反应、炎症浸润、管壁破坏与异常重塑，血管病变到哪里，哪里的脏器损害，患者就会去找相关的医生。该患者冠状动脉狭窄，外科多次行 PCI 术，但是未丝毫改善濒临死亡的险途，反而完全闭塞。文中的讨论很好，非逻辑性思维告诉我们，患者没有动脉硬化的高危因素，那么，在我们抢救患者时，是否就该坐下来思考患者血管病变的背后原因是什么……现在兴起的多学科讨论会有助于该类患者的诊疗。

大动脉炎及早诊断，合理药物治疗，在此基础上，内外科协诊，定期随访和动态随访，个体化诊疗；做好病患、同仁和社会的宣传，提高认知度。

2. 主任点评

上海交通大学医学院附属仁济医院 叶霜 主任医师

该患者起病隐匿，十年前发现冠脉病变时，应该及时捕捉有无其他大血管病变：可以通过血管超声筛查是否存在其他血管管壁增厚、通过查体发现是否存在脉搏减弱或消失、追问病史看患者是否存在颈痛或查体发现颈部听诊杂音。临床上，大血管炎往往起病隐匿，需要加强针对性的病史问诊和体格检查。在处理原因不明的血管事件、发热待查等的情况，应该寻找进一步原因。

冠状动脉作为主动脉的分支之一，也是大动脉炎经常累及的血管，急性炎症所致的冠脉病变与冠状动脉粥样硬化相关的急性冠脉综合征往往临床表现类似。而目前关于急性冠脉综合征的治疗趋于外科化，往往在病变发现的早期就行冠脉支架置入，而容易忽略冠脉病变的病因筛查，值得反思，避免分科过细所致的延迟诊断，错失可逆性治疗时机。

（陈志威）

参考文献

[1] GRAYSON PC, ALEHASHEMI S, BAGHERI AA, et al. 18 F-fluorodeoxyglucose-positron emission tomography as an imaging biomarker in a prospective, longitudinal cohort of patients with large vessel vasculitis [J]. Arthritis Rheumatol, 2018,70(3):439 - 449.

[2] HELLMICH B, AGUEDA A, MONTI S, et al. 2018 Update of the EULAR recommendations for the management of large vessel vasculitis [J]. Ann Rheum Dis, 2020,79(1):19 - 30.

病例 41 肺结节进行性增大——ANCA 相关血管炎复发?

主诉

患者,男,72 岁,因"咳嗽、咳痰 3 年余,间断发热 2 年余,腰痛 1 个月余"入院。

病史摘要

现病史:患者于入院前 3 年余无明显诱因开始出现咳嗽、咳痰,偶伴黄痰。2 年余前患者症状逐渐加重并出现发热、活动后气促,体温最高 39℃,于 2015 - 03 - 02 至当地医院急诊就诊,肺部 CT 示双肺多发结节、片状实变灶,予多种抗生素联合抗感染治疗(具体不详),效果不佳。2015 - 03 - 19 经呼吸科会诊考虑为"重症肺炎、隐源性机化性肺炎"可能,抗感染治疗基础上加用"甲泼尼龙 40 mg"静滴治疗,患者症状逐渐缓解,体温平,出院后继续予"泼尼松 20 mg qd"口服治疗。出院后患者仍间断发热,最高体温 39.7℃,伴轻微咳嗽,少量白痰,发热时伴有畏寒、全身酸痛,可自行退热。2019 - 04 - 29 患者复查肺部 CT 示:两肺多发结节及片状实变灶较前明显吸收,伴部分新发结节(图 41 - 1A)。2015 - 05 - 06 患者因持续高热、咳嗽、咳痰,至我院急诊病房住院治疗,查血常规:WBC 15.66×10^9/L, N% 87.6%, Hb 91 g/L, PLT 698×10^9/L;尿常规:红细胞 20 个/HP,尿蛋白 10 mg/dl; PCT 9.36 ng/ml; ESR 94 mm/h;高敏 CRP:120.00 mg/L; RF 866 IU/ml; PR3 - ANCA 3.26; ANA(—), ENA(—);咽拭子培养及痰培养发现有白色念珠菌、甲型溶血性链球菌、干燥奈瑟球菌、克柔念珠菌、粪肠球菌生长;血培养阴性。后因患者诉鼻腔血性分泌物,伴左耳听力下降,行头颅 MRI 检查示:双侧筛窦、蝶窦及左侧上颌窦炎。内听道 MRI 示:右侧听神经瘤可能;扫及局部副鼻窦炎症;右侧乳突炎。风湿免疫科会诊考虑 ANCA 相关血管炎,建议在抗感染基础上予甲泼尼龙 40 mg qd, CTX 0.4 g 治疗原发病。住院期间,先后予氨曲南、莫西沙星、亚胺培南、磷霉素、头孢吡肟等抗细菌感染,氟康唑抗真菌感染及对症支持治疗,患者症状好转出院。2015 - 07 - 03 患者因发热、咳嗽伴黄痰就诊并入我院风湿免疫科住院治疗,肺部 CT 示两肺见多发团片、结节影,范围较前有所增大(图 41 - 1B),予甲泼尼龙治疗原发病,并根据痰培养药敏予抗生素抗感染治疗,患者症状有所好转。2015 - 07 - 17 复查肺部 CT 示:两肺多发病灶,较前吸收,但呈空洞样改变,炎性病变可能大,但不能排除特殊菌感染或肉芽肿性病变可能(图 41 - 2)。2015 - 07 - 22 于全麻下行"电视辅助胸腔镜手术(video-assisted thoracic

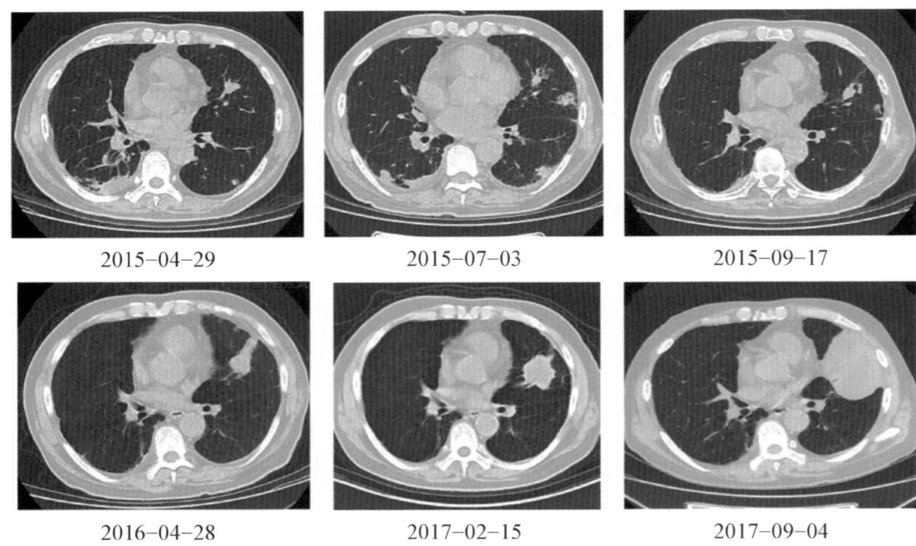

图 41－1　病程中患者左肺上叶结节灶肺部 CT 变化

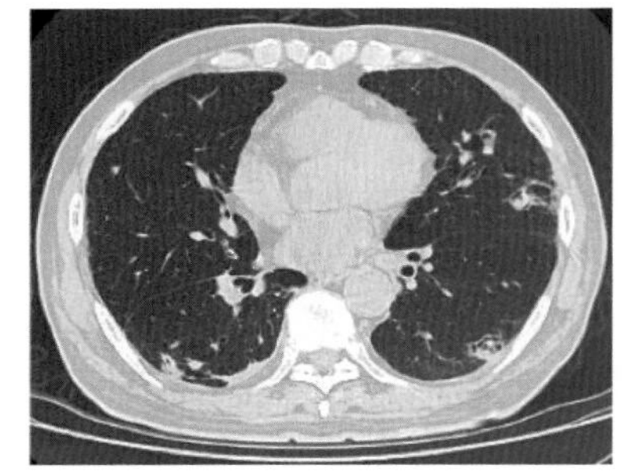

图 41－2　2015－07－17 复查肺部 CT 示：两肺多发病灶，较前吸收，但呈空洞样改变

surgery, VATS)左上肺病灶楔形切除术＋胸膜腔粘连烙断术"；病理示："左上肺结节"炎症性病变伴大片炎性渗出及变性坏死，局灶见肉芽肿性炎，局灶肺泡上皮鳞化及不典型增生，未见抗酸杆菌及真菌。2015－08－10 排除禁忌后，予利妥昔单抗 500 mg 治疗，患者病情好转出院。患者出院后于当地医院随访，多次因发热、咳嗽、咳痰，至当地医院就诊治疗，予激素加量及抗感染治疗后均可好转。后患者分别在 2015－10－04、2016－06－10 于当地医院接受利妥昔单抗 300 mg 治疗。1 个月余前，患者无明显原因出现下腰背疼痛，疼痛呈持续性，夜间睡眠稍受影响。2017－09－05 患者至我科住院评估，并计划再次行利妥昔单抗治疗。

自发病以来，患者饮食睡眠尚可，体重无明显变化，大小便基本正常。

既往史：平素体健，否认高血压病、糖尿病病等史，否认肝炎、结核等传染病史。

个人史：无不良嗜好。否认手术、输血史。

家族史：否认家族类似病史。

体格检查：T 36.7℃，P 78 次/分，R 18 次/分，BP 133/90 mmHg。神清，精神可，全身未见皮疹，双肺呼吸音清，未闻及明显干、湿啰音，心律齐，未闻及病理性杂音。腹软，无压痛、反跳痛。双下肢无水肿。下腰背正中有轻微叩击痛。

辅助检查：2017－02－15 肺部 CT：左肺术后改变，左肺上叶结节较前明显增大，纵隔多发淋巴结及钙化灶，余大致相仿(图 41－1D、E)。

初步诊断：肉芽肿性多血管炎，肺结节待查。

病例讨论

住院医师：

患者男，72 岁，慢性病程，共 3 年余。咳嗽、咳痰起病，后出现发热、肺部多发结节及片状实变灶，抗感染治疗效果差，加用激素后症状好转，肺部病变明显吸收。后激素减量，症状再发，复查肺部 CT 示肺部多发结节。患者 PR3 - ANCA 阳性，鼻腔血性分泌物，左耳听力下降，头颅 MRI 示双侧筛窦、蝶窦及左侧上颌窦炎，尿常规示镜下血尿。患者具有较为典型的 ANCA 相关血管炎临床表现，诊断明确。病程初期，患者随访治疗间隔时间稍延长，肺部即出现新发结节。整个病程中患者发病常伴随呼吸道感染，多有病原学依据，2015 年 7 月患者经激素加量治疗后肺部结节有所吸收，但呈空洞样表现。为明确病变性质，并与真菌、分枝杆菌等感染想鉴别，行左肺楔形病灶切除活检，术后病理示炎性渗出及变性坏死，局灶见肉芽肿性炎，局灶肺泡上皮鳞化及不典型增生，未见抗酸杆菌及真菌。仍主要考虑 ANCA 相关血管炎，且予利妥昔单抗治疗有效，肺部 CT 示多数结节吸收、消失。入院前，患者曾于外院继续利妥昔单抗治疗两次并随访，两次肺部 CT 检查显示左肺上叶结节进行性增大，伴纵隔多发淋巴结及钙化灶。患者肺部病变表现呈不一致表现，纵观整个病史，起病时的多发结节、片状实变目前已基本吸收、消失，而左肺上叶结节病灶治疗后曾出现体积减小，但后续随访中则进行性增大，与整个疾病发展规律不符。

主治医师：

患者老年男性，慢性病程。起病以发热和肺部病变为主，表现为多发结节、实变，免疫抑制治疗有效，后续出现上呼吸道症状如鼻腔血性分泌物、听力下降等，影像学证实存在鼻窦炎、上颌窦炎及筛窦炎，肾脏损害表现为镜下血尿。后续诊疗中行肺部病变切除活检，病理为肉芽肿性炎，均符合 ANCA 相关血管炎的表现。患者肺部病变的表现形式多样值得总结，病程中曾出现片状实变，多发结节，治疗后结节病变曾出现空洞样表现。患者病程初期，曾因治疗间隔时间长而出现肺部多发结节病变增大，免疫抑制治疗加强后消失。近 1 年来，患者左上肺结节呈进行性增长趋势，而肺部其他病变基本消失，不能用治疗强度不足来解释，建议再次肺部病变活检，明确是否为疾病复发，或肺部恶性病变。

主任医师：

同意主治医师的分析。患者老年男性，具有 ANCA 相关血管炎典型的临床表现，肺部病变多样、多变是该病例的临床特点。目前主要问题集中在左上肺占位性病变的病因或性质。患者左上肺病变似乎自发病之初即存在，且最初与其他肺部病变无明显差异，并对治疗似有反应。但近 1 年来病变进行性增大，无论考虑疾病复发还是恶性病变可能，均应行活检进行明确。针对这个病例引发的一个值得探讨的问题就是，ANCA 相关血管炎患者病程中肿瘤的发生率。研究发现，ANCA 相关血管炎患者肿瘤发生风险较一般人群高 2～4 倍，以非黑色素瘤皮肤癌最为明显。且肿瘤的发生风险与环磷酰胺的使用时间长短有关，在环磷酰胺应用少于 1 年的患者中，肿瘤发生风险未增加。而应用利妥昔单抗治疗的患者中肿瘤的发生风险低于应用环磷酰胺的患者，且与一般人群无差异。

后续诊疗经过

辅助检查：

2017－09－04 尿常规示：镜检红细胞 0.3 个/HP，镜检白细胞 0.1 个/HP；肿瘤标志物：AFP 3.26 ng/ml，CEA 15.48 ng/ml↑，CA199 83.17 U/ml↑，CA125 652.20 U/ml↑，CYFRA 19.06 ng/ml↑，NSE 24.38 ng/ml↑；T－SPOT 阴性。ANCA：p-ANCA 阴性，c-ANCA 阳性，MPO－ANCA 0.47，PR3－ANCA 2.57↑。

2017－09－04 肺部 HRCT：左肺术后改变，左肺上叶结节较前(2015－02－15)明显增大，纵隔多发淋巴结及钙化灶，余大致相仿。

2017－09－06 腹部超声：肝占位(肝左叶低回声团块，大小约 100 mm×56 mm，向肝外凸起，可测及血流信号)，肝囊肿；胆囊壁毛糙，胆囊结石；腹腔胀气，胰腺显示不清；脾脏显示不清；另见左侧后腹膜低回声团块。

2017－09－07 腰骶椎 MRI：腰椎退行性改变；L_4/L_5、L_5/S_1 椎间盘略膨出，腰椎间盘变性；扫及部分 T_{11} 椎体信号异常。

2017－09－08 腹部增强 CT：肝左叶占位(直径约 90 mm)，考虑恶性病变，请结合病史。肝脏多发小囊肿。胆囊结石(图 41－3)。

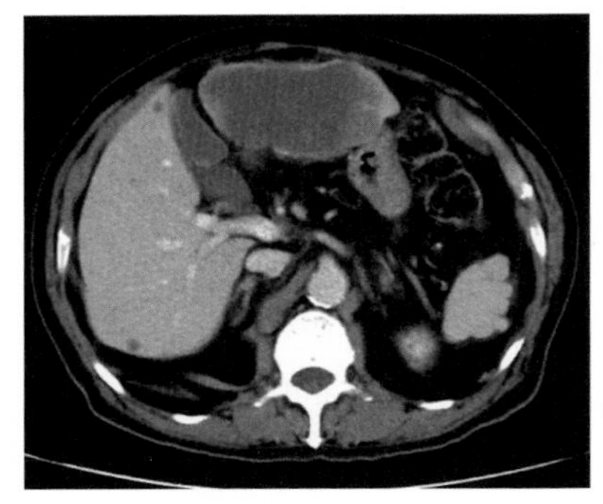

图 41－3 腹部增强 CT 示肝左叶占位病变

2017－09－12 肝外科会诊后转科行手术治疗，在全身麻醉下行肝段切除术，术中见左肝外侧巨大肿瘤，直径 20 cm，边界不清，质地硬，探查腹盆腔/胃/结肠/回肠/胰腺/脾脏，未见其余占位病变。

2017－09－30 肝切除标本病理示：肉眼所见：组织一块 10 cm×8 cm×4 cm，切面见一肿块 9 cm×4 cm×4 cm，切面灰白灰黄，质脆；病理诊断："肝肿瘤"胆管细胞癌Ⅲ级(结节型 9 cm×4 cm×4 cm)，伴坏死，脉管内见癌栓，切缘阴性。

建议患者及家属再次行肺部占位活检术明确肺部病变为原发还是胆管细胞癌肺部转移，患者及家属考虑后拒绝。

最终诊断

肉芽肿性多血管炎；胆管细胞癌，肺转移可能。

疾病诊疗过程总结

患者老年男性，具有 ANCA 相关血管炎典型的临床表现，病程中患者肺部病变多样、多变，曾出现片状实变，多发结节，且治疗后结节曾出现空洞样表现，但肺部结节切除病理表现为肉芽肿性炎。本病例存在的主要临床问题是自发病之初即存在一个左上肺结节病灶，最初与其他肺部病变无明显差异，并对治疗似有反应，但近 1 年来病变进行性增大。为鉴别患者为疾病复发还是恶性病变，原计划再次行肺结节活检术，但入院评估过程中却意外发现肝脏巨大占位。肝外科会诊行肝段切除术，术后病理示胆管细胞癌Ⅲ级。遗憾的是，因患者及家属拒绝进一步行肺部占位病变活检，无法明确肺部病变为原发或是胆管细胞癌转移。

诊疗启迪

ANCA 相关血管炎疾病复发，尤其是与主治医师所判断的疾病发展不一致时，应及时再次活检明确病变性质。

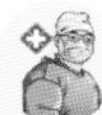

专家点评

1. 行业内知名专家点评

北京协和医院 田新平 主任医师

肉芽肿性多血管炎(granulomatosis with polyangiitis，GPA)上呼吸道及肺部受累最常见，肺部病变见于70%～80%的患者，可为相对固定的结节病变、空洞或多变的浸润影，经正确治疗后可吸收，但极易复发，尤其是 PR3 - ANCA 持续阳性患者。本例患者具有 GPA 的典型临床表现，病程中患者肺部病变多样，曾出现片状实变，多发结节，治疗后结节曾出现空洞样表现，肺部结节活检病理为肉芽肿性炎症，为明确本病的诊断提供了病理学证据。患者治疗随访过程中肺部其他病变基本消失，而左上肺结节呈进行性增长趋势，存在三种可能：原发病造成的病灶增大、局部特殊感染或合并恶性肿瘤。由于患者在病程中肺部病变反复出现，因此此次的肺部结节增大亦可能为肺部病变未得到充分控制所致，为复发的表现之一。患者此次入院评估过程中发现的肝脏巨大占位，肝外科会诊行肝段切除术，术后病理示胆管细胞癌Ⅲ级，为患者发生恶性肿瘤的可能提供了佐证。胆管细胞癌是发生于肝内胆管的癌肿，属于原发性肝癌的一种，可以通过淋巴、血行等多种方式转移到其他脏器。流行病学证据显示，胆管细胞癌与 HCV 感染、HIV 感染、肝硬化和糖尿病等相关，未见与 GPA 关联的相关报道。经皮穿刺肺活检是最佳的明确病变性质的方法。但由于患者拒绝，因此病变的性质尚难确定。

本病例的启示：GPA 疾病易复发。在治疗反应不佳、病变不能用原发疾病解释时，需要再次活检病理，明确是否为疾病复发、特殊感染或肺部恶性病变。

2. 主任点评

上海交通大学医学院附属仁济医院 胡大伟 主任医师

GPA 过去称为韦格纳肉芽肿，任何年龄均可发病。目前诊断仍按照 1990 年 ACR 有关 GPA 分类诊断标准：①鼻或口腔炎症：痛性或无痛性口腔溃疡、脓性或血性鼻腔分泌物；②胸部 X 线片异常：胸片示结节、固定浸润病灶或空洞；③尿沉渣异常：镜下血尿(红细胞＞5 个/HP)或出现红细胞管型；④病理：动脉壁、动脉周围或血管外部区域有肉芽肿炎症。有两项阳性即可诊断 GPA。糖皮质激素是治疗肉芽肿血管炎的一线药物，同时可联合免疫抑制剂，其中最常用的是环磷酰胺。对于糖皮质激素联合环磷酰胺治疗效果不佳或者反复病情复发的患者，可以考虑糖皮质激素联合针对 B 淋巴细胞的单克隆抗体利妥昔单抗。病情诱导缓解、得以控制后，糖皮质激素可以逐渐减量，主要为小剂量糖皮质激素联合免疫抑制剂维持治疗，常用的维持治疗的免疫抑制剂如硫唑嘌呤、吗替麦考酚酯、甲氨蝶呤等。治疗过程中要定期随访，根据病情变化调整治疗方案，同时注意防治感染等可能出现的并发症。本病预后的关键是早期诊断，合理治疗。另外，肉芽肿血管炎患者病程中肿瘤的发生率增高，有报道 ANCA 相关血管炎患者肿瘤发生风险较一般人群高2～4倍。特别是老年患者，对治疗反应不佳、相关病变不好用原发疾病解释时，要排除有无合并肿瘤的可能。

（徐安涛，郭强）

参考文献

［1］RAHMATTULLA C, BERDEN AE, WAKKER SC, et al. Incidence of malignancies in patients with antineutrophil cytoplasmic antibody-associated vasculitis diagnosed between 1991 and 2013 [J]. Arthritis Rheumatol, 2015,67(12):3270－3278.

［2］VAN DAALEN EE, RIZZO R, KRONBICHLER A, et al. Effect of rituximab on malignancy risk in patients with ANCA-associated vasculitis [J]. Ann Rheum Dis, 2017,76(6):1064－1069.

病例42 发热头痛、失语偏瘫伴意识障碍——中枢神经系统血管炎?

主诉

患者，男，32岁，因“发热头痛2个月，失语偏瘫9天，意识障碍6天”入院。

病史摘要

现病史：患者2020－02－17无明显诱因出现低热，最高体温37.5℃，伴腹胀，有排气，3～5天排便一次，无寒战、腹泻、恶心呕吐、咳嗽咳痰。至当地医院就诊，考虑“发热待查，肺部感染？肠道感染?”予抗感染输液治疗10天(具体不详)，体温降至正常后出院。出院后仍有每日发热，最高体温38～39℃，并逐渐出现头痛，伴抽搐一次，予退热后抽搐缓解。03－22患者出现言语不清伴口角流涎，当地诊所予输液治疗4天(具体不详)后言语恢复正常、未再流涎，但仍有低热、头痛。03－30患者至当地省立医院神经内科住院，查ANA/ENA/ANCA(－)，降钙素原、血培养、T－SPOT、胸腹部CT、心彩超、尿常规未见明显异常。04－01查头颅增强MRI：左侧脑室旁、双侧基底节及右侧大脑脚、脑干右侧多发病灶伴出血，考虑感染性病变可能。双侧上颌窦轻度炎症。04－02完善腰穿：脑脊液压力50 cmH_2O，常规示淡红、微浑，潘氏试验(＋＋)，RBC 2 000×10^6/L，WBC 265×10^6/L，N% 65%；生化示葡萄糖3.76 mmol/L，氯118 mmol/L，蛋白1 731 mg/L。细菌培养示头状葡萄球菌亚种(＋)。脑脊液外送宏基因组二代测序(metagenomics next generation sequencing, mNGS)及Xpert均阴性。考虑中枢神经系统感染可能。予美罗培南四天仍发热。04－05起加用利奈唑胺、莫西沙星加强抗感染，但患者发热、头痛仍无改善。04－12患者突发失语、右侧偏瘫，转至华山医院感染科。急诊头颅CT示双侧基底节区低密度灶、左侧脑室稍受压。04－14复查头颅增强MRI：两侧基底节区、侧脑室旁及脑干可见多发斑片状异常信号，T1相呈低信号，Flair及DWI呈明显高信号，脑室大小形态正常，中线结构物明显移位。增强后部分病灶边缘呈环形强化(图 42－1)。复查脑脊液示 WBC 164×10^6/L，RBC 79×10^6/L，葡萄糖 2.8 mmol/L，蛋白 1 140 mg/L，IgG 71 mg/L，病原学阴性。予美罗培南＋利奈唑胺抗感染、地塞米松 5 mg q12 h 抗炎、甘露醇 250 ml q8 h 脱水降颅压治疗。但患者症状仍进行性加重，04－15 下午起出现意识障碍、呼之不应，伴双侧肢体间断肌强直发作。04－16 复查 ESR 52 mm/h，CRP 125 mg/L。04－17 请我科医师会诊，追问患者既往数年内有反复口腔溃疡、下肢结节红斑及针刺反应阳性，考虑白塞病相关中枢神经系统病变、继发性癫痫可能。04－17～04－20 予甲泼尼龙 500 mg qd＋丙种球蛋白 20 g qd，04－21 起减至甲泼尼龙 240 mg qd。联用甘露醇、左乙拉西坦、巴氯芬治疗。经上述治疗后，患者热平，但仍意识障碍，间断肌强直发作。04－20 复查 ESR 50 mm/h、CRP 18 mg/L。现为求进一步诊治收住我科。追问患者无反复外阴溃疡、眼炎发作、关节痛、口眼干、猖獗齿、雷诺现象等。患者自起病来，精神差，胃纳可，睡眠欠佳，大便如前述，小便如常，近 2 个月体重下降约 10 kg。

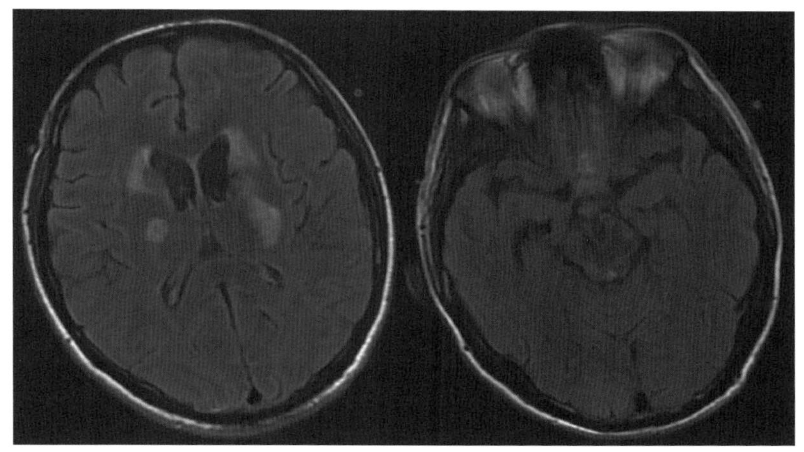

图 42－1　头颅 MRI FLAIR 相示双侧侧脑室、丘脑及脑干多发病灶

既往史：否认高血压病、糖尿病等慢性病史，否认传染病史。

个人史：无吸烟史，无手术、外伤、输血史。

家族史：否认家族类似病史。

体格检查：T 36.8℃，P 100 次/分，R 20 次/分，BP 112/88 mmHg。神志昏迷(Glasgow 昏迷评分 4 分：睁眼反应——刺痛睁眼；言语反应——无；运动反应——无)。体形消瘦，营养不良，慢性病面容，表情淡漠，推入病区，被动体位，无法对答。颈项强直，四肢肌张力增高，肌力检查无法配合，腱反射亢进，双侧巴氏征阳性。双手针刺处及腰椎穿刺处可见红色丘疹，余全身未见红斑、皮疹。四肢关节无肿胀及压痛。双肺呼吸音清，未闻及明显干、湿啰音。心律齐，各瓣膜区未闻及病理性杂音。全腹软，无压痛、反跳痛。双下肢无水肿。

初步诊断：发热、意识障碍待查，白塞病相关中枢神经系统病变可能大。

病例讨论

住院医师：

该病例的病例特点：①青年男性，亚急性病程，进行性加重。②主要临床表现为发热，以及包括头痛、失语、偏瘫、意识障碍和癫痫在内的神经系统症状进行性加重，病理征阳性。③头颅 MRI 提示双侧脑干、基底节区、侧脑室旁多发异常信号，脑脊液示细胞数、蛋白增高，血清炎症指标升高，自身抗体及感染指标均阴性。④既往有反复口腔溃疡、结节红斑史，针刺试验阳性。⑤广谱抗感染无效，大剂量激素对发热和炎症反应有应答，但神经症状改善不明显。综合上述特征，以中枢神经系统受累为主的系统性血管炎需首先考虑，白塞病可能大。鉴别诊断方面，该患者以发热、头痛起病，神经系统症状体征为突出表现，首要需鉴别中枢神经系统感染。外院多次完善腰穿检查提示脑脊液压力增高、白细胞数增高（最高达数百）、蛋白含量增高、首次细菌培养提示头状葡萄球菌亚种阳性，需重视细菌性脑膜炎可能。但外院已予多种广谱抗生素治疗后患者仍有发热、神经系统症状体征进展，且脑脊液葡萄糖始终正常，送检病原检测敏感性高的 mNGS 检查阴性，其他血清学感染指标亦阴性，且患者脑实质内病灶广泛，用脑膜炎难以全盘解释。外院检查及诊断性治疗效果已基本可排除单纯中枢神经系统感染性疾病，单次病原菌培养阳性可能为操作污染所致假阳性。患者自身抗体均阴性，无肾脏、血液系统、浆膜炎等系统受累表现，系统性红斑狼疮、干燥综合征等弥漫性结缔组织病相关中枢神经系统受累亦可排除。中枢神经系统淋巴瘤也可表现为发热及颅内实质受累，但多有中枢神经系统外肝脾、浅表及深部淋巴结受累的表现，乳酸脱氢酶可明显增高。该患者胸腹 CT 及浅表淋巴结超声未见明显异常，为不支持特征，必要时可进一步完善 PET/CT 及颅内病灶活检病理以鉴别。其他鉴别诊断如多发性硬化症为代表的中枢神经系统脱髓鞘疾病很少见到强烈的全身炎症反应，可能性低。

主治医师：

该患者以发热和全身炎症反应起病，逐渐出现进行性加重的神经系统症状、体征，初为失语、偏瘫等锥体系定位体征，后表现为上行性网状结构激动系统受累的意识障碍及锥体外系受累的肌张力障碍表现。头颅影像学检查也证实了包括脑干、基底节区在内的弥漫性多灶性脑实质受累。脑脊液检查证实了颅内强烈的炎症反应，感染相关排查的阴性结果提示颅内炎症为无菌性炎症。结合患者为青年男性，自身抗体阴性，缺少其他弥漫性结缔组织病脏器受累的依据，故诊断以中枢神经系统受累为主的系统性血管炎可能大。事实上，根据最新的 2014 版 ICBD 分类标准（眼/口/生殖器/皮肤/神经/血管），该患者符合反复口腔溃疡（2 分）、既往下肢结节红斑（1 分）、神经系统受累（1 分）、针刺试验阳性（1 分），总分 5 分，已达到白塞病的诊断门槛。该分类标准的敏感性和特异性均达 90%以上。治疗方面，根据 2018 版 EULAR 关于白塞综合征的治疗推荐，急性脑实质受累情况下应给予大剂量糖皮质激素冲击治疗，激素冲击后续以泼尼松 1 mg/(kg · d)维持，症状缓解后逐渐减量。需同步联用免疫抑制剂如硫唑嘌呤、环磷酰胺、吗替麦考酚酯，对难治性和复发性病例可考虑应用抗 TNF 单抗治疗，可获得更好疗效。

主任医师：

同意目前基于临床表现、影像学及实验室检查所作出的白塞脑病（neuro-Behcet disease，NBD）的临床判断。事实上典型的白塞脑病有其鲜明的临床特征，即急性/亚急性起病、多灶性，脑干为最常见受累部位。其他常见受累部位包括桥脑、基底节区等中线结构部位，这是与狼疮脑病在影像学上相鉴别的一个要点，该患者的 MRI 表现符合典型的 NBD 实质受累特征。NBD 的另一种临床亚型表现为颅内血管受累，最常见的是静脉窦血栓，动脉血栓、夹层或动脉瘤所致的急性卒中较少见。因此，继发于颅内高压的头痛和视力障碍亦是 NBD 的常见临床表现。该患者也应进一步完善头颅 MRV、MRA 筛查血管病变，如存在颅内静脉窦血栓（CVT），应启动抗凝治疗，同时积极筛查颅外血管瘤病变警惕出血风险。NBD 有一定的复发倾向。脑脊液检查中细胞数、蛋白含量及压力增高常可支持 NBD 的诊断，葡萄糖含量正常及病原学检查阴性可有助于与中枢神经系统感染相鉴别。其他血液检查如 ESR、CRP 和细胞因子可在 NBD 患者中升高，但不具特异性，更多是反映了全身性炎症反应。针刺试验是白塞病一个简单易行的诊断检查，阳性结果可为 NBD 的诊断提供支持证据。此外，在临床考虑 NBD 的患者中也应重视其他器官受累的筛查如大血管、肠道和眼部病变。随着越来越多的临床证据的累积，对于急性进展性重症脑实质受累的 NBD，除了常规的激素冲击治疗，EULAR 指南已推荐可考虑优先应用抗 TNF－α 生物制剂尤其是单抗类药物而非起效较慢的传统免疫抑制剂以取得更快更好的疗效。故建议该患者尽早启用抗 TNF－α 单抗如英夫利西单抗治疗。环孢素因其神经毒性，应避免在 NBD 患者中应用。值得重视的是，由于该患者目前意识障碍，排痰不畅、发生误吸感染的风险较高，应积极预防感染，定期给予免疫球蛋白保护、注意营养支持。鞘内应用激素可能有助于控制颅内炎症并减少全身激素的应用。最后，应积极与神经内科协作，根据患者的神经症状体征调整抗癫痫药、肌松药等对症治疗药量，以及与康复科协作尽早开展神经功能康复训练。

后续诊疗经过

患者入院后复查脑脊液蛋白最高达 1 401 mg/L、脑脊液白细胞数最高达 28×10^6/L、脑脊液葡萄糖始终正常范围内，多次脑脊液病原学阴性，包括磷脂抗体谱在内的自身抗体均阴性。头颅 MRA、MRV 检查均阴性。ESR 44 mm/h，CRP 13 mg/L。综合考虑 NBD 基本明确，予甲泼尼龙 240 mg qd（2020－04－21～2020－04－23）→80 mg qd（04－24～04－29）→60 mg qd（04－30～05－05）→40 mg qd（05－06～05－12）→30 mg qd（05－13～05－25），6 次鞘内注射地塞米松 5 mg（04－22/04－29/05－05/05－12/05－19/05－27/06－02），联合英夫利西单抗 300 mg×2 次＋200 mg×1 次（04－22/05－06/05－21）协同治疗原发病。患者住院初期病情危重，频繁发作癫痫，2020－04－24 因痰栓窒息、呼吸衰竭行紧急气管插管转 ICU 给予呼吸支持，肺部 CT 示气管及纵隔左偏，气管及左侧支气管内痰栓可能，左肺散在渗出及左肺下叶不张。痰培养示鲍曼不动杆菌生长。先后给予美罗培南、氟康唑、阿米卡星、复方磺胺甲噁唑抗感染，定期吸痰加强痰液引流，辅以左乙拉西坦、巴氯芬、丙戊酸钠、苯海索、氯硝西泮抗癫痫镇静治疗，及丙种球蛋白、白蛋白、肠外/肠内营养支持。并于 05－15 行气管切开，肺部感染较前好转，顺利拔除气管插管后转回我科继续治疗。患者未再发热、癫痫发作，可听指令眨眼，四肢肌张力可，但仍无法遵嘱自主活动，Glasgow 昏迷评分 6 分。复查头颅 MRI 提示左侧部分病灶范围有所缩小。05－19 复查脑脊液蛋白降至 346 mg/L。05－26 起激素减为泼尼松 30 mg qd 口服。05－28 因复查 CMV－DNA 阳性，加用更昔洛韦抗病毒治疗。但复查脑脊液蛋白再次升高（1 332 mg/L），肌张力增加，考虑原发病仍有活动，激素加回至泼尼松 25 mg bid（06－03 起），出院至当地风湿科继续规律定期应用类克，加强康复锻炼，定期复查腰穿。后续随访患者激素逐渐减至维持剂量，但神智状态始终未恢复至正常，长期卧床。

最终诊断

多灶性白塞脑病，意识障碍，继发性癫痫，肺部感染，气管切开后。

疾病诊疗过程总结

该患者为青年男性，亚急性发病，表现为发热以及进行性加重的头痛、失语、偏瘫直至意识障碍等神经系统表现。外院予广谱抗感染治疗无效。多次头颅 MRI 提示双侧脑干、基底节区、侧脑室旁多发病灶，头颅 MRA、MRV 阴性，脑脊液检查示细胞数、蛋白增高但病原学阴性，血清炎症指标升高，自身抗体阴性。结合患者既往有反复口腔溃疡、结节红斑史，针刺反应阳性，临床诊断为白塞脑病。经大剂量激素冲击、鞘注激素、多次英夫利西单抗输注等免疫抑制和抗癫痫等对症治疗后患者热平，意识状态部分恢复，肌张力好转，头颅 MRI 示病灶范围有所缩小。住院期间因痰栓并发肺部感染而行气管插管＋切开。后续随访患者激素逐渐减至维持剂量，但神智状态始终未恢复至正常，长期卧床。

诊疗启迪

(1) 对发热、神经系统症状起病的患者，除考虑常见的中枢神经系统感染性疾病，对治疗效果欠佳的患者应注意积极排查自身免疫病相关中枢神经系统病变，对自身抗体阴性的患者应关注神经系统血管炎尤其是白塞脑病的可能。尽早诊断和有效干预是改善患者生存结局和神经系统预后的首要准则。

(2) 注意询问口腔/外阴溃疡、眼炎、结节红斑等病史，注意头颅影像学检查中脑干受累、静脉窦血栓等特征性表现，针刺试验的应用以及脑脊液检查鉴别颅内感染，均是诊断白塞脑病的临床要点。

(3) 诊治系统性自身免疫病患者过程中永远要注意继发感染的防治，尤其是存在神志障碍、长期卧床的患者，更应警惕痰栓梗阻及误吸感染的风险。

专家点评

1. 行业内知名专家点评

复旦大学附属华东医院 管剑龙 主任医师

本例患者给我们的启示是，急性中枢神经系统病变在鉴别诊断时，积极完善腰穿排查感染性疾病和非感染性炎症性疾病，更应注意既往病史。白塞病的中枢神经系统受累在影像学上的典型特征是沿着中线为主的脑干脑炎，类似颅内炎性假瘤。另一个常见表现为动静脉病变。该病例青年男性，具有反复口腔溃疡和结节性红斑病史，以及针刺试验阳性，为最常见的白塞病基本皮肤黏膜特征，白塞病神经损害一般发生在以口腔溃疡为基点后数年，一般 9～10 年，神经病变严重发作时，极容易忽视口腔溃疡和皮肤红斑病变病史，一则皮肤黏膜病变既往较轻，二则呈发作性可以自愈，但对诊断与治理确具有比较特异的临床意义。

2. 主任点评

上海交通大学医学院附属仁济医院 叶霜 主任医师

NBD的治疗策略主要参照葡萄膜炎，除大剂量糖皮质激素外，往往需要联合免疫抑制剂或生物制剂。常用的免疫抑制剂选择包括硫唑嘌呤、环磷酰胺。钙调酶抑制剂(环孢素、他克莫司)因有神经毒性(有诱发进行性多灶性脑白质病的风险)，应避免应用于NBD。肿瘤坏死因子拮抗剂尤其是单抗类药物在NBD和葡萄膜炎中均可应用，且因起效快较传统免疫抑制剂有一定优势，在葡萄膜炎中循证依据更多。其他应用在葡萄膜炎有效的药物是否可用于NBD，值得进一步探讨。

(吴万龙、叶霜)

参考文献

[1] International Team for the Revision of the International Criteria for Behcet's Disease (ITR-ICBD). The International Criteria for Behcet's Disease (ICBD): a collaborative study of 27 countries on the sensitivity and specificity of the new criteria [J]. J Eur Acad Dermatol Venereol, 2014,28(3):338 - 347.

[2] HATEMI G, CHRISTENSEN R, BANG D, et al. 2018 update of the EULAR recommendations for the management of Behcet's syndrome [J]. Ann Rheum Dis, 2018,77(6): 808 - 818.

[3] KALRA S, SILMAN A, AKMAN-DEMIR G, et al. Diagnosis and management of Neuro-Behcet's disease: international consensus recommendations [J]. J Neurol, 2014,261(9):1662 - 1676.

病例43 反复发热伴皮疹——感染？血管炎？

主诉

患者，女，38岁，因“反复发热伴皮疹2个月”入院。

病史摘要

现病史：患者于2个月前无明显诱因下出现发热，伴有咽痛、畏寒寒战，体温最高39℃，可自行退热，发热时伴有双下肢荨麻疹样皮疹，色红，高出皮肤表面，热退则疹退，无咳嗽、咳痰，无头痛、呕吐，无胸闷、气促，无腹痛、腹胀、腹泻，无尿频、尿急、尿痛，无关节肿痛，无肌肉酸痛等不适，遂于2019年11月4日当地医院住院治疗，查血常规：WBC 6.1×10^9/L，N% 83%，Hb 107 g/L，PLT 142×10^9/L，CRP 106 mg/L，ESR 56 mm/h；肝肾功能：ALT 142 U/L，AST 93 U/L，GGT 117 U/L，AKP 222 U/L，Scr 55 μmol/L，白蛋白43.6 g/L；ANA+ENA(−)，dsDNA(−)，补体C3、C4(−)，IgG/A/M(−)，RF(−)，考虑感染性发热，先后予以左氧氟沙星联合头孢吡肟舒巴坦抗感染治疗10天，仍有发热，后又调整抗感染

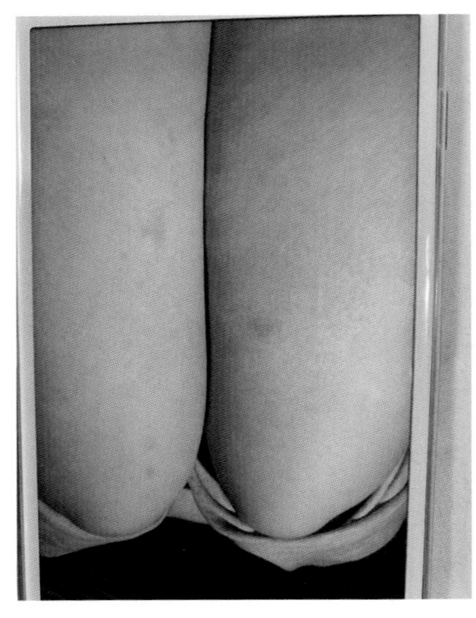
图 43-1 入院时患者双下肢痛性结节红斑，黄豆至钱币大小

方案，于 11 月 14 日予以亚胺培南联合阿奇霉素治疗 2 周，最高体温降至 37.7℃，偶有反复，遂于 2019 年 11 月 28 日加用阿昔洛韦治疗后体温平，但次日则出现全身肌肉痛，小腿腓肠肌尤为明显，遂停用阿昔洛韦，但小腿肌肉痛仍不能缓解。12 月 9 日停用亚胺培南、阿奇霉素，体温平出院。出院后 1 周再次出现发热，最高 38.5℃，无明显畏寒寒战，伴有双下肢结节红斑，轻压痛，黄豆至钱币大小(图 43-1)，无破溃，无关节肿痛，无光过敏及脱发，无面部红斑，无口腔溃疡，至我院门诊就诊，加用尼美舒利后仍有反复发热，为求进一步治疗收住我科。患者自起病以来，精神差，胃纳可，大便如常，小便如常，睡眠尚可，饮食未见异常，体重无明显变化。

入院后查血常规：WBC 3.31×10^9/L↓，Hb 99 g/L↓，PLT 228×10^9/L，CRP 12.5 mg/L↑；ESR 51 mm/h↑；降钙素原 1.39 ng/ml↑↑；肝肾功能、电解质、肌酸激酶正常；网织红细胞比率 1.99%↑；粪便常规、尿常规均正常；乙型肝炎二对半、HIV 抗体、TRUST、梅毒确诊试验阴性；巨细胞病毒抗体、肝炎抗体、呼吸道病毒九联体抗体、EB 病毒 DNA、巨细胞病毒 DNA 阴性；G 试验、GM 试验、血培养均阴性；抗核抗体组合、抗中性粒细胞抗体、抗双链 DNA 抗体均阴性；补体组合、免疫球蛋白组合、免疫球蛋白 IgG4、铁蛋白正常；免疫固定电泳未发现异常条带；Coombs 试验阴性；白介素-2 受体 694.00 U/ml。入院后肺部 CT 提示左肺下叶磨玻璃小结节，左肺、右肺下叶胸膜下多发微小斑点、斑片灶，右肺下叶小钙化灶；腹部 B 超：肝右叶边缘处低回声区，范围 26 mm×20 mm，胆囊、肾脏、胰腺、脾脏目前未见异常；心彩超、甲状腺 B 超均未见异常；治疗上继续予以美罗培南 1.0 q12 h 静滴。

入院后予以皮肤活检提示“大腿皮肤活检”表皮未见炎症，真皮见附属器周围炎，中度血管周围炎及血管炎。真皮深层及皮下脂肪浅层见间隔为主的脂膜炎。真皮深部和皮下脂肪组织中见两条肌性动脉坏死性闭塞性血管炎，管壁纤维组织增生伴淋巴细胞、中性粒细胞、嗜酸粒细胞浸润(图 43-2)。完善血液二代测序：未见病原菌；骨穿骨髓涂片：未见异常；骨髓活检：病理提示骨髓组织增生明显活跃，造血组织 60%，脂肪组织 40%；粒系各期细胞均可见，未见成熟障碍。红系幼红细胞簇状可见。巨核细胞 40 个/mm^2。

既往史：否认糖尿病病史，否认乙肝、结核病史。

个人史：否认烟酒史。

家族史：否认遗传病史。

体格检查：T 36.6℃，P 78 次/分，R 20 次/分，BP 137/77 mmHg，神清，精神可，双肺呼吸音清，未闻及明显干、湿啰音，心律齐，未闻及明显病理性杂音，腹软，无压痛及反跳痛，双肾区无叩痛。四肢关节无红肿、压痛，双下肢肌肉酸痛，双下肢皮肤可见结节红斑，轻压痛，双下肢无水肿，四肢肌力、肌张力正常，生理反射存在，病理反射未引出。

初步诊断：发热待查，结节性多动脉炎可能。

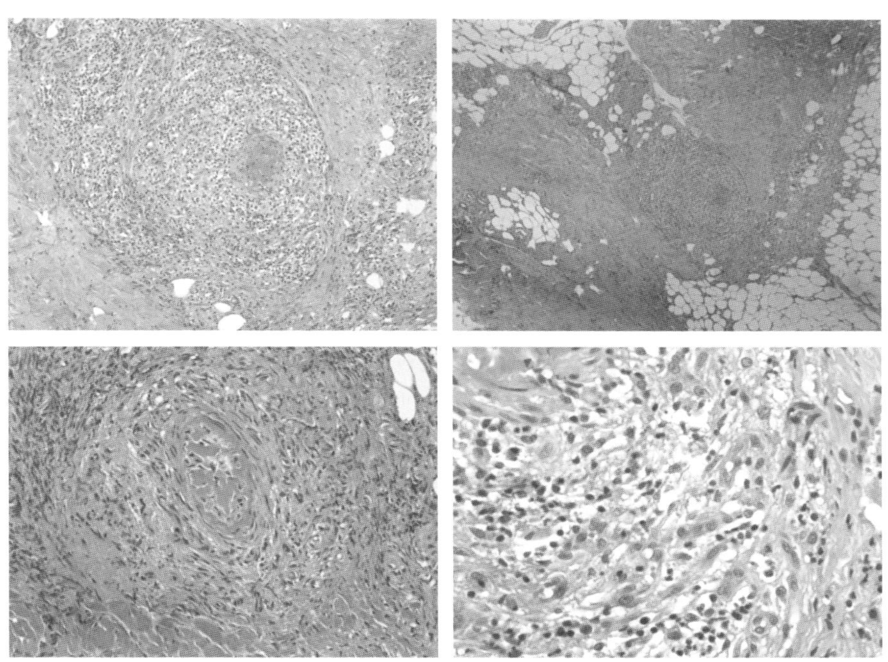

图 43-2 皮肤结节活检病理

病例讨论

住院医师：

总结该病例的病例特点：①中年女性，急性起病，以发热伴皮疹 2 个月为主诉，既往史无殊。②前期外院治疗以抗感染治疗为主，抗感染似乎有效，但是体温平后 1 周再次出现发热。③目前发热原因不明，首先考虑感染，发病后查 CRP 和 PCT 均升高，抗感染治疗后 CRP 较前下降，但感染源尚不能确定，患者血培养阴性，我们也加做了二代测序避免遗漏未知的非典型病原体，仍缺少病原学依据的支持；该患者自身抗体、补体、免疫球蛋白也均正常，狼疮等风湿免疫疾病也不支持；骨穿涂片和病理也未见明显异常，血液系统疾病依据不足。④值得注意的是，本例有肌痛、双下肢结节红斑，皮肤活检病理提示灶性坏死性闭塞性血管炎，血管壁有炎性细胞浸润，符合结节性多动脉炎(polyarteritis nodosa, PAN)的病理特点。

主治医师：

PAN 是一种系统性血管炎，主要侵犯中等大小肌性动脉，呈节段性分布，病因尚不明确，可能与感染(病毒、细菌)、药物及注射血清史有关。该患者发热原因不明，前期抗感染疗效欠佳，皮肤病理特点符合 PAN。再仔细复习病史，发现患者有腓肠肌痛、皮肤改变，但是患者病程中并无高血压、肾功能不全以及周围神经病变，也未见网状青斑和体重下降，否认乙肝病史，参照 1990 年美国风湿病学会(ACR)的分类标准，目前不完全符合 PAN 的诊断标准。

主任医师：

这位患者的病理特点确实符合 PAN，尽管不完全符合 1990 年 ACR 的诊断标准，但实际上符合皮肤型结节性多动脉炎(cutaneous polyarteritis nodosa, CPAN)。CPAN 占所有 PAN 的 10%,是一种中小动脉的血管炎,无特异性的血清学表现,诊断需要临床和病理一致,皮肤外表现比如发热、肌痛也可作为诊断的证据。另外有两点需要注意:①CPAN 的发病与一些基础疾病、感染和应用药物相关,最为常见的发病诱因为溶血性链球菌感染,还有乙型肝炎的感染,另外其他可引起 CPAN 的有丙型肝炎、人类细小病毒 B_{19} 和结核分枝杆菌、链球菌属、克雷伯氏菌属等的感染。该患者为中年女性,既往史无殊,也没有特殊药物的应用,我们应该关注 CPAN 是原发还是继发。②患者腹部 B 超有一个低回声区值得重视,这个低回声区性质有待明确,是否可能为肝肿瘤还是肝脓肿,需进一步完善检查来明确。二者之间是否存在因果联系,需要进一步探讨。治疗上暂时不用激素,对于初期 CPAN 的治疗,不需要像治疗急性系统性 PAN 那样应用大剂量糖皮质激素和环磷酰胺,在轻型患者仅需口服非甾体抗炎药或者秋水仙碱,或者外用糖皮质激素;上述治疗无效则再用糖皮质激素,控制病情恶化。

后续诊疗经过

该患者完善上腹部平扫增强磁共振提示:肝右叶病灶考虑脓肿;脂肪肝;肝脏及左肾囊肿;腹腔少量积液(图 43-3);请介入科予以肝脓肿经皮穿刺引流,抽取脓液,并请感染科调整抗生素方案,予以头孢哌酮舒巴坦 3.0 g q8 h+莫西沙星 0.4 g qd,次日热平,1 周后复查肝脏 B 超,低回声区范围 22 mm×16.8 mm,较前缩小;2 周后复查基本未再发现低回声区。之后长期随访患者未再发热,双下肢结节红斑也逐渐消退。

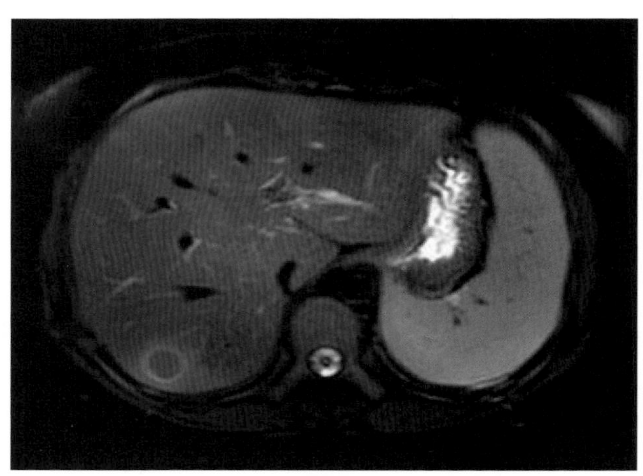

图 43-3 腹部增强 MRI 提示肝右叶肝脓肿

最终诊断

肝脓肿继发性皮肤型结节性多动脉炎。

疾病诊疗过程总结

本例患者为中年女性,急性起病,反复发热、后出现腓肠肌痛、四肢触痛性红斑、结节,血红蛋白低，CRP、血沉增高，B超发现肝脏低回声区，腹部增强 MRI 提示肝脓肿，考虑肝脓肿诊断成立。下肢皮肤组织病理示灶性坏死性闭塞性血管炎，血管壁有炎性细胞浸润，可排除显微镜下多动脉炎、结节性红斑、变应性肉芽肿性血管炎，提示 CPAN 的病理特点。患者血压、尿常规、肝肾功能、泌尿系统彩超等无异常，既往史无殊，暂不考虑系统型结节性多动脉炎，但需在无症状期每年随访 1～2 次，监测生命体征、血常规、肝肾功能等。根据病例特点，考虑肝脓肿继发 CPAN，治疗上针对病原菌积极抗感染治疗。

值得一提的是，有相当一部分患者肝脓肿为病原学阴性，这部分患者较年轻，不易出现较重的炎症反应和肝功能不全；脓肿直径小，不易穿刺引流；但预后与病原学阳性肝脓肿无明显差异。常规经验性抗感染治疗有效。

诊疗启迪

（1）血管炎是以动脉血管炎症为主要表现的异质性疾病，临床表现复杂多样，常常需鉴别是原发还是继发，除原发性血管炎外，感染、药物、系统性疾病等均可导致血管炎发生发展。

（2）感染继发 CPAN 较为少见，如果 CPAN 临床症状较轻，可不使用糖皮质激素，针对病原菌积极抗感染治疗。

专家点评

1. 行业内知名专家点评

复旦大学附属华山医院 万伟国 主任医师

本病例的诊断充分体现了“感染”和“风湿免疫性疾病”的鉴别诊断是风湿免疫科医师永恒的话题。发热初抗生素的治疗颇有“滥用”的嫌疑，在没有明确感染灶，外周血白细胞数正常的情况下，先后予“左氧氟沙星联合头孢吡肟舒巴坦抗感染治疗 10 天、亚胺培南联合阿奇霉素治疗 2 周，后加用阿昔洛韦治疗”，在初始抗生素治疗无效的情况下不是积极查找发热原因，而是无依据地更换抗生素，这不是成熟的内科医生的表现。当患者出现“结节红斑、腓肠肌疼痛”，开始怀疑结节性多动脉炎，而且皮肤病理可见闭塞性小动脉炎，符合 CPAN 时，我们不是简单以 CPAN 为诊断终点，没有忽视 B 超在患者肝内所发现的低密度灶，进一步予 CT 增强影像检查考虑为脓肿，穿刺排脓并加强抗生素治疗后体温终得以彻底控制，结节红斑、腓肠肌痛这些 PAN 表现也逐步消散。

对于这位患者 PAN 的诊断，尽管不能完全符合 1990 年 ACR 的诊断标准，我们还是应该考虑血管炎的诊断，毕竟 1990 年 ACR 的诊断标准已太过遥远，不能与时俱进。主任医师的临床知识和经验支持诊断 CPAN。对于其他类似的情况，在没有 CPAN 这样的诊断时，可以简单以“皮肤血管炎”作为诊断。这个 CPAN 应该是肝脓肿继发或模拟的血管炎，所以本病例的主要诊断应该是“肝脓肿”，CPAN 应该是次要诊断。

确立了“肝脓肿”这个主要诊断后，需要再回头考虑初期的抗生素治疗。“左氧氟沙星联合头孢吡肟舒巴坦”的治疗与后期“头孢哌酮舒巴坦 3.0 g q8 h＋莫西沙星 0.4 g qd”的治疗没有原则性差别，之所以前者疗效欠佳而后者治疗成功，关键在于后者明确了“肝脓肿”的诊断，坚持抗生素的治疗，尤其行“肝脓肿经皮穿刺引流”是治疗的关键。

所以，在初期抗生素治疗欠佳的情况下不能轻易否认一些特殊的或少见的感染。

2. 主任点评

上海交通大学医学院附属仁济医院 郭强 主任医师

皮肤PAN的诊断需要排除全身PAN。系统性PAN可以通过分类标准来诊断，但这不包括疾病的皮肤形式。CPAN常有皮下压痛、结节红斑，可自行消失或发生溃疡。其他发现包括瘀点、紫癜、皮肤坏死和指端坏疽，全身还可有关节痛、肌痛和周围神经病变，推荐适量的糖皮质激素和甲氨蝶呤治疗。当有明确的感染时，同时需要充分抗感染治疗。

（叶延，扶琼，陈晓翔）

参考文献

[1] 顾有守. 皮肤型结节性多动脉炎[J]. 中华皮肤科杂志，2012，45(4)：296－298.

[2] 姜林娣. 系统性血管炎[M]. 2版. 北京：人民卫生出版社，2021.

[3] DAOUD MS，HUTTON KP，GIBSON LE. Cutaneous periarteritis nodosa：a clinicopathological study of 79 cases [J]. Br J Dermatol，1997，136(5)：706－713.

病例44 肌肉酸痛、附睾肿痛伴自发性肝出血——结节性多动脉炎？

主诉

患者，男，18岁，发热伴小腿肌肉胀痛，双侧附睾肿痛1周。

病史摘要

现病史：患者1周之前出现双侧附睾肿痛，有腰酸感，伴小腿肌肉胀痛及发热不适，体温最高38℃。遂至当地泌尿科就诊，查WBC 10.75×10^9/L，N% 75%，CRP 154 mg/dl；尿常规见蛋白质(＋)，酮体(＋)，WBC 16.6个/HP。B超提示双侧附睾偏小，回声降低，双侧附睾体尾部回声减低，阴囊腔内未见明显积液。肾脏超声示双肾盂分离，左肾结石，双侧输尿管上段扩张，中下段显示不清，膀胱未见异常。下肢超声示左侧胫后静脉血流缓慢，伴淋巴结肿大。考虑为“肾结石，泌尿系统感染，附睾炎”，予头孢替安、左氧氟沙星抗感染，患者症状改善不明显。因患者有肌肉酸痛，就诊于我科，为行进一步诊治入院。患者自发病以来，无明显尿频、尿痛，无腹痛、腹泻，睡眠欠佳，体重下降约3 kg。

既往史：患者于8岁时因关节痛、皮疹、镜下血尿，于当地省儿童医院诊断“过敏性紫癜”，予激素治疗后好转，随后停药。15岁时出现腰痛、发热，支原体阳性，铁蛋白高，血常规示中性粒细胞偏高，外院考虑“支原体感染”，予抗感染及激素治疗，具体不详。

否认高血压病、糖尿病病史，否认乙肝、结核病史；否认手术及外伤史；否认药物过敏史。

个人史：学生在读，否认疫区居住史，无吸烟、酗酒史，无冶游史。

家族史：父母体健，无兄弟姐妹；否认相关遗传家族史。

体格检查：T 38℃，P 85 次/分，R 20 次/分，BP 130/80 mmHg。神志清，精神可，面部、躯干、四肢未见红斑，浅表淋巴结未及肿大，双肺呼吸音清，无干、湿啰音，心率 85 次/分，未及啰音，腹平软，无压痛反跳痛，肝脾肋下未及，关节无畸形、肿胀，四肢肌力正常，双侧腓肠肌压痛(+)，腰背部压痛(+)，神经系统检查阴性。

入院初步诊断：血管炎可能，肾结石。

辅助检查：

(1) 化验：

常规：血常规：WBC 21.1×10^9/L，Hb 146 g/L，N% 86.1%，PLT 431×10^9/L。

尿液分析：蛋白质(+)，24 小时尿蛋白总量 0.267 g/24 h。肌酸激酶 CK、肾功能、电解质、肝功能检验报告：正常。淀粉酶(血)39 U/L。出凝血系列检测检验报告：纤维蛋白原 6.18 g/L；D-二聚体 1.10 mg/L；粪便隐血(免疫法)阴性。

炎症指标：ESR 80 mm/h；CRP 103 mg/L，铁蛋白(Access2)959.6 ng/ml。

感染相关：抗肺支原体 IgM>1∶160。血培养鉴定(仪器)检验报告：厌氧菌培养(血)阴性。

RPR 阴性，HIV(-)，T-SPOT(-)；乙肝两对半：HBsAb(+)，其余(-)；寄生虫检查(外送)：均为阴性；免疫相关：游离 T_3 4.70 pmol/L，TSH 1.62 mIU/L，游离 T_4 26.61 pmol/L。抗核抗体、ANCA(-)；HLA-B27 阴性。

肿瘤相关：肿瘤标记物均正常。

(2) 特殊检查：

肝、胆、胰、脾 B 超：目前未见明显异常。下肢动静脉 B 超：双侧下肢动脉未见明显异常；双侧下肢深静脉未见明显异常。心电图：正常心电图。心彩超：静息状态下，超声心动图未见明显异常。胸部 CT 平扫：未见明显异常。左小腿肌肉活检术：未见明显异常。

2022-02-25 腹部 CT 平扫+增强+CT 尿路造影(computed tomography urography，CTU)：左肾小结石；双肾多发小斑片影(近皮质)，性质待定，请结合临床，必要时 MRI 检查。后腹膜和双侧腹股沟散在小淋巴结；盆腔少量积液。盆腔内散在小钙化灶。

骶髂关节 MRI：双侧骶髂关节 MRI 检查未见明显异常。

初步诊治经过：入院后 02-21 至 02-23 抗感染(喹诺酮+三代头孢)，效果欠佳；02-24 予甲泼尼龙 30 mg 治疗，附睾炎明显改善，体温好转，但仍有小腿酸痛。02-27 因进食不当出现恶心、呕吐伴腹痛、腹泻，大便隐血(+)，予对症处理后好转。建议进一步行胃镜和肠镜检查，患者及家属拒绝。于 02-27 改地塞米松 10 mg 治疗后，小腿酸胀好转。

病例讨论

住院医师：

该病例特点：①年轻男性，无明显诱因下出现发热伴小腿肌肉胀痛，双侧附睾肿痛 1 周。伴腰背痛，无咳嗽、咳痰，无关节肿痛，无相关疾病家族史，病程较短。②辅助检查提示 ESR 及 CRP 明显升高，免疫相关抗体均阴性，B 超提示附睾炎症；上、下腹部 CT 提示肾结石，双肾多发小斑片状影；双侧骶髂关节 MRI 检查未见明显异常。③患者抗感染疗效欠佳，糖皮质激素治疗有效。结合患者腓肠肌酸痛、附睾炎、体重下降、炎症指标升高、HBsAb(＋)、激素有效等特点，初步考虑血管炎（结节性多动脉炎）可能性大。但患者肌肉活检未见明显异常，无血压升高，无神经、皮肤累及。

主治医师：

同意以上分析，患者既往有过敏性紫癜病史，有一定的免疫紊乱基础，此次发病较急，累及腓肠肌、附睾，化验提示炎症指标升高，HBsAb(＋)，1 周左右体重下降 3 kg，结节性多动脉炎需考虑，但需要跟以下疾病相鉴别。①感染：尤其是泌尿系统感染，患者有肾结石基础疾病，伴随发热，附睾炎症，腰背酸痛，但患者抗感染治疗疗效欠佳，尿培养未找到感染依据，需要监测体温的情况及泌尿系统的变化。②肿瘤：患者年轻男性，肿瘤指标均正常，实体肿瘤可能性不大，但因有反复发热、体重下降、肌肉酸痛、后腹膜及腹股沟散在淋巴结等，需考虑血液系统肿瘤的可能性，建议进一步骨髓穿刺以明确，但患者及家属拒绝，需继续观察三系改变及体温变化。治疗方面，可以进一步予激素治疗，观察患者病情改变。

主任医师：

同意以上分析意见，根据 1990 年 ACR 诊断标准，患者符合睾丸痛、肌痛、体重下降，以及 HBsAb(＋)，考虑结节性多动脉炎可能性大，但金标准最好是有活检病理或者血管造影异常的依据。皮质类固醇是治疗本病的首选药物，及早使用可改善预后。对于皮肤型，如网状青斑，可以泼尼松 1 mg/(kg・d)口服；对于累及内脏时，需激素联合细胞毒药物，如环磷酰胺、硫唑嘌呤、甲氨蝶呤等。

后续诊疗经过

03－03 患者突然中上腹痛明显，腹部平片未见梗阻及穿孔，下午体位变化后突发腹痛加剧，再次完善腹部 CT（图 44－1），予诊断性穿刺可见少量不凝血，考虑急性腹膜炎、腹腔内出血，故当日在全麻下行剖腹探查＋左肝占位切除术（不规则肝段切除术），术中见腹腔内暗红色积血及血凝块量共约 1 500 ml，左肝外侧叶脏面及一直径约 5 cm 肿块，囊实性，内含暗红色积血，表面见一约 2 cm 长破溃，伴活动性出血。

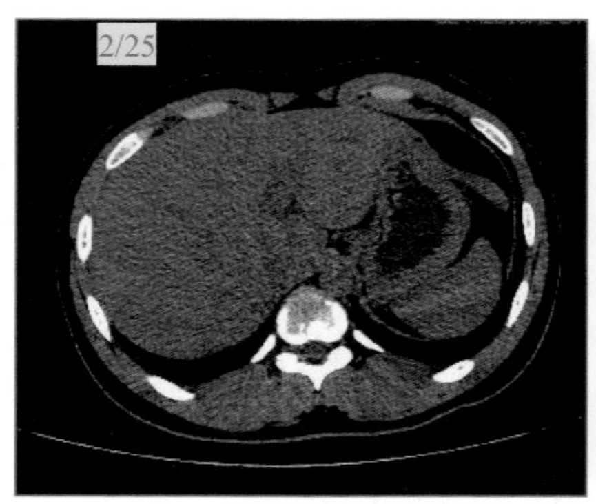

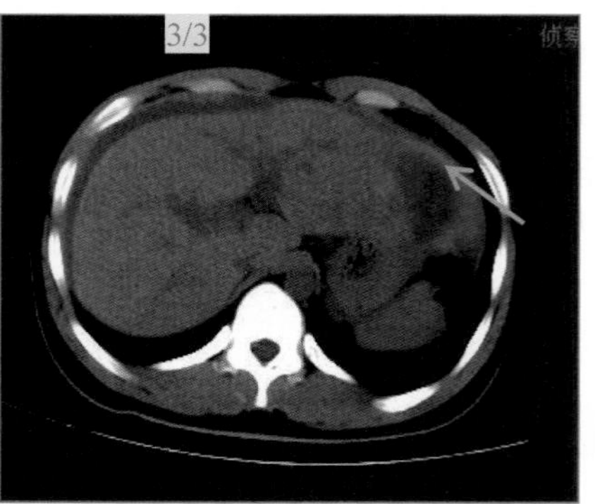

图 44－1　腹部 CT 变化(2022－03－03)：可见肝左叶新发混杂密度灶

病理："部分肝"可符合多发性血肿伴出血及大量急、慢性炎症细胞浸润，局灶性脓肿形成。"肝肿瘤切缘"肝组织伴出血及炎症细胞浸润（图 44－2）。

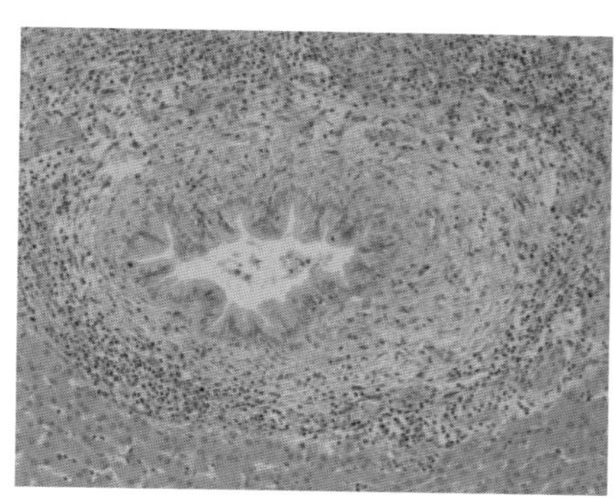
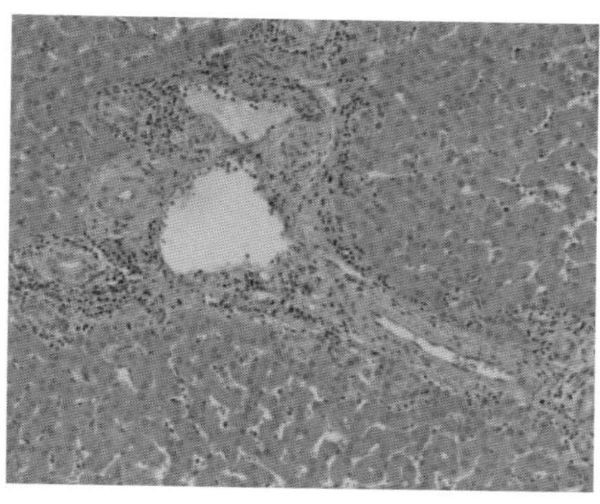

图 44-2 肝脏病理：中央静脉管壁明显增厚，门管区急、慢性炎症明显，小胆管基本正常

消化科病理：光镜下见大片状出血性梗死灶，继发感染伴多发性小脓肿形成，残留肝组织小动脉炎及其周围炎明显，中央静脉管壁明显增厚，门管区急、慢性炎症明显，小胆管基本正常，纤维组织增生，部分区域向小叶内延伸。

术后予奥美拉唑护胃、多烯磷脂酰胆碱保肝，并予纠正贫血及营养支持治疗，03-04 予地塞米松 5 mg qd×7 天，亚胺培南西司他丁、去甲万古霉素、奥硝唑抗感染，体温反复；03-10 起予地塞米松 7.5 mg qd×2 d，患者体温仍控制不佳，03-12 改甲泼尼龙 80 mg qd 后体温明显下降，03-16 复查肝酶好转；因 24 h 尿蛋白 2 g/24 h，建议肾穿，患者及家属拒绝。于 03-20 行环磷酰胺 0.8 g 治疗。患者病情好转后出院随访(出院时患者体重下降 5 kg)。

最终诊断

结节性多动脉炎

该病例符合以下 1990 年 ACR 诊断标准中的 1、3、4、8、10，诊断明确。

①体重自发病以来减少≥4 kg。②皮肤网状青斑。③能除外感染，外伤或其他原因所致的睾丸疼痛或压痛。④肌痛、无力或下肢触痛。⑤单神经炎或多神经病。⑥舒张压≥90 mmHg。⑦肌酐尿素氮水平升高。⑧HBsAg 或 HBsAb(+)。⑨动脉造影显示内脏动脉梗死或动脉瘤形成(除外动脉硬化、肌纤维发育不育或其他非炎症性原因)。⑩中小动脉活检示动脉壁中有粒细胞或伴单核细胞浸润。

疾病诊疗过程总结

患者年轻男性，急性起病，无明显诱因，有腓肠肌酸痛、睾丸痛，化验提示炎症指标升高，HBsAb(+)，体重下降，首诊于泌尿科，抗感染治疗疗效欠佳，入院后予激素有效。但在病情初步好转时，出现腹腔内出血，有休克倾向，与家属积极沟通后，当天行腹部探查及左侧肝叶的部分切除，病理表现为肝内中、小血管炎症，进一步明确诊断。治疗上予激素+环磷酰胺治疗，患者病情得到稳定。

诊疗启迪

(1) 该病例诊疗过程一波三折，每出现病情变化时都需要慎重思考总结。因结节性多动脉炎发病率极低，在(2～9)/100 万，临床表现不一，累及多个系统，往往为非风湿科首诊，加大了诊疗难度。

（2）即使在诊治有效的情况下，仍可出现严重的腹腔内出血，需密切监测患者的病情变化。

（3）以肝脏自发性出血为首诊的患者，需警惕结节性多动脉炎的可能性。

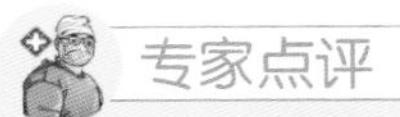

专家点评

1. 行业内知名专家点评

中国医科大学附属第一医院 杨娉婷 主任医师

结节性多动脉炎(PAN)作为中小动脉炎的经典代表，偶见动脉炎继发动脉瘤破裂的情况。其中，临床中肾脏动脉瘤破裂较肝脏动脉瘤破裂更多见。患者青年男性，出现发热、中性粒细胞及炎症指标显著增加，鉴别诊断中需考虑亚急性细菌性心内膜炎。患者虽无贫血，血培养亦阴性，但应就心脏瓣膜相关体征及检查加以描述。患者未做腹腔动脉造影，肝脏动脉瘤破裂出血之前肝脏超声及腹部增强 CT 均未见明显异常，提示动脉瘤破裂出现常为急症。患者诊断及手术处理及时，原发病治疗有效，值得肯定。

2. 主任点评

上海交通大学医学院附属仁济医院 陈盛 主任医师

PAN 是一种罕见的原发性系统性血管炎，被定义为中小动脉炎症。但由于 PAN 的发病率低，症状复杂以及生物标志物不明确，诊断相对困难。皮肤、肌肉或累及脏器的经皮活检有助于诊断 PAN。目前发病的确切原因尚不清楚，乙型肝炎病毒(HBV)感染可能在其发展中有一定作用.也有研究发现 ADA2 的缺乏(也称为 CECR1)亦参与 PAN 的发生。手术控制出血以及足够的糖皮质激素和环磷酰胺是常用的治疗方案.此外，血浆置换在此类患者中的治疗也有一定的报道，尤其对于 HBV 阳性的患者。

（林艳伟，陈盛）

参考文献

[1] HERNÁNDEZ-RODRíGUEZ J, ALBA MA, PRIETO-GONZÁLEZ S, et al. Diagnosis and classification of polyarteritis nodosa [J]. J Autoimmun, 2014,48－49:84－89.

[2] SRINIVASA, S, LEE WG, ALDAMEH A, et al. Spontaneous hepatic haemorrhage: a review of pathogenesis, aetiology and treatment [J]. HPB (Oxford), 2015,17(10):872－880.

[3] DE VIRGILIO A, GRECO A, MAGLIULO G, et al. Polyarteritis nodosa: A contemporary overview [J]. Autoimmun Rev, 2016,15(6):564－570.

第五章

其　　他

病例45　反复肌无力、肌酶升高——多发性肌炎?

主诉

患者,男,46 岁,因"反复双下肢乏力 15 年余,加重半年"入院。

病史摘要

现病史:患者于 15 年余前无明显诱因于活动后出现双下肢肌肉酸胀乏力,无明显疼痛,无抬头费力,无咀嚼困难,伴心率加快、出汗、饭量增加,于当地医院就诊,查游离 T_3、T_4 升高,TSH 减低、TPOAb、TGAb 升高,B 超提示甲状腺弥漫性增大,血流增快,诊断为甲状腺功能亢进症,予碘 131 治疗 2 次后好转,甲状腺功能控制渐佳,但仍有双下肢肌肉酸胀无力,未重视。当时无发热、皮疹,无吞咽困难、无关节疼痛、无口腔溃疡。7 年前在当地医院查 CK 2 199 U/L, CK-MB 133 U/L, ALT 110 U/L, LDH 880 U/L, ESR、CRP 正常,ANA、ENA、RF、ANCA 均阴性。胸部 CT 未见明显异常。肌电图提示符合肌源性损害。诊断为"多发性肌炎",予甲泼尼龙 80 mg/d 静滴 9 天,症状好转,CK 降至 660 U/L,后出院。6 年前泼尼松逐渐减量至 20 mg/d,并加用甲氨蝶呤 15 mg/w。5 年前患者双下肢乏力加重,查 CK 1 424 U/L,停用甲氨蝶呤,改用泼尼松 30 mg/d+雷公藤 20 mg tid 治疗,症状有好转。此半年后复查 CK 146 U/L,泼尼松逐渐减至 10 mg/d。两个月后患者双下肢酸胀、乏力再次加重,双足背肿胀,查 CK 246 U/L,复查 ANA、ENA、抗 Jo-1 等抗体均阴性。遂行右大腿肌肉活检提示真皮、皮下脂肪及肌肉组织未见炎症细胞浸润。遂泼尼松加量至 20 mg/d 联合雷公藤 20 mg bid 维持数月,双下肢酸胀仍持续。4 年前患者双下肢乏力再发,呈进行性加重,遂再次入院查 CK 17 067 U/L(发病以来最高值)。胸部 CT:两肺少许条索灶,两肺尖肺气囊影。双大腿 MRI:提示双侧大腿肌肉形态未见异常,双大腿及双髋、臀部肌肉于压脂序列上信号明显增高,肌筋膜未见增厚,皮下脂肪间隙清晰。双大腿、双髋及臀部所见结合临床病史考虑多发性肌炎所致,较前片似加重(图 45-1)。腹部 B 超提示脂肪肝、胰脾肾未见明显异常。颈部 B 超提示甲状腺弥漫性改变,双侧颈部目前未见明显肿大淋巴结,双侧甲状旁腺区未见异常。心电图、心超未见明显异常。遂予甲泼尼龙 120 mg/d 静滴 10 天,丙种球蛋白 20 g/d 静滴 5 天治疗,CK 显著下降至 761 U/L,激素减量至泼尼松 30 mg bid,加用环孢

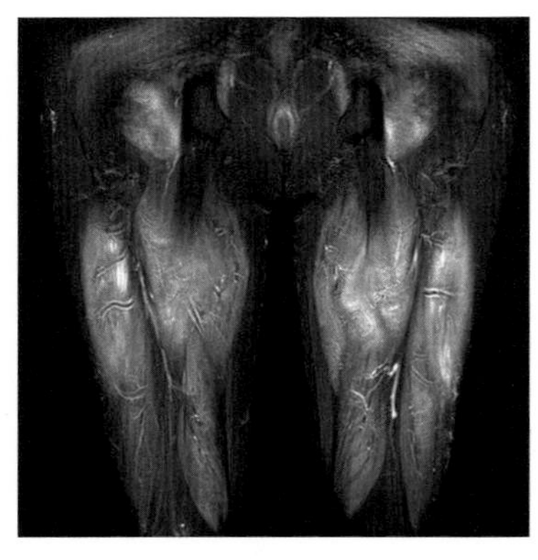
图 45-1　双侧大腿 MRI 提示压脂序列高信号

素 50 mg bid 治疗。患者出院后自感肌肉酸胀、乏力较前缓解，门诊随访 CK 均正常。3 年前患者再次自觉乏力不适，伴活动后气喘及发热，予泼尼松 12.5 mg/d，环孢素 75 mg bid 控制病情，经抗感染后未再发热。

半年前患者再次出现双下肢乏力、酸痛，自行加量泼尼松至 15 mg/d，无明显改善。查血常规、尿常规、电解质、免疫球蛋白、铁蛋白正常，ANA 1∶80 阳性，ENA、ANCA 阴性。ALT 31 U/L，AST 38 U/L，LDH 259 U/L(109～245 U/L)，CK 299 U/L(38～174 U/L)，肌红蛋白 76.3 ng/ml (0～70 ng/mL)。完善肌炎抗体谱检查结果阴性。复查胸部 CT 未见明显异常。患者自起病以来，精神可，胃纳可，二便如常，睡眠可，体重无明显变化。

既往史：有甲亢病史，行同位素治疗，后口服左甲状腺素钠片治疗，游离 T_3、游离 T_4、TSH 正常范围。否认高血压病、糖尿病病史，否认乙肝、结核病史。无低血糖病史，每年检查心电图、心超均正常。

个人史：经商，无不良嗜好。无其余药物长期使用史。

家族史：否认家族类似病史。

体格检查：T 36.5℃，P 88 次/分，R 20 次/分，BP 132/80 mmHg。神清，精神可，全身未见皮疹，关节无肿胀及压痛。颈软。双肺呼吸音清，未闻及明显干、湿啰音，心律齐，未闻及病理性杂音。腹部无明显阳性体征。双下肢无水肿。四肢肌力Ⅴ级。

初步诊断：肌无力原因待查，多发性肌炎？甲亢同位素治疗后状态。

病例讨论

住院医师：

该病例的病例特点：①中年男性，30 岁起病，病程长。②对称性近端肌无力，肌酶升高，肌电图异常。CK 最高接近 20 000 U/L。③肌肉 MRI 提示肌炎改变。④肌活检未见炎性细胞浸润。既往有甲亢病史，甲亢的诊断与肌肉症状出现时间上有重叠，需要考虑到甲状腺疾病相关肌病，但患者已经过放射性同位素治疗，之后一直补充左甲状腺素，定期监测甲状腺功能均在正常范围，大概率需要寻找其他的病因。多年来患者一直诊断为多发性肌炎，经过激素、免疫抑制剂，间断丙种球蛋白治疗，疗效时好时不好。尤其患者肌炎抗体阴性，多年来肺部没有累及，以肌无力、肌酶升高为主要特点，肌肉为酸胀的感觉，没有明显肌肉疼痛的症状，肌活检病理未见有明显炎性细胞浸润，需要考虑其他病因的可能。可再询问有无服用特殊药物，甚至也需要排查遗传性肌病。该患者经济条件可，愿意接受基因测序检测。

主治医师：

该患者以反复肌无力、肌酶升高为特点，肌电图提示肌源性损害，肌肉 MRI 提示压脂序列上有明显增高信号，而多年来患者无皮肤症状，这些表现均可符合多发性肌炎。但该病例与一般的多发性肌炎有何不同之处，主要在这几个方面：①病程频繁波动，运动耐力下降。②激素、免疫抑制剂、丙种球蛋白治疗似乎迅速有效，有时又效果不佳。③肌炎抗体谱阴性。④长病程，但没有肺部累及。⑤肌活检未见有明显炎症细胞浸润。⑥有甲亢病史，同位素治疗后，口服补充甲状腺素。我们需要进一步反思鉴别诊断。根据该病例的特点，主要是以下几个方面的鉴别诊断。①内分泌性肌病：患者有甲亢病史，经同位素治疗后复查甲功一直稳定在正常范围。血钾正常。CK 最高值过高，肌肉 MRI 压脂序列提示高信号，不似甲状腺相关肌病或周期性麻痹。无糖尿病病史排除糖尿病肌病。②感染性肌病：患者 HIV 阴性，无肝炎病史，无明确细菌、真菌、寄生虫感染史。③药物、中毒性肌病：无他汀类、替比夫定等用药史，肌无力、肌酶升高在糖皮质激素使用之前。无毒品接触史。④代谢性肌病：包括脂质沉积性肌病、线粒体肌病、糖原累积病等。⑤肌营养不良：起病年龄不符。⑥神经肌肉病：无晨轻暮重现象，肌电图不符合重症肌无力等神经肌接头病，临床表现亦不符合运动神经元病。⑦横纹肌溶解：病程长，反复发作，无肌肉挤压、不洁饮食等诱因，肌红蛋白无明显升高。⑧其他风湿病相关肌肉表现：患者无明显其他风湿疾病临床表现及阳性检查结果。⑨副肿瘤综合征：青年起病，病程长，肿瘤标志物阴性，无明确肿瘤疾病发现。需要针对性地做进一步的检查以明确。该患者甲状腺功能、电解质、HIV、乙肝两对半、HCV 抗体、ANA、ENA、ANCA、肿瘤标志物等均已检查正常。可进一步行基因检测排查遗传代谢性肌病。

主任医师：

这是一例中年男性患者，病程已长达十余年。临床表现和辅助检查有诸多符合多发性肌炎的表现，但同时也存在一些特殊之处。多年来按照多发性肌炎治疗，疗效不稳定。多发性肌炎疾病本身病程是容易复发，治疗以常规剂量激素，但持续时间宜长，再辅以免疫抑制剂。如果患者不是多发性肌炎，我们需要尽快明确，或许可以避免这些免疫抑制的治疗。结合该患者的情况，基本排除了内分泌性、感染性、药物性、中毒性等肌病。可将患者原有皮肤肌肉病理片重新进行特殊染色，以及进行外显子测序，以期发现是否存在遗传性、代谢性肌病。代谢性肌病通常起病隐匿，发病年龄差异可以较大，持续性或波动性肌无力，可自发缓解，运动耐力降低的表现比直接肌无力表现明显，也多是四肢近端受累，可以存在一定的诱发因素，比如感染、发热、手术、低热量饮食、寒冷、饮酒、妊娠等情况。大多数遗传性肌病没有有效的治疗措施，但有一些却有非常简单有效的治疗措施。一个典型的例子就是脂质沉积性肌病里的晚发型多酰基辅酶 A 脱氢酶缺陷（multiple acyl-CoA dehydrogenase deficiency，MADD）。晚发型 MADD 又称戊二酸血症 2 型，是我国脂质沉积性肌病最常见的类型，约占 90%。多酰基辅酶 A 脱氢酶缺陷病是常染色体隐性遗传，由电子转移黄素蛋白脱氢酶（electron transferring flavoprotein dehydrogenase，ETFDH）或电子转移黄素蛋白（electron transferring flavoprotein，ETF）的 2 个亚单位（ETFA、ETFB）基因突变，使脂肪酸、支链氨基酸、胆碱代谢障碍所致。呼吸链的电子传递从乙酰辅酶 A 脱氢酶到复合物Ⅲ的辅酶 Q10 障碍。分为新生儿型（伴或不伴先天畸形）和晚发型。晚发型 MADD 可表现为间歇性低血糖、高氨血症、代谢性酸中毒、脂质沉积性肌病，一些病例可有阵发性呕吐、脱水、肝脏肿大。发作期可出现尿有机酸水平升高。肌酶轻、中度升高，若发生横纹肌溶解可以显著升高。肌电图表现为肌源性损害。肌活检可见圆形空泡，空泡内脂肪沉积，肌纤维破碎样外观，但需排除线粒体肌病、类固醇肌病等继发性肌肉脂肪沉积。虽然是属于基因突变致病，但晚发型 MADD 的治疗却非常简单且价格低廉。通常开始服用维生素 B_2 就能收到立竿见影的效果。部分患者还可以考虑补充辅酶 Q10。所以该患者可以进一步进行外显子测序，检测有机酸代谢。

后续诊疗经过

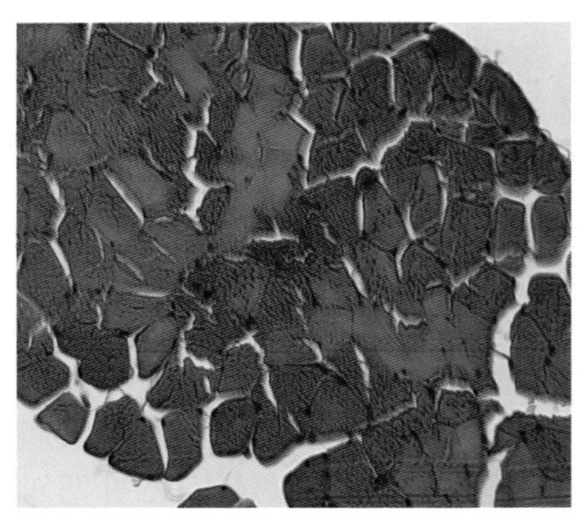

图 45-2 肌活检病理

患者的基因测序结果显示：*ETFDH* 突变，（c.250G>A，p.A64T，杂合；c.770A>G，p.Y257C，杂合）。病理片再次读片意见为：横纹肌纤维粗细不均，部分肌纤维变性、萎缩，间质可见少量炎细胞（图 45-2）。晚发型 MADD（戊二酸血症Ⅱ型）是常染色体隐性遗传的代谢性肌病，理论上必须在两个等位基因上均发生突变才可致病（纯合突变或者复合杂合突变）。患者该基因确实存在两个位点突变，且均为我国该病热点突变位点，但这两个位点是否分别位于两个等位基因上不得而知，遂有待进一步的气相质谱、串联质谱检测血、尿有机酸，以及血氨、血糖等结果进一步佐证，服用维生素 B_2 症状能明显改善可算有力佐证诊断。

患者尿有机酸检测显示 3-羟基戊二酸、4-羟基苯乳酸、4-羟基苯丙酮酸升高，血酰基肉碱无明显异常，符合戊二酸血症Ⅱ型。

患者服用维生素 B_2 50 mg tid，辅酶 Q10 30 mg tid，1 周后症状改善，随访 3 个月体力劳动完全恢复，无肌无力发作。

最终诊断

ETFDH 基因突变所致晚发型多酰基辅酶 A 脱氢酶缺陷。

疾病诊疗过程总结

该患者病程长，起病隐匿，反复肌无力、肌酶升高，多年来按照多发性肌炎治疗。但通过仔细整理病史发现存在诸多特殊之处，于是开始重新反思诊断，仔细进行鉴别诊断。最后通过基因测序明确了存在 *ETFDH* 基因突变。但至此诊断仍未结束，因为患者的两个突变位点不能明确是否是致病性复合杂合突变，于是通过有机酸水平检测进一步佐证了最终诊断。庆幸的是这种疾病有非常简单有效的治疗方式，最终使患者得到了有效的治疗。

诊疗启迪

（1）规范治疗效果不佳，需要注意反思诊断。

（2）对于肌肉症状明确、病程易波动、病程长而无肺部病变、肌炎抗体阴性、肌肉病理无炎性浸润的“肌炎”需要行基因检测排查代谢性肌病。

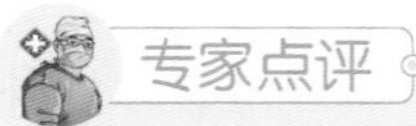

专家点评

1. 行业内知名专家点评

北京协和医院 王迁 主任医师

这是一例成功诊治的成人型 MADD 病例，回溯临床医师在修正诊断中的思辨过程，对今后类似病例的早期正确诊断、避免误诊具有非常高的学习借鉴价值。不同于其他较易识别的肌病，如肌营养不良、代谢性肌病等，成人型MADD具有发病年龄晚、肌肉病理可观察到不同程度的炎性细胞浸润、对糖皮质激素治疗显示一定疗效等特征，而容易被长期误诊为多发性肌炎或坏死性肌炎。该患者对免疫抑制治疗长期疗效不佳且反应不稳定，肌肉病理中未发现肌炎相关病理学特征，促使临床医师停下治疗脚步，重新认真审视诊断，成为最终得到正确诊断的重要契机。

在风湿科、神经科医师中提高对成人型MADD这一特殊类型的代谢性肌病的认识在我国尤其具有重要临床意义，这是因为该型是我国脂质沉积性肌病最主要的类型，而且一旦确诊，该病有特效的治疗药物(维生素B_2)，可获得较好的疗效。另一方面，如果长期不能确诊，将导致患者长期接受不必要的激素和免疫抑制剂治疗。

从该病例前期诊断走过的弯路也可总结几点经验教训：①对于拟诊多发性肌炎的病例，肌活检应成为必选项目，以避免误诊；②肌活检的病理检查项目应完整，除常规HE染色外，应进行完整的免疫组化染色，包括MHC-Ⅰ和膜攻击复合物(MAC)，以确认是否存在肌营养不良、代谢性肌病和免疫介导性肌炎。

2. 主任点评

上海交通大学医学院附属仁济医院 陈晓翔 主任医师

MADD是*ETFDH*/*ETFA*/*ETFB*基因突变导致的核黄素代谢异常所引起的肌病。诊断主要特点：①肌无力伴有肌酶的显著升高。②符合炎症性肌病的临床特征但不包括病理。③肌肉病理提示：a. HE染色肌纤维内可见大量散在的细小圆形空泡，严重者可见融合的大空泡，肌纤维呈破碎样外观；坏死和再生纤维罕见。b. 改良的高墨瑞三色法(MGT)染色可见散在的红染纤维，但不是典型的不整红边纤维(RRF)。c. 油红O(ORO)染色显示肌纤维内空泡为脂肪沉积，两型肌纤维均可受累，以Ⅰ型肌纤维为主；d. 琥珀酸脱氢酶(SDH)染色可见酶活性弥漫性减低；e. 还原型辅酶Ⅰ四氮唑还原酶、细胞色素c氧化酶(COX)和高碘酸Schiff反应染色多正常。④实验室检查：a. *ETFDH*/*ETFA*/*ETFB*基因突变；b. 代谢性酸中毒、生化检查：发作期尿有机酸分析示戊二酸、挥发性短链有机酸(异戊酸、异丁酸)、乙基丙二酸、羟基异戊酸、羟基戊二酸、己二酸、辛二酸等浓度升高；c. 血脂酰肉碱谱分析可见中、长链脂酰肉碱增高。少数患者可有无症状性低血糖和高氨血症。诊断明确后治疗比较简单，以长期补充核黄素为主。

(薛知新，范维，陈晓翔)

参考文献

中华医学会神经病学分会，中华医学会神经病学分会神经肌肉病学组，中华医学会神经病学分会肌电图及临床神经生理学组. 中国脂质沉积性肌病诊治专家共识[J]. 中华神经科杂志，2015，48(11)：941-945.

病例46 下肢无力、高肌酸激酶血症——多发性肌炎？

主诉

患者，男，18岁，因“左下肢乏力2年”入院。

病史摘要

现病史：患者2年前无明显诱因下出现左下肢乏力，以膝关节区域明显，无行走受限，无肌肉疼痛，无皮疹，无发热，无胸闷、气促，无雷诺现象，未予重视。半年前患者体检查CK 15 642 U/L，遂于外院就诊，肌肉活检示“未见炎性细胞浸润，肌丝间可见少量小脂滴和糖原颗粒，部分肌纤维明显萎缩，偶见个别坏死及再生肌纤维”。诊断“多发性肌炎”，予甲泼尼龙片28 mg bid、甲氨蝶呤片10 mg qw治疗，患者症状有所改善，后多次复查CK逐渐下降，并逐渐减少激素量。4个月前患者当地查CK 2 942 U/L，遂来我院就诊，查大腿MRI示双侧大腿肌炎，诊断“多发性肌炎”，予泼尼松片60 mg qm、甲氨蝶呤片12.5 mg qw等治疗。3个月前患者复查CK 1 713 U/L，自诉仍有左膝关节区域不适，改为泼尼松片40 mg qm、甲氨蝶呤片12.5 mg qw。2个月前患者当地复查CK正常，一直同前治疗，1个月前复查CK 3 816 U/L，自诉无明显不适，来我院就诊，加用吗替麦考酚酯0.5 g bid，4天前查CK 4 383 U/L，门诊拟“多发性肌炎”收住入院。患者自起病以来，精神可，胃纳可，大便如常，睡眠尚可，饮食未见异常，体重增加明显。

既往史：否认高血压病、糖尿病等慢性病史，否认传染病史。

个人史：无不良嗜好，无手术、外伤、输血史。

家族史：否认家族类似病史。

体格检查：心、肺听诊无殊，腹软，无压痛，四肢肌力远端Ⅴ级，下肢近端肌力$Ⅴ^-$级，腹部、大腿、上臂可见紫纹。

辅助检查：

肌酶谱：ALT 43 U/L，AST 69 U/L，LDH 406 U/L，CK 7 321 U/L，CK-MB 71.0 U/L。

血尿便常规、炎症指标、肾功能、电解质、血糖、血脂、甲状腺功能、骨代谢、肝炎病毒、T-SPOT、肿瘤标志物等均(—)；腹部超声提示脂肪肝。

免疫指标：ANA、ENA、ANCA、RF、CCP、补体、肌炎相关抗体均(—)；免疫球蛋白IgG 6.26 g/L↓，IgA 1.13 g/L，IgM 0.79 g/L，IgG4 0.461 g/L。

大腿MRI增强(图46-1)：诸序列扫描示：所示双侧大腿肌肉肿胀、信号增高，肌筋膜未见明显增厚，未见明显异常肿块影，皮肤未见明显增厚，皮下脂肪间隙清晰。增强扫描未见明显异常强化灶。所示股骨未见明显异常。双侧髋关节内可见少量积液。结论：双侧大腿肌炎，双侧髋关节少量积液。

初步诊断：多发性肌炎？

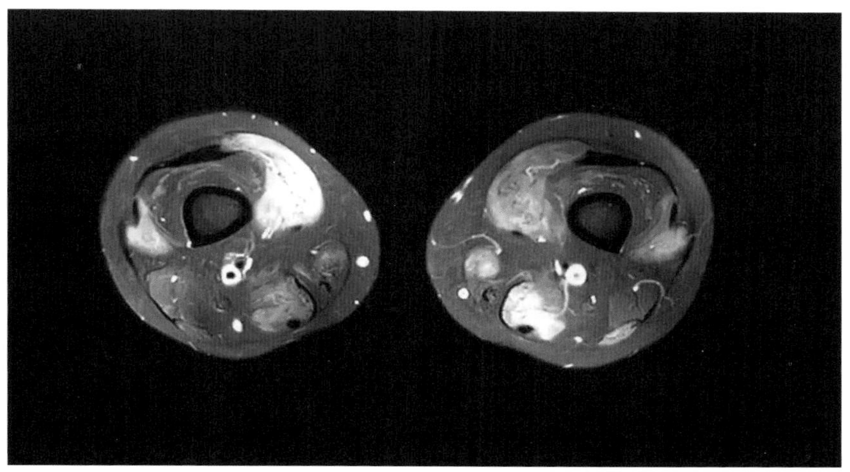

图 46－1 大腿肌肉 MRI

病例讨论

住院医师：

该病例的特点：①青年男性，隐匿起病，病程长达 2 年。②临床表现以下肢近端肌群乏力为主。③ANA、ENA、ANCA、RF、CCP、补体、肌炎相关抗体均(－)；免疫球蛋白未见升高。④激素治疗初期有效。典型炎症性肌病的临床表现包括近端肌无力，如爬楼、抬手、抬头等动作费力或无法完成；球部或呼吸肌无力，如吞咽困难或呛咳、呼吸费力或胸闷；可出现 CK 升高，肌肉核磁压脂相可见受累肌肉炎症水肿，肌电图提示肌源性损害；肌肉活检是炎症性肌病诊断的金标准。其中，多肌炎的典型病理学包括肌纤维内巨噬细胞和 $CD8^+$ T 细胞的浸润和 MHC－Ⅰ分子的表达；皮肌炎的特征性病理表现包括毛细血管减少、形态改变、毛细血管坏死伴膜攻击复合物(MAC)在血管壁的沉积，晚期可出现束周萎缩。该患者的临床症状与多肌炎的临床表现相似，但无力感较轻、症状不典型，肌力查体尚可；且其炎症指标和 ANA、肌炎相关抗体均为阴性，免疫球蛋白正常；外院肌肉活检未见炎性细胞浸润，肌丝间可见少量小脂滴和糖原颗粒，部分肌纤维明显萎缩。实验室检查和肌肉活检结果不符合典型的多肌炎表现。尽管无家族史，但患者年轻起病，不排除遗传性疾病的可能；目前免疫治疗效果不佳，需重新考虑诊断是否成立，必要时重复肌肉活检。

主治医师：

患者以肌无力为主要临床表现。肌无力的诊断思路，首先应根据临床表现、体格检查及肌电图、肌肉 MRI、CK 水平等辅助检查定位病变是位于肌肉、神经还是神经肌接头。如考虑为肌源性损害，需考虑为先天性还是获得性。获得性肌病中，以炎症性肌病为代表，还包括内分泌肌病、部分离子通道病、药物相关肌病等；先天性骨骼肌疾病包括肌营养不良、代谢性肌病、远端肌病等。一般来说，青少年起病需警惕先天性肌病；但亦有晚发型遗传性肌病。就诊风湿科的肌无力患者，具体应鉴别：①肌营养不良，如肢带肌型肌营养不良症(limb-girdle muscular dystrophy，LGMD)、Miyoshi 肌病、Duchenne 肌营养不良(Duchenne muscular dystrophy，DMD)和 Becker 肌营养不良(Becker muscular dystrophy，BMD)、面肩肱型肌营养不良症(facioscapulohumeral muscular dystrophy, FSHD)等。②代谢性肌病,如肌磷酸化酶缺乏症(McArdle病)、磷酸果糖激酶缺乏症、酸性麦芽糖酶缺乏症、线粒体肌病。③内分泌肌病,如甲亢性肌病、甲减性肌病等。④药物性肌病,常见的药物包括D-青霉胺、奎尼丁、普鲁卡因胺、他汀类、干扰素α、白介素-2等。对于存在典型皮疹及肌炎特异性抗体的患者,炎症性肌病诊断通常较为简单;但对于临床疑似多肌炎、无特异性抗体的患者,诊断通常需要病理明确。如患者临床诊断为炎症性肌病、无特征性病理依据,而对免疫抑制治疗反应不佳,需要特别注意完善甚至重复肌肉活检,以免延误诊治。

主任医师:

炎症性肌病的明确诊断依赖于肌肉活检。在1975年的Bohan & Peter肌炎诊断标准中,病理是确诊肌炎的必要条件;在2017年EULAR/ACR肌炎分类积分中,推荐对于没有典型皮疹的患者进行肌肉活检。但对肌肉活检标本的错误解读是临床上常见的误诊原因。本例患者的肌肉活检提示肌丝间可见少量小脂滴和糖原颗粒,部分肌纤维明显萎缩,偶见个别坏死及再生肌纤维,并不符合多肌炎的表现。多肌炎的病理学特征是肌内膜淋巴细胞浸润,但仅凭光镜下肌内膜炎症细胞少许浸润不能诊断多肌炎。例如Duchenne肌营养不良和Becker肌营养不良、面肩肱型营养不良、2B型肢带性肌营养不良等遗传性肌病中也可能有类似的炎症细胞浸润,但通常是继发于肌纤维坏死后的吞噬细胞浸润;免疫组化CD68+可标记巨噬细胞,区别炎症细胞浸润是否为原发性炎症,是肌肉活检病理的重要依据。

除了病理以外,近年来肌炎抗体的研究进展使得其在炎症性肌病中的诊断价值不断提高。在2017 EULAR/ACR肌炎分类积分中,抗Jo-1抗体阳性单项的积分分值高于其他任何一项临床表现。肌炎抗体包括肌炎相关抗体(myositis-associated antibody, MAA)和肌炎特异性抗体(myositis-specific antibody, MSA),前者除在肌炎中出现外,亦可见于系统性红斑狼疮、干燥综合征等其他系统性风湿病。肌炎特异性抗体则包括抗合成酶抗体、抗Mi-2抗体、抗Tif1-gamma抗体、抗NXP2抗体、抗SAE抗体、抗MDA5抗体等皮肌炎相关抗体,以及抗SRP抗体、抗HMGCR抗体等免疫介导的坏死性肌炎相关抗体,以及包涵体肌炎相关抗体。临床中对于血清肌炎抗体阴性的疑诊炎症性肌病的患者,须考虑几方面可能:①存在已知的肌炎抗体,但因客观条件未检测到。②肌炎由未知抗体介导。③不是炎症性肌病。如疑诊肌炎患者血清肌炎抗体阴性,应积极完善肌肉活检。本例患者既往病理不符合典型肌炎表现,临床表现亦不典型,血清肌炎抗体阴性,强烈推荐重复肌肉活检。

后续诊疗经过

患者完善小腿MRI提示“双侧小腿诸肌群脂肪浸润,双侧腓内肌萎缩,双侧比目鱼肌局部水肿伴筋膜水肿”(图46-2)。重复肌肉活检,病理回报:镜下见肌纤维横切面。肌束膜未见明显增生,肌内膜轻度增生。未见明显炎性细胞浸润。肌细胞中度大小不等,形态欠规则,可见散在坏死及新生肌纤维,核内移增多。未见明显束周肌纤维萎缩。MGT:未见RRF或RV。NADH:肌原纤维网结构大致正常。ORO:未见异常脂滴沉积。ATPase(pH 4.6和pH 9.6):1型、2型纤维呈镶嵌结构排列,轻度2型肌纤维萎缩。R、N、C-Dys(+),α、β、γ-Sar(+)DYSF(-),MHC-Ⅰ(-)。诊断:①肌细胞中度大小不等,形态欠规则。②散在坏死及新生肌纤维。③DYSF(-)。结论:(左股四头肌)肌源性损害伴DYSF表达缺失,请结合临床,必要时行基因检测。完善基因检测:*DYSF*基因突变,杂合子(图46-3)。

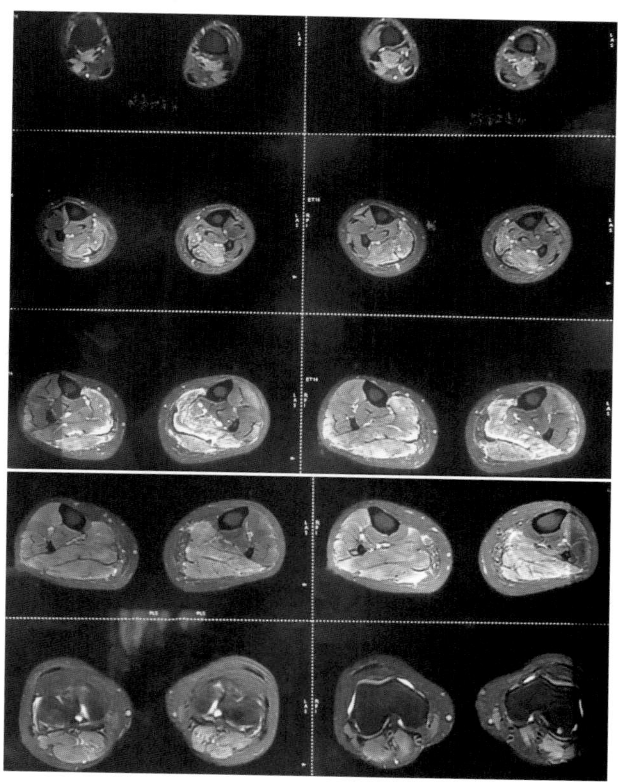

图 46－2 小腿 MRI

验证信息	DYSF	chr2-71744126	NM_003494	结论	纯合/杂合
编号	实验编号	参考序列	GTGGTAGACTCTCGT	c.863A>T p.D288V	het
	CA0541B	等位基因序列 1	GTGGTAGACTCTCGT		
		等位基因序列 2	GTGGTAGTCTCTCGT		
测序峰图	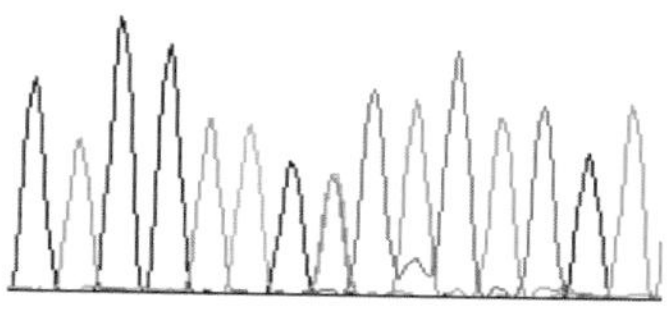 G T G G T A G T C T C T C G T				

图 46－3 *DYSF* 基因检测

最终诊断

Dysferlin 肌病(dysferlinopathy)。

Dysferlinopathy 是由 *DYSF* 基因突变导致 dysferlin 蛋白表达异常的一种常染色体隐性遗传性骨骼肌疾病。Dysferlin 蛋白位于细胞膜与微管聚集中心，与肌细胞收缩、钙离子介导的膜融合过程相关，可以修复损伤的骨骼肌细胞膜。Dysferlin 蛋白缺陷导致细胞膜生理性被破坏后修复困难，同时触发炎症反应，最终使肌纤维发生不可逆损伤。已知的 *DYSF* 基因突变有 590 多种，中位发病年龄为 24 岁，CK 可波动在 5 000±3 600 U/L。Dysferlinopathy 临床表型较为多变：①主要表现为小腿后群肌肉受累，称为 Miyoshi 肌病。②主要表现为近端肌群受累，称为肢带肌型营养不良症 2B 型(limb-girdle muscular dystrophy 2B, LGMD2B)。③少数还可出现胫前肌无力。其中 LGMD2B 以累及近段肌肉为主，其病理中可见坏死与新生肌纤维，亦可见继发性的炎症/吞噬细胞，因此易与炎症性肌病相混淆。近年有研究者认为，无论何种类型起病的患者，随着肌病的进展，最终可能出现所有肌肉受累；不同临床亚型仅仅是 *DYSF* 基因相关肌病的初期表现。该患者为青年男性，临床以近端骨骼肌受累为主要表现，但小腿 MRI 亦提示肌肉脂肪浸润、小腿后群肌肉水肿；且患者基因突变为杂合型，但病理明确提示 dysferlin 蛋白缺失，因此临床诊断为 dysferlinopathy 较为合适。

疾病诊疗过程总结

该患者为青年男性，以近端骨骼肌乏力为主要表现，影像学提示远端肌肉亦有受累，外院肌肉病理考虑多肌炎，使用免疫抑制治疗后初期似乎有效，但 CK 水平不断反复升高。考虑患者临床表现及首次病理不典型，重复肌肉活检后免疫组化提示 dysferlin 蛋白缺乏，结合基因检测和临床表现最终明确诊断。

诊疗启迪

肌肉症状的诊断需遵循一定的诊断思路，肌源性疾病亦有一大部分为先天性疾病。炎症性肌病的鉴别诊断广泛，在临床表现不典型，尤其是在治疗效果欠佳的情况下，需重视肌肉活检、特别是免疫组化染色以明确诊断。

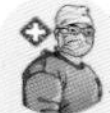

专家点评

1. 行业内知名专家点评

中国医科大学附属第一医院 杨娉婷 主任医师

本例患者在临床诊疗过程中由于肌无力、肌酶学增高、对免疫抑制治疗抵抗以及病理结果未见多肌炎及皮肌炎的典型表现而进一步行肌肉病理检查。结果提示该患者肌肉病理中存在 dysferlinopathy 相关蛋白缺失、肌纤维变形、糖原及脂滴沉积，且缺乏 MHC-Ⅰ 类抗原表达增加及 MAC 等特征肌炎及皮肌炎改变。值得注意的是，dysferlinopathy 患者肌肉病理中也可出现线粒体异常改变，如细胞色素 C 氧化酶缺乏和 mtDNA 拷贝数量显著增加等。炎性细胞浸润在 dysferlinopathy 中为继发，肌肉中可见 $CD4^+$ T 细胞浸润，但 $CD8^+$ T 细胞及单核巨噬细胞罕见，需要与炎性肌病相鉴别。病理学检查及基因检测对临床不典型肌无力及肌酶增高的诊断十分重要。

2. 主任点评

上海交通大学医学院附属仁济医院 扶琼 副主任医师

根据目前特发性炎症性肌病(IIM)的分类标准，对于无皮疹的肌病患者，建议进行肌炎抗体的筛查，如肌炎抗体阴性，须考虑几方面可能：①存在已知的肌炎抗体，但因客观条件未检测到。②肌炎由未知抗体介导。③不是炎症性肌病。如疑诊肌炎患者血清肌炎抗体阴性,应积极完善肌肉活检。本例患者既往病理不符合典型肌炎表现,临床表现亦不典型,血清肌炎抗体阴性,强烈推荐重复肌肉活检,并进一步行相应的基因检测来明确病因。

(吕遐,严青然,陈盛)

参考文献

[1] NIRMALANANTHAN N, HOLTON JL, HANNA MG. Is it really myositis? A consideration of the differential diagnosis [J]. Curr Opin Rheumatol, 2004,16(6),684 - 691.

[2] AMATO AA, BROWN JR RH. Dysferlinopathies [J]. Handb Clin Neurol, 2011,101:111 - 118.

病例 47 反复腮腺肿痛伴皮疹近 2 年——木村病?

主诉

患者,男,37 岁,因"反复腮腺肿痛伴皮疹近 2 年"入院。

病史摘要

现病史:患者近 2 年前无明显诱因出现双侧腮腺及下颌角处肿胀疼痛,伴前胸部散在皮疹,偶有咳嗽、口干,无发热,无口腔溃疡,颈部未及包块。就诊于当地诊所,给予"头孢类抗生素(具体不详)"后腮腺肿痛略有减轻,但停药后再发并加重,遂就诊于某省立医院,行相关检查示 IgG4 554 mg/L, IgE 10 600 IU/ml;腮腺及下颌下腺超声示双侧腮腺及下颌下腺弥漫性病变,双侧颌下及腮腺淋巴结反应性肿大。后转诊其他医院风湿科住院进一步行相关检查。骨髓细胞学检查:反应性骨髓象。唇腺病理(下唇):涎腺组织形态结构大致正常,极少量炎性细胞浸润。腮腺造影:两侧腮腺良性肥大合并炎症。诊断为"米库利兹病? 淋巴结肿大待查",给予"泼尼松 30 mg qd po,甲氨蝶呤(MTX)10 mg qw po"及辅助药物进行治疗后,患者腮腺肿痛有所好转,且未再出现新发皮疹。出院后激素规律减量,约 2 个月后减至泼尼松 20 mg/d 时再次出现双侧腮腺肿大、疼痛,伴咀嚼受限,前胸皮疹有所增多;予激素加量至甲泼尼龙 32 mg/d 口服,并加用"甲氨蝶呤、吗替麦考酚酯"等治疗,腮腺肿痛再次改善,激素缓慢减量并长期合用中药治疗。随访期间曾至齐鲁医院完善右侧腮腺活检,腮腺病理初步报告:涎腺组织内查见大量以淋巴细胞为主的慢性炎细胞浸润,其中杂以部分浆细胞,小叶间可见红染的物质沉积;病理免疫组化示 IgG4/IgG 接近 30%;CD21、CD20、CD79、CD23、CD10、Ki-67 以滤泡区阳性为主;CD3、CD5、CD43 以 T 区阳性为主,Cyclin D1 散在阳性;刚果红(—);根据上述结果建议进一步实验室检查除外 IgG4 相关硬化性疾病。当地医院予以送检协和医院病理科阅片，报告示腮腺病理涎腺组织内见淋巴组织增生，伴淋巴滤泡形成，小叶见粗大红染无结构物质，包绕小神经，部分淋巴滤泡有小血管增生及红染物质沉积。同步血检结果：WBC 10.88×10^9/L，IgG4 2220 mg/L，总 IgE>5000 KU/L，ANA+ENA(−)，考虑 IgG4 相关疾病诊断依据不足。后患者继续于当地医院规律复诊，IgE 结果较前无明显变化。入院前 3 个月余，患者甲泼尼龙片减量至 12 mg/d，再次出现双侧腮腺肿痛加重，且皮疹范围明显增大，四肢、躯干部均有累及，伴张口受限，肢体水肿，平卧受限，当地医院予甲泼尼龙 80 mg qd 静脉输注治疗，并进一步完善相关检查。结果示 PET/CT：①双侧涎腺、颈部两侧及右侧锁骨上淋巴结 FDG 代谢异常增高，结合既往穿刺结果，考虑炎性病变的可能性大。②脾脏及全身多骨骼/髓 FDG 代谢增高，考虑反应性改变可能性大；颈部淋巴结病理(左侧颈部)淋巴组织反应性增生，副皮质区血管增生伴较多嗜酸性粒细胞浸润，符合 Kimura 病(又称木村病)；病理免疫组化 CD20(B 细胞，+)、CD3、CD7(T 细胞，+)、CD21(滤泡树突细胞，+)、CD1a(−)、Bcl－2(生发中心，−)、CD30(部分大细胞，+)，CD31(血管内皮，+)、TIAra－1(T 细胞+)、EBER(个别细胞+)、Bcl－6(生发中心，+)、Ki－67 生发中心阳性较密集，周边阳性较稀疏。根据上述结果结合既往病史，予以诊断"木村病"，并制定治疗方案为"甲泼尼龙 80 mg qd po，环磷酰胺 200 mg q2 d po，沙利度胺 75 mg qn po，米诺环素 100 mg bid po"，患者腮腺肿痛症状显著改善，但激素用量减至泼尼松 50 mg qd po 时再次出现腮腺肿痛加重，伴双髋疼痛，行髋关节 MRI 示双髋关节少量积液，左侧骶髂关节炎可能，双侧髋部、股部软组织水肿。予以甲泼尼龙 200 mg 静滴 1 次后，改甲泼尼龙 80 mg qd 静滴 10 余天，腮腺肿痛再次好转，后长期服用"泼尼松 60 mg qd po，沙利度胺 150 mg qn po，环磷酰胺 200 mg q2 d po，羟氯喹 0.2 g bid po，米诺环素 100 mg bid po"等治疗，腮腺肿痛缓解，但皮疹仍未消退，肢体仍有水肿，无发热。故为进一步诊治收住于我院。

既往史：平素体健，否认乙肝、结核等传染病病史。否认药物等过敏史。

个人史：生长于原籍，无烟、酒等不良嗜好，无有毒物质接触史，近期无疫区旅游史。

婚育史：已婚，育有 1 女，配偶及女儿体健。

家族史：否认家族遗传性疾病病史。

专科体检：神清，库欣面容，躯干及四肢可见广泛、大小不一、红色斑丘疹，痤疮样皮疹，头颅五官无畸形，伸舌居中，可见齿痕，舌两侧可见暗紫色舌苔，浅表淋巴结未触及明显肿大，双肺呼吸音粗，未闻及明显干、湿啰音，心率 105 次/分，律齐，各瓣膜听诊区未闻及明显病理性杂音；腹软，无明显压痛及反跳痛，双下肢不肿，双髋关节无明显压痛，活动无受限，双侧足背动脉对称，双下肢轻度水肿。生理反射存在，病理反射未引出。

相关检查(近期及既往重要检查)：

常规血检：血常规、肝肾功能、甲状腺功能未见异常。

感染及肿瘤相关：CRP 12.0 mg/L，T－SPOT(−)，HIV(−)，EBV+CMV(−)，甲、乙、丙肝病毒学检查(−)，免疫固定电泳(−)；

免疫相关 IgE 88000 IU/ml，CD3(+)、HLA－DR(+) 37.50 Treg 19.40%↑，CD8(+)、CD38(+) 18.50，CD8(+)、HLA－DR(+)61.40，IgG4 0.634 g/L，IgG 7.15 g/L，IgA 2.21 g/L，IgM 0.418 g/L，ANA、ENA、ACL、CCP、ANCA(−)，dsDNA(−)，HLA－B27(−)，RF(−)，补体 C3、C4(−)。

特殊检查

影像学：

髋关节 MRI：双髋关节少量积液，左侧骶髂关节炎可能，请结合临床；双侧髋部、股部软组织水肿；

PET/CT：①双侧涎腺，颈部两侧及右侧锁骨上淋巴结 FDG 代谢异常增高，结合既往穿刺结果，考虑炎性病变的可能性大；②脾脏及全身多骨骼/髓 FDG 代谢增高，考虑反应性改变可能性大；③右侧上颌窦囊肿；④右肺中叶纤维灶；⑤考虑肝左叶良性病变；⑥右肾错构瘤？建议强化 CT；⑦考虑左侧第 2～6 前肋陈旧性骨折。

颈部增强 CT：双侧涎腺肥大，密度增高，考虑炎症并颈部淋巴结反应性增生，双侧颞下颌关节紊乱，喉咽腔病变，请结合临床。

腮腺造影：两侧腮腺良性肥大合并炎症。

病理学报告（按时间顺序排列）：

骨髓细胞学：符合反应性骨髓象。

唇腺病理（下唇）：涎腺组织形态结构大致正常，极少量炎性细胞浸润。

腮腺病理报告 1（山东大学齐鲁医院报告）：（腮腺）涎腺组织内查见大量以淋巴细胞为主的慢性炎细胞浸润，其中杂以部分浆细胞，小叶间可见红染的物质沉积，建议行免疫组化检查。补充免疫组化报告：IgG4/IgG 接近 30%，请进一步实验室检查除外 IgG4 相关硬化性疾病；CD21、CD20、CD79、CD23、CD10、Ki-67 以滤泡区阳性为主；CD3、CD5、CD43 以 T 区阳性为主，Cyclin D1 散在阳性；刚果红（－）。

腮腺病理报告 2（北京协和医院病理会诊报告）：（腮腺）涎腺组织内见淋巴组织增生，伴淋巴滤泡形成，小叶见粗大红染无结构物质，包绕小神经，部分淋巴滤泡有小血管增生及红染物质沉积；符合慢性涎腺炎，伴可以淀粉样物质沉积，请结合临床；原单位免疫组化：CD23（FDC＋）、CD20（部分＋）、CD21（部分＋）、CD10（散在＋）、CD5（部分＋）、CD43（部分＋）、CD79α（部分＋）、CyclinD1（散在＋）、Ki-67（滤泡间 10%～20%）、IgG4/IgG（约 30%）、IgG4（约 30 个/HPF）、SOX11（－）。原单位特殊染色：刚果红（－）。免疫组化结果：CD38（散在＋）、IgG（散在）、IgG4（个别细胞＋）。特殊结果：刚果红（可疑＋）。

颈部淋巴结活检淋巴组织反应性增生，副皮质区血管增生伴较多嗜酸性粒细胞浸润，符合 Kimura 病（又称木村病），请结合临床。免疫组化：CD20（B 细胞，＋），CD3，CD7（T 细胞，＋），CD21（滤泡树突细胞，＋），CD1a（－），Bcl-2（生发中心，－），CD30（部分大细胞，＋），CD31（血管内皮，＋），TIAra-1（T 细胞＋），EBER（个别细胞＋），Bcl-6（生发中心，＋），Ki-67 生发中心阳性较密集，周边阳性较稀疏。

初步诊断：嗜酸性粒细胞增生性淋巴肉芽肿（Kimura's 病，木村病）。

初步治疗：暂予泼尼松 60 mg qd po、CTX 200 mg q2 d po、沙利度胺 150 mg qn po、羟氯喹 0.2 g bid po、甲氨蝶呤（MTX）15 mg qw po、米诺环素 100 mg bid po 控制原发病，辅以相关对症支持治疗，进一步完善检查评估目前病情，拟待评估结果后制定下一步治疗方案。

病例讨论

住院医师：

患者男性，37 岁，因“反复腮腺肿痛伴皮疹近 2 年”入院。临床突出症状为腮腺、颌下腺及淋巴结肿大，血清 IgE 水平起病时即异常增高并长期居高不下，炎症指标稍高，血常规、增强 CT 及 PET/CT 等影像学检查未见肿瘤及特殊病原菌感染，曾行唇腺、腮腺、淋巴结等多部位活检，结合外院病理会诊可考虑“木村病”。但治疗上虽然给予积极激素治疗，并加用包括 CTX、MMF、甲氨蝶呤、沙利度胺等免疫抑制剂后，总体治疗效果不佳；目前患者原有症状加重，伴肢体水肿、髋关节炎，考虑患者疾病进展且出现并发症。因此目前需要全面评估病情并拟定进一步治疗方案。

主治医师：

患者为青年男性，病程反复近 2 年余，突出表现为腮腺、颌下腺及淋巴结肿大，血 IgE 异常增高，多部位活检考虑为“木村病”，病程中给予积极激素及免疫抑制剂治疗，总体治疗效果不理想，与常见木村病对治疗的反应不符。IgE 增高可见于多种临床疾病，如过敏、寄生虫感染、淋巴瘤、嗜酸性骨髓瘤、肉芽肿性血管炎等。虽然该患者近 2 年病程中曾行多处病理检查并未发现相关依据，但仍存在 IgE 持续增高，对治疗无反应，且该患者血常规未见嗜酸性粒细胞增多，故从疾病角度建议再次行相关病理检查核实木村病可能。木村病又称为嗜酸性粒细胞增生性淋巴肉芽肿，属于罕见病范畴，目前有文献记载的病例以亚洲男性多见，男女发病比例(3.5～9)：1，多发生于 20～40 岁，临床大多数如本病例中的表现，如进行性增大的包块，发病部位主要位于头颈部，累及唾液腺、皮下软组织、区域淋巴结等；病理表现主要为淋巴滤泡和血管内皮细胞的异常增生，伴外周血嗜酸性粒细胞增多和 IgE 水平增高。因此木村病常与血管淋巴样增生伴嗜酸性粒细胞增多症混淆，二者曾经被认为是同一种疾病，鉴别主要依靠组织病理学检查，后者主要是以大量厚壁血管结节状增生为主，几乎没有淋巴滤泡及嗜酸性微脓肿形成，而且增生的血管主要为新生的毛细血管，血管壁无玻璃样变性；且外周血嗜酸性粒细胞及 IgE 基本正常。另外，木村病还需要与转移性癌结节、淋巴瘤、IgG4 相关性疾病、嗜酸性肉芽肿、涎腺疾病和淋巴结病变等相鉴别。此本病例目前存在不典型情况，建议该患者能进一步行病理学检查，并请血液科专科会诊，如能核实诊断，可考虑使用 IgE 单抗针对其高 IgE 血症进行治疗。

主任医师：

该例患者反复腺体、淋巴结肿痛，周身皮疹，外院淋巴结活检病理结合免疫组化提示符合木村病；单从病理描述与木村病病理表现有相符合的地方，但治疗效果不明确，IgE 异常增高，外周血常规未见嗜酸性粒细胞增多，IgA、IgM 定量降低，免疫固定电泳未见特殊单克隆条带，考虑患者存在浆细胞失平衡，且其高 IgE 血症考虑继发性疾病可能性，故需警惕浆细胞疾病、淀粉样变性可能；目前患者皮疹较前加重，存在新发皮疹，需与患者及家属反复沟通，建议皮肤新发病变处或其他肿大淋巴结等部位再次行病理活组织检查，排除淋巴瘤或淀粉样变等恶性疾病。

如能核实木村病的诊断，可针对目前状况拟定下一步治疗方案。木村病的治疗目的应该是在预防复发的同时保留组织结构和功能，有专家认为，木村病年轻患者中，药物治疗可作为首选，无效时再考虑手术切除；糖皮质激素效果好，但停药易导致肿块反弹性增大，故糖皮质激素应以长期、小剂量[10 mg/(kg・d)]维持治疗为主，且有助于治疗伴发的肾脏疾病。

此外有报道显示环孢素可以通过影响细胞内结合蛋白抑制 IL-2 转录、抑制 T 细胞的增殖和免疫反应等机制,用于治疗木村病[有效剂量为 5 mg/(kg·d)]。近期有应用抗 IgE 药物"奥马珠单抗"治疗木村病的病例,可见病变范围缩小,外周血嗜酸性粒细胞水平降低。针对上述病例,抗 IgE 单抗不失为治疗过高的 IgE 抗体的一种手段。

因此,综上所述,建议复查骨穿、皮肤活检、淋巴结活检等检查,并请血液科会诊共同评估病情,向患者及家属充分告知后可予奥马珠单抗治疗观察 IgE 变化情况。

后续诊疗经过

患者病程中再次出现病情加重,双侧腮腺较前明显肿大,张口受限,吞咽略受限。向患者及家属交代病情,患者及家属同意进一步行相关检查。请血液科会诊,会诊意见示因患者仍存在 IgG4 增高及高 IgE 血症,建议复查骨穿,并加做 PDGF-R 等相关基因检测排除血液系统克隆增殖性疾病,建议激素逐渐减量,停用免疫抑制剂治疗。予以进一步完善背部皮肤病变处皮肤活检、颈部淋巴结活检、骨髓穿刺及活检等检查。予激素逐渐减量,并停用现有免疫抑制剂,待后续报告。

结果回报:双侧腮腺 B 超回声增粗,多发结节(腮腺内淋巴结肿大可能)。

皮肤组织病理及免疫组化:"背部皮肤"真皮血管及附属器周围较多淋巴细胞浸润;免疫组化:CD20(-),CD30(+),CD4(少量+),CD8(-),CD10(-),TIA1(+)、Ki-67(60%),结合 HE 切片,符合少量异形 T 淋巴细胞增生,围绕皮肤附件周围小灶性分布,结合病史,T 细胞淋巴瘤不能完全除外,请结合临床。

颈部淋巴结病理及免疫组化"左颈部淋巴结"淋巴组织增生性病变,考虑外周 T 细胞淋巴瘤,非特指型(peripheral T cell lymphoma, not otherwise specified, PTCL-NOS)。免疫组化:淋巴样细胞呈 CD2(+)、CD7(-)、CD4(+)、CD8(部分+)、CD5(部分+)、CD10(-)、CXCL13(-)、PD1(-)、GranzB(+)、p53(+,约 5%)。浆细胞:CD38(+)、CD138(+)、MUM1(+)。

骨髓涂片:骨髓增生程度增高,巨核细胞易见,粒系总的占 40%,各阶段均可见,红系总的占 48.5%,以晚幼红细胞为主,成熟淋巴细胞占 6%,偶见吞噬细胞。NAP:336/100N.C。骨髓病理:骨髓组织基质出血,内见少量散在粒系及红系造血细胞,未见成熟障碍,巨核细胞见 3 个。TCR 基因重排:TCRα/β(+),TCRγ/δ(-)。

结合患者病史,诊断为非霍奇金淋巴瘤(PTCL-NOS),转至血液科进一步予以化疗治疗。

最终诊断

非霍奇金淋巴瘤(PTCL-NOS)。

疾病诊疗过程总结

患者为青年男性,病程反复 2 年余,突出表现为腮腺、颌下腺及淋巴结肿大,血 IgE 异常增高,曾行多部位活检考虑为"木村病",给予积极激素及免疫抑制剂治疗,但总体治疗效果不理想,症状反复,且 IgE 水平居高不下;再次入院后考虑木村病不典型,需要重新评估诊断及病情;通过再次行皮肤活检、淋巴结活检及骨髓穿刺活检等明确诊断患者为非霍奇金淋巴瘤(PTCL-NOS)。

诊疗启迪

木村病(Kimura's disease)又称为嗜酸性粒细胞增生性淋巴肉芽肿，为罕见病范畴，其病因可能是Ⅰ型超敏反应、自身免疫、寄生虫感染等引起免疫功能紊乱因素。目前尚无统一诊断标准，常依赖于病理学检查(诊断特征包括：以淋巴滤泡样增生为主，伴有炎性细胞的增生、浸润，淋巴滤泡间区可见大量嗜酸性粒细胞浸润及嗜酸性微脓肿形成)，容易造成误诊或漏诊。因此需要对其常见临床表现有所了解，并牢记病理学特点，方能做到不漏诊。本例病例提醒我们，检查结果必须结合临床实际，即使多次病理均可考虑木村病，但患者存在临床表现不完全典型，对治疗反应不佳；与检查结果不符时，必须随时回顾病史、核实诊断；另外再次强调了反复进行多部位组织学病理检查的重要性，尤其是新发病变处的病理组织检查；临床与检查结合综合考虑，才能防止误诊。

专家点评

1. 行业内知名专家点评

华中科技大学同济医学院附属同济医院 董凌莉 主任医师

此例诊断过程曲折，初以腺体、淋巴结肿痛起病，反复发作伴周身皮疹，多方查找原因不明，后经淋巴结活检病理见嗜酸性细胞浸润，又有PET/CT排除实体肿瘤，诊断“木村病”——嗜酸性粒细胞增生性淋巴肉芽肿似乎确凿无疑。然而，治疗后本该有效的糖皮质激素疗效不足，联合CTX、MTX等免疫抑制剂疗效亦欠佳，故而引起诊疗团队的重视，重复对皮肤、淋巴结、骨髓多部位进行了活检，最终在这些部位都发现了异常的T细胞，确诊为外周非霍奇金T细胞淋巴瘤。并非原先的病理读片有误，而是淋巴瘤在不同时期、不同部位本身就存在巨大差异，需要重复检查，有时甚至需要多部位的重复检查，从而避免被不典型的病理表现牵着鼻子走。诊断、治疗、随访过程中都要注意鉴别诊断，特别是在患者治疗效果不好时。

2. 主任点评

上海交通大学医学院附属仁济医院 郭强 主任医师

随着淋巴细胞表面标记的不断细化，免疫组化、流式技术的大力普及，现在淋巴瘤的病理解读已经比早年基于光镜和常规染色时代要容易不少，但仍不足以将不典型的淋巴瘤早期识别出来，往往需要多部位重复取病理。淋巴瘤容易侵犯的淋巴结、脾脏、腺体、皮肤也是风湿病经常累及的部位，发热、血象变化在两者中都很常见，容易混淆。从文献报道看，一些风湿病本身就容易并发淋巴瘤，如干燥综合征、成人斯蒂尔病、白塞病，但近年也看到不少被误诊为罕见风湿病的淋巴瘤报道，如中线肉芽肿、IgG4相关疾病、木村病、科根综合征、SAPHO综合征等，需引起风湿科同行警惕。

(王苏丽，扶琼)

参考文献

[1] IWAI H, NAKAE K, IKEDA K, et al. Kimura disease: diagnosis and prognostic factors

[J]. Otolaryngol Head Neck Surg, 2007,137(2):306－311.
[2] SONG KS, WOO DE. Kimura's disease involving the peripheral nerve of the arm in a child: a case report [J]. J Pediatr Orthop B, 2015,24(1):63－66.
[3] NONAKA M, SAKITANI E, YOSHIHARA T. Anti-IgE therapy to Kimura's disease: a pilot study [J]. Auris Nasus Larynx, 2014,41(4):384－388.
[4] ALGHAMDI FE, AL-KHATIB TA, MARZOUKI HZ, et al. Kimura disease: No age or ethnicity limit [J]. Saudi Med J, 2016,37(3):315－319.

病例48 发热半年，头痛伴呕吐3天——急性脑梗死?

主诉

女，31岁，歌唱演员，因“发热半年，头痛伴呕吐3天”入院。

病史摘要

现病史：患者半年前无明显诱因间断出现低热，伴有全身痛，以关节、肌肉痛为著，无畏寒、寒战，无脱发、皮疹，无反复口腔溃疡、外阴溃疡，无口干、眼干、牙齿片状脱落，无雷诺现象，反复就诊，尚未明确诊断。就诊某医院风湿科门诊，查ANA定量阴性，抗dsDNA抗体(＋)，ESR 48 mm/h，考虑“系统性红斑狼疮待排”，给予泼尼松15 mg＋羟氯喹治疗。患者关节症状缓解，体温平，激素减量至5 mg维持。3天前演出时候忽觉情绪烦躁、虚幻感、听力异常、步态不稳、反应迟钝，坚持演出。回到家中，凌晨1点无明显诱因出现头痛、发热，测体温38.0℃，伴呕吐，呕吐物为胃内容物，就诊于某医院神经内科急诊。头颅MRI提示右侧颞枕叶“急性脑梗死”。测血压76/34 mmHg，收入ICU，予改善循环、营养神经、抗感染等治疗。患者体温降至正常，思维清晰，言语流利，行动正常，仍有持续性头痛，阵发性加重，就诊于我院风湿科。

既往史：平素体健。

个人史：无不良嗜好。否认手术、输血史。

家族史：否认家族类似病史。

体格检查：神志清，精神可，营养好，四肢未见皮疹及结节，双肺叩诊清音，听诊呼吸音清，心脏浊音界无扩大，心率90次/分，律齐，二尖瓣区收缩期吹风样杂音3/6级。腹平软，无压痛及反跳痛，肝脾肋下未触及，无移动性浊音，肠鸣音不亢进。关节无畸形，双下肢无水肿。神经反射存在，病理反射未引出。

初步诊断：急性脑梗死，发热待查。

病例讨论

住院医师：

该病例中年女性，发热关节痛起病。曾有dsDNA(＋)和血沉升高，因此被诊断为SLE。但是患者ANA阴性，且没有其他SLE的表现，根据SLICC 2012分类标准，患者并不符合，因此患者原发病诊断和其后的激素治疗是不合适的。尽管我们并不排除一些不符合分类标准的 SLE 患者,但在诊断上尤其要慎重。对于发热待查的诊断常规从感染性、肿瘤性和炎症性三个方面来鉴别。根据患者的年龄和实验室检查,肿瘤未见明显依据,风湿病诊断依据不足,其临床的心脏杂音高度提示感染性心内膜炎的可能。而脑梗死则可由于感染的细菌栓子脱落造成。

主治医师:

感染性心内膜炎(infective endocarditis, IE)是指由细菌、真菌和其他微生物(病毒、衣原体等)感染而引起的心脏瓣膜或者心内膜的炎症。瓣膜为最常见的受累部位。可表现为发热、眼底 Roth 斑、Osler 结节、心脏杂音、Janeway 斑、贫血、甲周出血、血栓栓塞等。其诊断标准为 2005 年改良 Duke 标准。包括主要标准和次要标准。主要标准为 2 次以上的血培养阳性和超声心动图检查阳性,次要标准包括:①基础疾病存在。②发热,体温超过 38℃。③血管现象:大血管栓塞、感染性肺梗死、真菌性动脉瘤、颅内出血、结膜出血和 Janeway 斑。④免疫现象:肾小球肾炎、Osler 结节、Roth 斑、类风湿因子阳性。⑤微生物学证据:不满足主要标准的血培养阳性;或者和 IE 器官表现一致的活动性感染的血清学证据。

因此,患者目前最重要的是心脏超声检查和血培养。经胸心超检查的敏感性为 40%~60%,特异性为 94%,脓肿和机械瓣感染不敏感。经食道超声敏感性和特异性都在 90%以上。

对于脑梗死的治疗,谨慎抗血小板和抗凝治疗,要当心出血转化。

主任医师:

IE 患者可以出现自身免疫异常,包括 ANCA、抗核抗体、抗磷脂抗体、类风湿因子等。AR 杂志 2019 年的一项研究发现:在 109 例 IE 患者中,18%存在 cANCA 和/或 pANCA 阳性,8%存在 PR3 - ANCA 或 MPO - ANCA。35%、16%和 23%的患者分别检测到 RF、ANA 和 aCL。cANCA/pANCA 的阳性患者与年龄较小相关,超声心动图心瓣膜赘生物的发生率更高,并且血清 IgG 水平高于正常水平。仁济医院的研究表明,与血清 ANCA 阴性的患者相比,ANCA 阳性的 IE 患者下肢水肿、血清 LDH 水平和血培养阳性率较高,其他的临床特征并无显著差异。因此,也有研究者认为,在由革兰氏阳性菌或巴尔通菌引起的 IE 中,ANCA 似乎更多地反映了炎症细胞趋化到感染部位造成慢性血管炎症。也有一例患者模拟了 SLE 的临床表现,出现了皮疹、贫血、血小板减少、肾功能不全、蛋白尿、脾大、低补体血症和抗 dsDNA 抗体。

同时也有研究表明 IE 中的抗心磷脂抗体和 IgM 型抗 β_2GPI 与血栓栓塞事件尤其是脑栓塞相关,因此可以用于评估 IE 患者的栓塞风险。不明原因发热的患者经常会来风湿科门诊就诊,因此在临床工作中要注意鉴别感染因素。

另一方面,感染性心内膜炎主要的危险因素包括心瓣膜的结构异常,机体防御能力的减弱和病原体的入侵。患者没有先心病病史和瓣膜手术史,前期的激素使用可能是发生 IE 的危险因素之一。在对 IE 危险因素的研究中发现,长期血透、留置静脉导管和口腔操作都是 IE 的危险因素。而免疫抑制患者在进行高风险操作时应该尤为注意.

后续诊疗经过

常规生化指标:WBC 7.32×10^9/L, N% 82.5%↑, Hb 128 g/L; CRP 41.0 mg/L,

ESR 41 mm/h，铁蛋白(－)，PCT 0.08 ng/ml；肝、肾功能未见异常；24 小时尿蛋白(－)；FDP 4.02 μg/ml，D-二聚体 0.24 μg/ml；心肌标志物(－)，BNP(－)。

病原学指标：隐球菌乳胶凝集(－)，G 试验(－)，T-SPOT(－)，肺炎支原体 IgM(＋)，巨细胞 IgG(＋)，IgM(－)，乙型流感病毒抗体 IgM(±)，TRUST(－)。

免疫学指标：ANA(－)，LA(－)，dsDNA 33.49，ACL(－)，ANCA(－)，抗 CCP(－)，RF(－)，B27(－)，IgG 16 g/L，IgM 2.53 g/L，IgA 2.8 g/L，IgG4 0.4 g/L，C3 0.87 g/L，Th 268.5 个/μl。免疫固定电泳(－)。

头颅 CT：右侧颞叶及基底节区出血，请临床密切关注；右侧额窦黏膜增厚(图 48-1)。

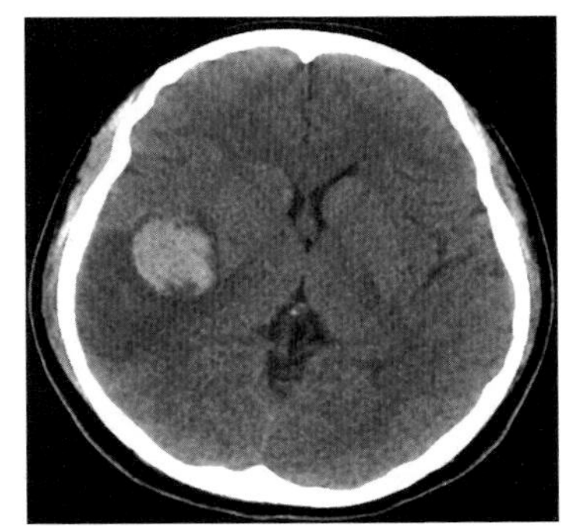
图 48-1 头颅 CT

心脏超声：①各房室腔内径在正常范围，左室壁不增厚。②室壁运动分析示：静息状态下室壁各节段收缩活动未见异常。③升主动脉不增宽。主动脉根部不增宽，主动脉瓣环未见钙化，主动脉瓣不增厚，开放不受限，彩色多普勒未见主动脉瓣反流。④二尖瓣前叶结构松散，前叶内段可见絮状物漂浮，瓣膜开放不受限，关闭时瓣尖对合错位，二尖瓣环未见钙化，彩色多普勒示中度二尖瓣反流。⑤三尖瓣不增厚，彩色多普勒示轻微三尖瓣反流，跨瓣压差 21 mmHg，肺动脉不增宽，肺动脉瓣不增厚，彩色多普勒示轻微肺动脉瓣反流。连续多普勒根据三尖瓣反流估测肺动脉收缩压为 24 mmHg。⑥左室收缩功能测定(据二维及三维法估测)：FS 35%；LVEF 64%；⑦左室舒张功能测定：二尖瓣血流图示 E>A；DT＝208 ms。⑧组织多普勒测定：DTI 示 S 波峰值 15 cm/s；E'>A'。结论：二尖瓣前叶病变(赘生物可能)，伴中度二尖瓣反流，必要时建议食道超声检查进一步明确诊断。

血培养：毗邻颗粒链球菌生长。

因患者脑梗死伴出血转化，不适合使用活血药物，因此给予患者脱水、降颅内压等治疗，丙戊酸钠控制癫痫。同时请感染科会诊，给予达托霉素、青霉素抗感染治疗，并转胸外科手术。3 周后，患者在全麻下行二尖瓣成形术。术中见二尖瓣 A3 赘生物，伴有瓣叶脱垂。手术切除病变二尖瓣，并行“二尖瓣成形术”。术后食道超声提示二尖瓣关闭良好。继续抗炎、抗凝、营养支持治疗。半年后重返工作岗位。

最终诊断

感染性心内膜炎，脑梗死，脑出血，症状性癫痫。

疾病诊疗过程总结

患者 IE 临床诊断及微生物诊断明确，给予抗感染治疗，并手术修复瓣膜。预后良好。

诊疗启迪

(1) 对于反复发热患者一定要检查全面，注意排查隐匿部位的感染。患者的病情变化存在阶段性，因此定期的评估是十分重要的。

(2) 感染可以模拟风湿病的表现，出现各种自身抗体的阳性，在临床工作中要注意鉴别。

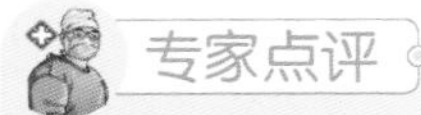

专家点评

1. 行业内知名专家点评

上海交通大学医学院附属瑞金医院 杨程德 主任医师

该病例给我们2个启示和教训：

(1) 半年前发病时，因发热、肌肉酸痛、ANA阴性和抗dsDNA阳性。诊断SLE可能依据不足，因为随着ANA检查方法的改进，ANA阴性的狼疮的概念已经很少提及，且目前临床上抗dsDNA的检测方法中，国内以ELISA和免疫印迹方法为主，这两种方法的特异性很低，短毛虫为底物的间接免疫荧光法特异性较高，临床上评价dsDNA的实验结果一定需要谨慎。

(2) 第二阶段的表现如年轻女性，出现发热和脑梗死，就很容易想到亚急性细菌性心内膜炎(SBE)，诊断上应该没有难度。但该病例提示现今的SBE表现不典型，特别是基层医院对不明原因发热(fever unknown origin, FUO)的患者常有激素加抗生素的治疗，使病程不典型和迁延。SBE患者常常有一些不特异的临床表现，如发热、关节肌肉疼痛和抗体阳性(ANCA、ACL和单链DNA抗体常见)常导致临床上的误诊。

2. 主任点评

上海交通大学医学院附属仁济医院 陈晓翔 主任医师

感染性心内膜炎常见细菌为葡萄球菌、链球菌、非链球菌、肠杆菌和HACEK (haemophilus, aggregatibacter, cardiobacterium, eikenella, kingella)微生物等，临床变现多变。目前病原菌鉴别仍然有挑战，但二代病原菌测序为早期诊断提供了有力的手段。有一定病程的患者可以出现一过性的低滴度自身抗体阳性，但在抗感染治疗或激素使用后可以消失。具有自身免疫现象的心内膜炎误诊不在少数，可以模拟血管炎、抗磷脂综合征和SLE等疾病表现，甚至出现共患病，故诊断和免疫治疗要谨慎。

(李佳，张巍，陈盛，吕良敬)

参考文献

[1] WANG A, GACA JG, CHU VH. Management considerations in infective endocarditis: A review [J]. JAMA, 2018,320(1):72-83.

[2] CAHILL TJ, BADDOUR LM, HABIB G, et al. Challenges in infective endocarditis [J]. J Am Coll Cardiol, 2017,69(3):325-344.

[3] SELTON-SUTY C, MAIGRAT CH, DEVIGNES J, et al. Possible relationship between antiphospholipid antibodies and embolic events in infective endocarditis [J]. Heart, 2018,104(6):509-516.

[4] MAHR A, BATTEUX F, TUBIANA S, et al. Prevalence of antineutrophil cytoplasmic antibodies in infective endocarditis [J]. Arthritis Rheumatol, 2014,66:1672-1677.

[5] YING CM, YAO DT, DING HH, et al. Infective endocarditis with antineutrophil cytoplasmic antibody: report of 13 cases and literature review [J]. PLoS One, 2014,9(2):e89777.

[6] ASHERSON RA, TIKLY M, STAUB H, et al. Infective endocarditis, rheumatoid factor, and

anticardiolipin antibodies [J]. Ann Rheum Dis, 1990,49(2):107 - 108.
[7] TODA M, YAMAGUCHI M, KATSUNO T, et al. Streptococcus mutans-induced infective endocarditis associated with hypocomplementemia and positive anti-double-stranded DNA antibody [J]. J Clin Rheumatol, 2021,27(1):e15 - e16.
[8] SELTON-SUTY C, MAIGRAT CH, DEVIGNES J, et al. Possible relationship between antiphospholipid antibodies and embolic events in infective endocarditis [J]. Heart, 2018,104(6):509 - 516.
[9] BOJALIL R, MAZÓN-GONZÁLEZ B, CARRILLO-CÓRDOVA JR, et al. Frequency and clinical significance of a variety of autoantibodies in patients with definite infective endocarditis [J]. J Clin Rheumatol, 2012,18(2):67 - 70.

病例49 花季少女关节痛——幼年特发性关节炎?

主诉

女,12岁,学生。多关节痛2年,双手震颤伴言语含糊3周。

病史摘要

现病史:患者于2017年1月无明显诱因出现双膝关节、双踝关节疼痛。无发热、皮疹及腰背痛。4月至儿科医院就诊。查体:神清,全身皮肤黏膜无异常,心肺未见异常,双踝、双膝关节S(—)T(+),"4"字试验(—),四肢肌力、肌张力正常。查炎症指标:CRP(—),ESR(—)。病原学(—)。自身抗体:ANA 1∶80,抗CCP抗体(—)、HLA - B27(—)、ANCA(—)。X线片:右胫骨远端骨质损伤后改变。胫骨结节骨软骨炎。右膝MRI:右胫骨上端骨折可能。右股骨远端骨干及骨骺、右胫腓骨近端骨干及骨骺片状T2WI高信号,骨髓水肿(图49 - 1)。骨扫描:右胫骨上端异常放射性浓聚,其他诸骨显示清晰。心电图、心超、肺功能正常。眼科检查:双眼中心视敏度下降。骨穿(—),骨密度:正常。诊断为幼年特发性关节炎(juvenile idiopathic arthritis, JIA)少关节型。予甲氨蝶呤+双氯芬酸钠治疗,半年无改善,自行停药。2018年1月起服用中药半年,关节痛无改善。2018年9月于某医院予电

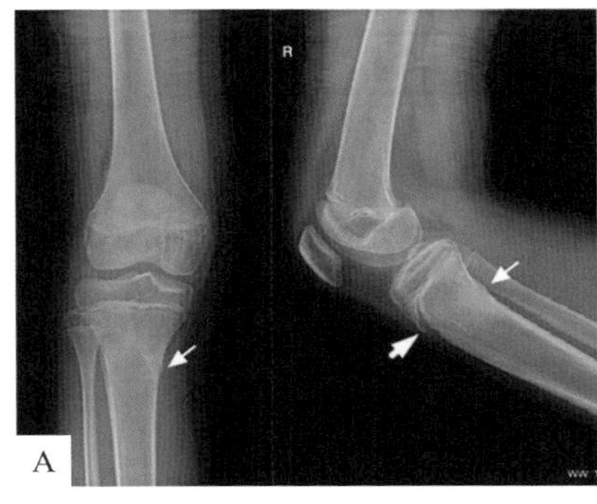

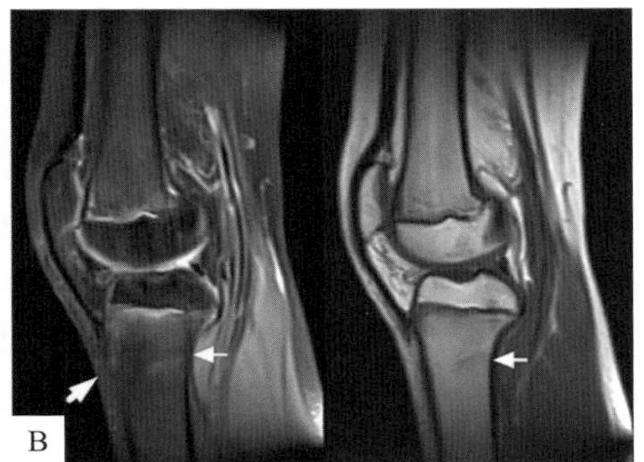

图49 - 1 患者起病时X线片和MRI检查,胫骨平台可疑骨折

磁波理疗，并行关节腔注射(药物不明)，同时给予小牛脾提取液关节腔注射 1 个月，关节症状好转。入院前 3 周(2018 年 11 月)出现双手颤抖，持物加重，言语稍含糊，遂来我科就诊。

患者自起病以来，精神可，胃纳可，二便如常，睡眠可，体重无明显变化。

既往史：平素体健。

个人史：无特殊。

家族史：父母体健，非近亲结婚。同胞哥哥，23 岁。3 岁起步态不稳，渐出现四肢远端肌肉萎缩，外院考虑运动神经元病可能。弟弟，3 岁，健康。

体格检查：神志清，对答切题，未及眼震，构音障碍，无饮水呛咳，双手意向性震颤。心、肺、腹(一)。四肢关节无畸形，无肿胀、压痛，双下肢无水肿。左上肢肌张力略增高，右上肢肌张力正常。双上肢反射对称(++)，双膝反射未引出，双踝反射(++)，双足背屈不全。

初步诊断：关节痛待查。

病例讨论

住院医师：

患者病史如上，入院后检查：WBC 4.07×10^9/L，RBC 4.16×10^{12}/L，Hb 122 g/L，PLT 139×10^9/L；肝肾功能基本正常。24 小时尿总蛋白 109.8 mg/24 h。抗核抗体 1∶80，抗 dsDNA 12.72 IU/ml↑；磷酸葡萄糖异构酶(GPI)0.01，抗 CCP 抗体 0.32 U/ml，类风湿因子 16.20 IU/ml；免疫球蛋白 M 2.67 g/L↑，补体 C3 0.815 g/L↓，补体 C4 0.118 g/L；ESR 10 mm/h；CRP 1.0 mg/L。

心电图：正常心电图。

心脏超声：静息状态下超声心动图未见明显异常。

肾超声：双侧肾脏未见明显异常。

肝、胆、胰、脾 B 超：示肝损图像，脾大，胆囊、胰腺未见明显异常。

胸部 HRCT：两肺未见明显活动性病变。

四肢肌电图：静息下被检肌未见正尖波纤颤波，轻收缩右侧胫前肌背曲受限，运动单位电位(MUP)波未引出；NCV：被检感觉和运动神经传导速度和波幅正常范围。

头颅平扫 MRI、头颅 MRA：脑干、双侧基底节区、丘脑多发弥散受限病灶，诸脑室、脑沟及脑池稍增宽，请结合临床并密切随访；右侧大脑前动脉 A1 段纤细(图 49－2)。

颈椎 MRI：颈椎生理弧度变直伴局部轻度反弓；鼻咽部软组织增厚，请结合临床；左侧椎动脉较细。

左膝关节正侧位、右膝关节正侧位片：正位片示双膝关节对位欠佳，与体位有关？余双膝关节未见明显骨质异常。

双踝正侧位片：双踝关节未见明显骨质异常。

该病例的病例特点：①儿童，慢性起病，下肢关节对称性疼痛，无明显肿胀。B 超提示肝脏的损伤。曾经按照 JIA 治疗效果欠佳。②神经系统症状体征，构音障碍，双手意向性震颤。③ANA 低滴度阳性。④可疑家族史：运动神经元病？需要鉴别 JIA、结缔组织病、运动神经元病、中毒、感染、肿瘤性疾病等。

主治医师：

患者 JIA 诊断依据不足，且治疗效果欠佳，患者左膝关节正侧位、右膝关节正侧位片示

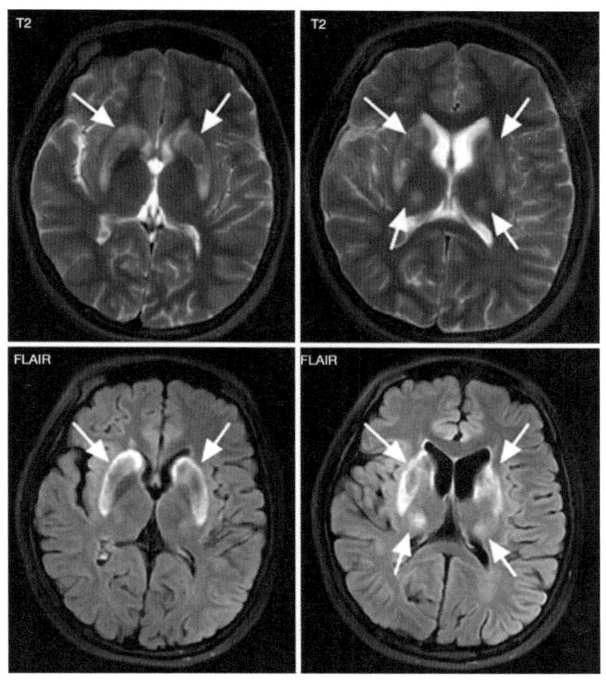

图 49－2　头颅 MRI：脑干、双基底节区、丘脑多发弥散受限病灶，
诸脑室、脑沟及脑池稍增宽，请结合临床并密切随访

双膝关节对位欠佳，余双膝关节未见明显骨质异常。双踝正侧位片示双踝关节未见明显骨质异常。无明显关节炎症和破坏表现，不符合 JIA 诊断。此次就诊出现明显的神经系统症状，定位诊断需考量：大脑病变、脑干病变、小脑病变、脊髓病变、周围神经病变、肌肉病变？定性诊断需鉴别：脑血管病、感染性疾病、变性病、外伤、中枢神经系统肿瘤、脱髓鞘疾病、代谢和营养障碍性疾病、中毒、遗传性疾病。这也就是我们所说的 MIDNIGHTS 原则：M——metabolism（代谢性），I——inflammation（炎症），D——degeneration（变性），N——neoplasm（肿瘤），I——infection（感染），G——gland（腺体），H——hereditary（遗传），T——toxication/trauma（中毒/外伤），S——stroke（卒中）。患者出现了不自主运动和肌张力改变，考虑到患者的年龄和症状，脑血管病可能性不大，外伤、感染没有依据；由于该患者的哥哥自幼出现神经系统表现，遗传性疾病作为排查重点。患者入院后肌电图提示：静息下被检肌未见正尖波纤颤波，轻收缩右侧胫前肌背曲受限，MUP 波未引出；NVC：被检感觉和运动神经传导速度和波幅正常范围。头颅平扫 MRI、头颅 MRA 示脑干、双侧基底节区、丘脑多发弥散受限病灶，诸脑室、脑沟及脑池稍增宽；右侧大脑前动脉 A1 段纤细。根据患者的临床表现和实验室检查，基底节和丘脑病变需要考虑：一氧化碳、甲醇、氰化物中毒等中毒性疾病，肝脏疾病、低氧、Leigh 病、Wilson 病、Wernicke 脑病等系统代谢性疾病，亨廷顿病、铁质沉积、克雅氏病（Creutzfeldt-Jakob disease，CJD）等退行性疾病。而首先要排查的是遗传代谢性疾病比如 Wilson 病。

Wilson 病 MRI 信号表现呈多样化。因为铜在脑血管周围异常沉积，引起局部缺血、脑组织水肿，导致神经细胞变性、神经纤维脱髓鞘，胶质细胞增生，并出现坏死、囊变。发病部位以基底节最多，典型的表现基底节、丘脑、脑干、小脑等部位对称性长 T1 长 T2 信号，无明显占位及水肿效应，多伴有脑萎缩，增强后无强化。双侧豆状核、丘脑或/和尾状核长 T1 长 T2 信号可呈“蝶翼样”。双侧苍白球等部位短 T1 短 T2 信号。可表现为软化灶，位于双侧基底节及额叶。

主任医师：

肝豆状核变性(hepatolenticular degeneration, HLD)由 Wilson 在 1912 年首先描述，故又称为 Wilson 病。是为常染色体隐性遗传病，致病基因 *ATP7B* 位于染色体 13q14.3，编码一种由 1 411 个氨基酸组成的铜转运 P 型 ATP 酶。主要临床特征为肝硬化和基底节变性。大部分威尔逊病患者的诊断年龄在 5～35 岁(平均年龄 13 岁)，儿童最常见的初始表现为肝病，平均年龄为 9～13 岁。实验室检查结果可能包括：血清铜蓝蛋白水平降低(见于所有类型的肝脏受累，但急性肝衰竭时并不一定会出现)、转氨酶升高(所有类型的肝脏受累)、血小板减少(肝硬化伴脾肿大)、凝血异常(肝硬化或急性肝衰竭)、Coombs 阴性溶血性贫血(常见于急性肝衰竭患者，但在没有肝衰竭的情况下也可能出现阵发性溶血)。腹部影像学检查可能显示：肝脂肪变性(慢性肝炎)、肝脏变小、呈结节状改变(肝硬化)、脾肿大(肝硬化)。

在部分患者，神经系统或精神表现可能在明显的肝病之前出现。神经系统表现多种多样，这给诊断造成了困难。但几乎所有(98%)具有神经系统表现的威尔逊病患者都有 Kayser-Fleischer 环。神经系统症状可能非常轻微，也可能快速进展。其神经精神症状主要表现为：构音障碍、肌张力障碍、震颤、帕金森综合征、舞蹈手足徐动症、小脑性共济失调、认知损害等。

Wilson 病的诊断可以依照莱比锡评分(表 49-1)。可以看到，临床症状体征、血清学和遗传学构成了诊断的重要部分。Wilson 病的骨骼肌肉表现十分少见，可以表现为骨折、大关节痛、骨软骨炎、骨质疏松、脊柱侧凸、软骨钙质沉着等。

表 49-1　莱比锡评分

典型症状体征		其他	
KF 环		**肝铜(无胆汁淤积情况下)**	
有	2	＞5 倍 ULN(4 μmol/g)	2
无	0	0.8～4 μmol/g	1
神经系统症状		正常(＜0.8 μmol/g)	−1
严重	2	罗丹宁染色阳性颗粒	1
轻微	1	**尿铜**	
无	0	正常	0
铜蓝蛋白		1～2 倍 ULN	1
正常(＞0.2 g/L)	0	＞2 倍 ULN	2
0.1～0.2 g/L	1	正常，D-青霉胺后＞5 倍 ULN	2
＜0.1 g/L	2	**遗传突变分析**	
Coombs 试验阴性溶贫		两条染色体检测到突变	4
有	1	一条染色体检测到突变	1
无	0	未检测到突变	0

（续表）

典型症状体征		其他	
总分			
4分及以上	确诊		
3分	疑诊		
2分	排除		

ULN，正常值上限。

后续诊疗经过

眼科会诊：眼底裂隙灯下可见K-F环；血清铜蓝蛋白：0.02 g/L(0.2～0.6 g/L)；肝穿刺：肝细胞中度脂肪变性，结合临床、组织形态、特殊染色及免疫组化，考虑遗传代谢性疾病，首先考虑肝豆状核变性可能，请临床进一步检查明确诊断。

全外显子测序显示患者*ATP7B*基因存在着杂合突变，其基因变异信息为c.3884C>T，同时，患者第10～11号外显子测序深度降低，提示该区域存在拷贝数降低的可能性。患者的父亲显示为突变的杂合子。患者的母亲显示不存在突变。接下来，我们对患者的*ATP7B*基因进行了多重连接依赖探针扩增(multiplex ligation-dependent probe amplification，MLPA)检测，结果发现受检者*ATP7B*基因外显子10～11区域存在大片段杂合缺失。而这一突变来源于患者的母亲。因此，这种复合杂合突变使患者出现了疾病表型。给予患者葡萄糖酸锌、青霉胺治疗，对症治疗锥体外系症状，控制饮食铜的摄入，半年后患者神经系统症状渐渐好转。

最终诊断

肝豆状核变性(Wilson病)。

疾病诊疗过程总结

患者JIA表现不典型，针对性治疗效果差，由于神经系统症状出现，最终确诊肝豆状核变性。

诊疗启迪

(1) JIA的诊断需结合诊断标准，注意寻找关节炎症的客观证据。

(2) 根据儿童疾病谱的特点，对不典型表现的患者需要密切随访，及时发现新的诊断线索。

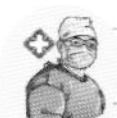

专家点评

1. 行业内知名专家点评

复旦大学附属华山医院 薛愉 主任医师

Wilson病患者临床表现复杂多样，可累及各个系统并首诊于不同科室，但以关节疼痛为首发症状、在风湿科进行诊断的实属罕见，也拓展了我们的知识面。该患儿以关节症状首发，继之出现震颤和精神症状而引起临床警惕，随着神经系统检查的深入，脑基底节区的特征性影像表现、典型眼科检查 K-F 环的发现、特异性的血清铜蓝蛋白下降，一步步指引着诊断走向正确的方向，最终的基因检测也使诊断水落石出。Wilson 病的骨骼病变可以表现为骨折、大关节痛、骨软骨炎、骨质疏松、脊柱侧凸、软骨钙质沉着等。此患儿有 X 线右胫骨远端骨质损伤后改变，胫骨结节骨软骨炎，右膝 MRI 右胫骨上端骨折可能，右股骨远端骨干及骨骺、右胫腓骨近端骨干及骨骺片状 T2WI 高信号，骨髓水肿等表现，与 Wilson 病的骨骼受累表现相符合。发生机制可能与铜沉积相关，也可能因肌张力障碍、震颤的出现而存在神经病性关节病(Charcot 关节病)。患儿存在的抗核抗体 1：80、抗 ds-DNA 12.72 IU/ml↑、IgM 2.67 g/L↑、补体 C3 0.815 g/L↓，为其关节痛的临床表现蒙上了免疫的面纱，但关节无炎症表现的客观证据，抗风湿治疗效果不佳，都提醒着 JIA 诊断存疑。详细的病史采集(包括家族遗传史)、全面细致的体格检查(尤其是神经系统的体检)都考验着风湿科临床医生的基本功。该病例也提示我们，临床医生只有“勤学善思”，才能“明辨笃行”。

2. 主任点评

上海交通大学医学院附属仁济医院 扶琼 副主任医师

JIA 是一大类儿童时期原因不明的具有异质性关节炎的统称，目前国际风湿病联盟对 JIA 的分类标准主要根据临床表现、实验室检查以及起病时受累关节数目进行分类诊断，包括：少关节型、RF 阴性多关节型、RF 阳性多关节型、银屑病性关节炎、附着点炎相关关节炎、全身型和未分化关节炎等类型。然而，这仅是分类标准，在 JIA 诊断前应该尤为关注鉴别诊断，排除其他以关节症状为首发表现的风湿和非风湿疾病。

Wilson 病系常染色体隐性遗传性疾病，受累基因与铜代谢紊乱有关，Wilson 病的基本病因是体内各组织，尤其是肝、脑、肾、角膜等处铜沉积过多，导致组织损害和病变。尽管 Wilson 病的临床主要表现为神经精神症状与肝脏症状两大方面，但部分患者有关节病变，常侵犯手、腕、膝关节，亦见于肘、肩、髋关节，两侧对称。受累关节可以有肿痛及压痛，但无红、热等炎症表现，在临床中应注意鉴别。

(李佳，吕良敬，陈盛)

参考文献

[1] LI J, LU Q, YU J, et al. Osteoarticular manifestations as initial symptoms of WD with novel compound heterozygote mutations in the ATP7B gene: a case report [J]. Transl Pediatr, 2021, 10(4):1026-1033.

[2] QUEMENEUR AS, TROCELLO JM, EA HK, et al. Miscellaneous non-inflammatory musculoskeletal conditions. Musculoskeletal conditions associated with Wilson's disease [J]. Best Pract Res Clin Rheumatol, 2011, 25(5):627-636.

[3] SHIN JJ, LEE JP, RAH JH. Fracture in a young male patient leading to the diagnosis of Wilson's disease: A case report [J]. J Bone Metab, 2015, 22(1):33-37.

病例50 头痛、视物重影、心肌损伤——血管炎?

主诉

患者,女,65 岁,因“头痛、心悸 1 年余,再发半年余”入院。

病史摘要

现病史:患者 2019 年 4 月中旬无明显诱因出现持续性头痛,位于前额及鼻根,考虑“鼻窦炎”,给予对症处理。4 天后,患者出现右侧视物重影,未予特殊处理。1 周后(2019 年 4 月 22 日),患者出现胸闷,位于胸骨后,伴出冷汗,心电图提示高度房室传导阻滞,加速性室性自主心律,ST-T 改变。肌钙蛋白 I(TnI) 0.668 ng/ml,考虑不排除急性 ST 段抬高性心肌梗死,予抗栓、调脂、扩冠治疗,同时行急诊造影未见冠脉异常。考虑“视物重影、心肌损伤原因待查”。外院入院查血常规:WBC 3.98×10^9/L,Hb 126 g/L,PLT 238×10^9/L。CRP 10.9 mg/L(参考范围<8.2 mg/L),ESR 3 mm/h(参考范围<20 mm/h)。肝肾功能未见异常,ANA/ENA(-),ANCA(-),IgG/IgA/IgM/C3/C4(-),TnI 0.196 ng/ml。心电图:一度房室传导阻滞。心超:左室壁增厚,左房增大伴轻中度肺动脉高压。予丙种球蛋白 25 g qd 联合地塞米松 5 mg qd×3 d(4 月 23 日起),患者复视好转,TnI 下降。后激素逐渐减停。停药后患者再次出现胸闷伴左下肢酸痛。B 超:左侧胫后静脉血栓。TnI 复升至 0.351 ng/ml。心电图:二度房室传导阻滞。24 小时动态心电图:7 次>2 s 的窦性停搏。心超:左室心尖部前壁及侧壁节段活动异常,左房增大伴轻中度二尖瓣反流,轻度肺动脉高压(57 mmHg),少量心包积液,考虑患者疾病多系统受累(颅神经+心肌+肺动脉+下肢静脉),血管紧张素转化酶(ACE)33.9 U/L(参考范围 5~52 U/L)。我科会诊后考虑“血管炎不除外”,5 月 5 日予静脉甲泼尼龙 40 mg qd,5 月 7 日激素改为口服甲泼尼龙 40 mg qd。5 月 8 日出现阵发性室性心动过速,故激素加量为静脉甲泼尼龙 80 mg qd,并植入临时起搏器。后再次加用丙种球蛋白 25 g×5 d,同时复查 TnI 及 pro-BNP 较前下降,心电图提示一度房室传导阻滞和起搏心律交通。激素逐步减量至甲泼尼龙 40 mg qd 口服(5 月 16 日),5 月 20 日患者行局麻下永久起搏器置入术,5 月 22 日激素减量为甲泼尼龙 36 mg qd 并出院。出院后每周减量 1 片。7 月,患者甲泼尼龙减量至 12 mg qd,出现发热伴胸闷,肺部 CT 提示双肺散在炎症,CRP 73 mg/L,考虑患者“重症肺炎”,予美罗培南、莫西沙星、卡泊芬净、复方磺胺甲噁唑片、更昔洛韦、达菲、甲泼尼龙治疗,同时辅以丙种球蛋白提高免疫力,美托洛尔及利伐沙班改善心脏症状。我科会诊后考虑“心肌病(结节病可能),肺部感染,耶氏肺孢子菌肺炎可能”,建议继续抗感染治疗同时激素减量,间断丙种球蛋白及胸腺肽支持。1 周后复查肺部 CT 较前明显吸收,予甲泼尼龙 20 mg 口服后出院。出院后激素每 10 天减 1 片。8 月初患者(甲泼尼龙 12 mg qd)再发心慌,心电图提示室速,急诊予胺碘酮转律后,维持普罗帕酮及美托洛尔降低心室率,甲泼尼龙 8 mg qd 治疗原发病。8 月 20 日复查肺部 CT 示左肺上叶少许炎症,较老片明显吸收。8 月 22 日予丙种球蛋白 10 g×3 d。8 月 28 日 PET/CT 提示双侧上额窦炎,双肺门淋巴结炎，心影大，心包积液，双肺条索，双胸腔积液。后甲泼尼龙减量为 4 mg qd，静息状态下无明显胸闷、气促，现为进一步诊治入院。患者自起病以来，精神可，胃纳可，睡眠可，二便正常，体重无明显变化。

既往史：否认高血压、糖尿病等慢性病史，否认传染病史。

个人史：无不良嗜好，无手术、外伤、输血史。

家族史：否认家族类似病史。

体格检查：T 36.4℃，P 80 次/分，R 16 次/分，BP 110/70 mmHg。神清，精神可，颈软，无抵抗。浅表淋巴结未及肿大，未及明显皮疹、皮肤紫癜、皮下结节，心律齐，未及杂音，双肺呼吸音清，未及干、湿啰音，腹软，无压痛，无反跳痛，肝脾肋下未及。无明显关节肿痛，四肢肌力肌张力可，双下肢无水肿，病理征阴性。

初步诊断：结节病累及心肌可能性大，心律失常(房室传导阻滞、室性心动过速)，起搏器植入术后。

病例讨论

住院医师：

该病例的病例特点：患者老年女性，既往无高血压、糖尿病、心脏病等慢性病史，以头痛、视物重影起病，随后出现胸闷、TnI 升高，心电图提示高度房室传导阻滞，室性心律失常，经激素及丙种球蛋白治疗后病情好转，停药后症状反复，下肢静脉血栓，24 小时动态心电图示存在 7 次超过 2 s 的窦性停搏。心超提示左室心尖部前壁及侧壁节段活动异常。PET/CT 提示双肺门淋巴结炎，心影大，心包积液，双肺条索，双胸腔积液。患者心脏表现突出，主要以 TnI 高、房室传导阻滞、室性心律失常为主，甚至需植入心脏起搏器。患者已行冠脉造影，基本排除冠状动脉粥样硬化性心脏病。需要考虑与感染性心肌炎相鉴别，但患者未出现感染前驱症状，起病至今未及相关病原学依据。患者激素治疗有效，激素停用后症状反复，再次排除感染性疾病可能，结合头痛、视物重影、下肢静脉血栓等症状，需考虑血管炎。但患者 ANCA 阴性，而血管炎多表现为血管狭窄、闭塞、扩张，恶性心律失常较罕见。叶霜主任会诊考虑结节病可能，PET/CT 示肺门淋巴结炎，但患者 ACE 阴性，无皮肤结节、葡萄膜炎、胸闷气促、肝脾肿大、关节痛等表现，无法取到病理学层面的证据，暂无法确定诊断结节病。

主治医师：

该患者老年女性，既往无慢性病史，多系统受累，头痛、视物重影、下肢静脉血栓，TnI 高，房室传导阻滞，恶性室性心律失常。有哪些鉴别诊断？①感染、肿瘤：无感染前驱症状，除免疫治疗后的耶氏肺孢子菌肺炎外未查及明确病原依据，已完善 PET/CT，基本排除感染或肿瘤性疾病。②自身免疫性疾病：患者 ANA、ANCA 等自身抗体均阴性，基本排除自身抗体阳性的自身免疫性疾病。③血管炎：可以有多系统累及，自身抗体可阴性，激素治疗有效，停用反复，PET/CT 未见大血管炎，无肉芽肿性多血管炎(GPA)、嗜酸性肉芽肿性多血管炎(EGPA)、白塞病等临床表现，但血管炎心脏受累少见房室传导阻滞及室性心律失常。④结节病：通常累及年轻成人，第二个高峰是 50 岁以上女性，可以有多系统累及，包括心脏，PET/CT 示双侧肺门淋巴结大，但患者没有其他结节病表现，ACE 不高，仍需进一步排查。

主任医师：

结节病是一种累及世界各地个体的、病因未明的多系统性肉芽肿性疾病，受累器官中存在非干酪性肉芽肿是其特征性病理表现。结节病通常累及年轻成人，最初表现为1项或多项下列异常：双肺门淋巴结肿大；肺部网状影；皮肤、关节和/或眼部病变。结节病可以累及所有器官系统，病变程度和范围不一。结节病心脏受累轻则为偶然发现的疾病，重则出现房室传导阻滞、室上性和室性快速性心律失常（心脏传导系统受累所致）、心力衰竭、心肌病，甚至心源性猝死。各种族背景、各年龄的人均可发生心脏结节病（cardiac sarcoidosis，CS），平均发病年龄约为50岁。美国系统性结节病患者的尸检和影像学研究显示，20%～29%有心脏结节病的证据，在日本该比例高达58%～70%。美国和日本分别有13%～25%和47%～85%的结节病所致死亡归因于心脏结节病。心脏任何部位可受累，心室肌最常受累，心房、乳头肌、瓣膜、冠状动脉和心包受累也有报道。对于此例患者的房室传导阻滞及快速性室性心律失常、左室心尖部前壁及侧壁节段活动异常，需要考虑结节病可能，包括前期的头痛和视物重影可能也是结节病的表现，PET/CT的双侧肺门淋巴结肿大，激素有效，撤减症状反复，也为结节病的诊断加分。该患者无心脏外结节病的病史，为明确诊断，需完善高级心脏影像学检查，PET/CT仅提示心影大、心包积液，需进一步行心脏增强MRI明确心肌病变，必要时行心内膜心肌活检获取病理确诊。

后续诊疗经过

入院后完善心脏增强MRI提示室间隔可及炎症水肿信号；房间隔瘢痕形成；心尖部附壁血栓形成，可及心尖坏死灶；少量心包积液（图50－1）。结合患者既往房室传导阻滞、快速性室性心律失常、TnI升高、PET/CT提示肺门淋巴结炎。患者及家属拒绝行心内膜心肌活检，故高度拟诊“心脏结节病”。患者对激素顾虑较大，维持甲泼尼龙4 mg qd、普罗帕酮3粒tid、美托洛尔缓释片47.5 mg qd稳定心律、曲美他嗪20 mg tid营养心肌、利伐沙班抗凝及预防骨质疏松等治疗，维持复方磺胺甲噁唑片1粒qd预防感染。9月4日加用艾拉莫德1粒bid治疗原发病，患者服用3天后出现乏力、水肿等全身不适，予停用艾拉莫德，加强利尿后症状缓解。9月12日起加用吗替麦考酚酯0.5 g bid治疗，加用沙库巴曲缬沙坦钠50 mg qd。后病情好转，激素逐渐减量，10月14日24 h Holter：窦性心律＋双腔起搏；平均

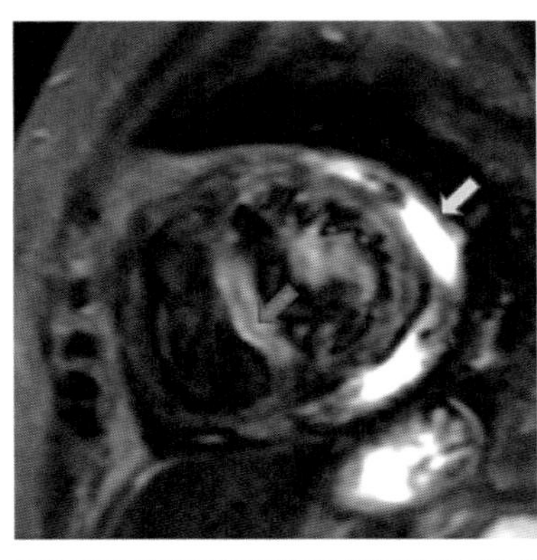

红色箭头提示室间隔水肿（炎症）；黄色箭头提示少量心包积液

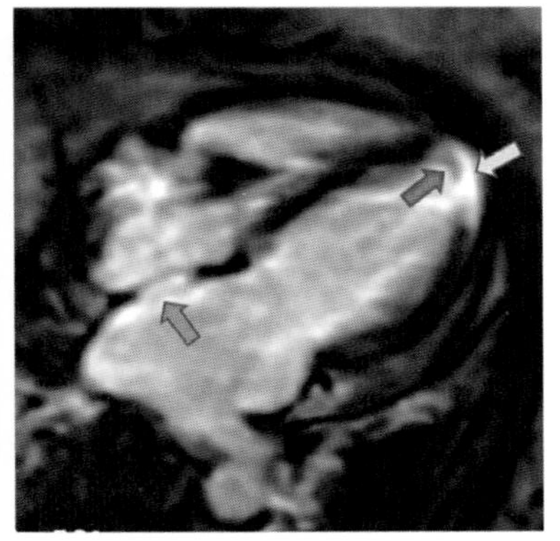

红色箭头提示心尖血栓（附壁）；黄色箭头提示心尖坏死；橙色箭头提示房间隔瘢痕

图50－1 心脏增强MRI影像学表现

心率 62 次/分，心搏数 84 131 个；最慢心率 58 次/分，为心房起搏；最快心率 82 次/分，窦性心律；室早 183 个，其中 171 个单发室早，2 阵室速；房早 56 个，均为单发。自主节律时通道：1(Ⅱ)，3(V5)间歇性 T 波低平。12 月 2 日于中山医院心内科就诊，查心超：起搏器植入术后，左室部分节段收缩活动异常，左房增大伴轻度二尖瓣反流，轻度肺动脉高压 41 mmHg，少量心包积液（左室后壁后方 12 mm，右室前壁前方 5 mm）。停用普罗帕酮、曲美他嗪，沙库巴曲缬沙坦钠加量为 50 mg bid，吗替麦考酚酯减至 1# tid。2019 年 12 月中旬自行停用激素，2020 年 2 月起因反复感冒咳嗽、胃肠道不良反应停用吗替麦考酚酯，后于 3 月停用利伐沙班片（总疗程半年）。维持沙库巴曲缬沙坦钠 50 mg bid、美托洛尔 47.5 mg qd。5 月出现右额部硬性结节，活动度差，后出现右踝外侧皮下硬性结节（图 50－2）。5 月 18 日局麻下行右踝外侧皮下结节活检术，切面呈鱼肉样，病理示肉芽肿性炎（图 50－3）。复查 ACE 65.5 U/L（参考范围 5～52 U/L），继续沙库巴曲缬沙坦钠 100 mg qd、美托洛尔缓释片 47.5 mg qd 减低心脏耗氧，加用阿达木单抗 40 mg q2w 治疗，病情稳定。

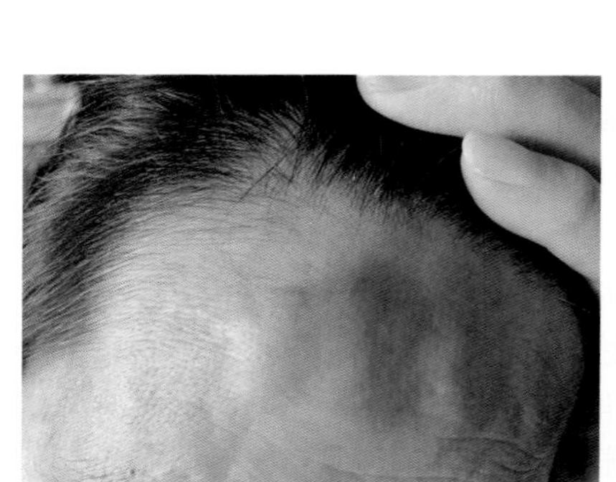
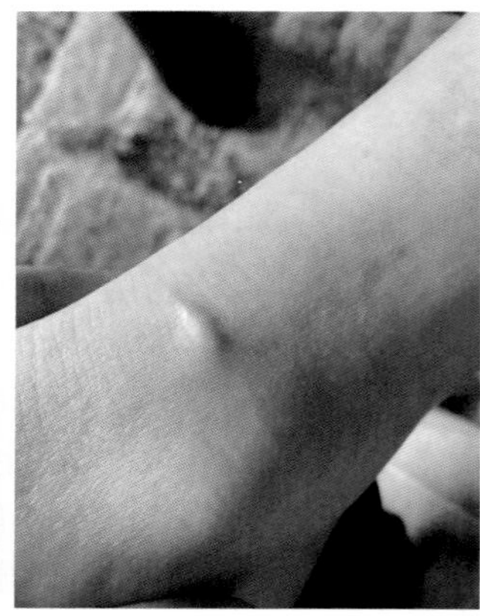

图 50－2　右额部及右踝外侧皮肤结节

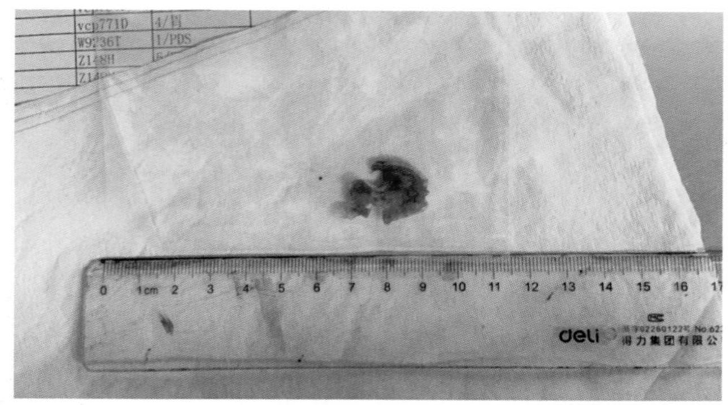

图 50－3　右踝外侧皮肤结节切面

最终诊断

结节病。

疾病诊疗过程总结

患者老年女性，既往无高血压、糖尿病、心脏病等慢性病史，以头痛、视物重影起病，随后出现胸闷、TnI 升高，心电图提示高度房室传导阻滞，室性心律失常，经激素及丙种球蛋白治疗后病情好转，停药后症状反复，下肢静脉血栓，24 小时动态心电图示存在 7 次超过 2s 的窦性停搏。心超提示左室心尖部前壁及侧壁节段活动异常，植入心脏起搏器。PET/CT 提示双肺门淋巴结炎，心影大，心包积液，双肺条索，双胸腔积液。心脏增强磁共振提示室间隔可及炎症水肿信号；房间隔瘢痕形成；心尖部附壁血栓形成，可及心尖坏死灶；少量心包积液。未行活检，高度拟诊心脏结节病，予激素、吗替麦考酚酯及心脏对症治疗，症状逐渐好转。后停用激素 4 个月，停用吗替麦考酚酯 3 个月，新发右额部及右踝外侧皮下硬性结节，病理示肉芽肿性炎，血 ACE 升高，确定结节病诊断。

诊疗启迪

心脏结节病的诊断困难，因此在临床中常被漏诊。心脏结节病大多为系统性结节病的表现，不过也可发生无其他器官结节病证据的孤立性心脏结节病，也可以是结节病的首发表现（如本例），最常见的临床表现是房室传导阻滞、快速性心律失常、心衰和心脏性猝死。对出现不明原因晕厥或新发不明原因的传导系统疾病，如持续性二度或三度房室传导阻滞的患者应考虑心脏结节病可能，完善心电图、24 小时动态心电图，必要时高级心脏影像学检查——心脏增强 MRI，PET/CT 排查心外结节病，确诊需病理级别证据。另外对于结节病患者应进行全面的病史询问和查体，评估亚临床和临床心脏受累情况。

专家点评

1. 行业内知名专家点评

嘉兴市第二医院 叶俏 主任医师

患者为老年女性，既往体健，以头痛、视物重影、下肢静脉血栓、房室传导阻滞、恶性室性心律失常为首发表现，临床诊断困难，需排除其他疾病。通过超声心动图、动态心电图、心脏增强 MRI 及 18F－FDG－PET 对心脏功能、结构和心肌炎症进行评估，可为诊断提供一定依据。但是结节病是累及多系统的全身性肉芽肿性疾病，病因不详，有病理学“非干酪性肉芽肿性炎”和影像学“纵隔淋巴结肿大”的特征，影响组织广泛，特征各异，预后不同，病理诊断仍是结节病的金标准。

在 ACCESS 研究（一项大型结节病病例对照研究）中提到 95％的患者有肺部受累（肺门淋巴结肿大、肺膨胀不全或两者均有），50％有肺外受累，仅 2％有孤立的胸外结节病。因此“孤立性心脏结节病”的出现对诊断结节病心脏受累是极困难的，除非有心脏病理的依据。虽然心肌内膜活检为诊断心脏结节病提供了很高的特异性，但这种侵入性检查对患者和医生双方而言都很难达到较高的接受度。除非出现经典临床表现，如 Löfgren's 综合征或 Heerfordt's 综合征，否则结节病是一组高度依赖病理作为诊断依据的疾病。病理诊断也不是唯一的金标准，需要通过排除其他诊断作为支撑。

由于胸部 CT 普及度很高，因此该患者病程早期 CT 检查是否有纵隔淋巴结肿大，对拟诊结节病至关重要。早期病史中CT描述不够，后期随访中患者新发右额部及右踝外侧皮下硬性结节，病理提示肉芽肿性炎，并且血ACE升高，结合PET/CT报告纵隔淋巴结肿大，这使得结节病的最初诊断逐渐明朗。

治疗上，风湿性疾病的治疗原则是原发病和脏器损伤的双达标。①心脏病的治疗：心血管病专家的干预，包括改善心功能、稳定心率以及对严重束支传导阻滞进行起搏器植入，无疑是一线的急救性处理，也为"免疫"治疗发挥效应争取时间。②目前结节病治疗指南中重点强调对肺部受累的治疗，对肺外受累，尤其是心脏等重要脏器的受累可供借鉴的经验不多，经典的治疗仍是激素+免疫抑制剂(甲氨蝶呤、硫唑嘌呤、吗替麦考酚酯)方案。结节病靶向治疗最先获得观察数据的是TNF-α抑制剂，涉及药物有英夫利西单抗、阿达木单抗和依那西普，但对于不同TNF-α抑制剂治疗结节病的有效性，研究得出的结果尚不一致。此外，一项病例系列研究纳入4例泼尼松和其他免疫抑制剂疗效不理想的肺结节病患者，结果显示托珠单抗可使症状改善。另外，基于"利妥昔单抗是以B淋巴细胞CD20为靶点的单克隆抗体，会使B淋巴细胞消耗"的设想，现有几项研究使用利妥昔单抗治疗累及肺、心脏或眼部的难治性结节病，但是结果各异。

这是一例少见的"孤立性心脏结节病"治疗的成功案例。该病在临床中容易误诊，多学科团队为患者的诊疗发挥了至关重要的作用，值得临床借鉴。

2. 主任点评

上海交通大学医学院附属仁济医院 叶霜 主任医师

结节病在白种人比较多，但在中国人群也并不少见，特殊部位的结节病(心脏、神经系统)有时可以严重危及生命。不要漏诊。

治疗方面，多数对激素应答，免疫抑制治疗效果不错。一部分患者需要联合免疫抑制剂。

一项双盲、随机、安慰剂对照试验评估了阿达木单抗治疗皮肤结节病的疗效。15例患者每周接受40 mg阿达木单抗($n=10$)或安慰剂($n=5$)皮下注射治疗，维持12周。随后12周，所有患者均接受开放标签阿达木单抗($n=13$)治疗。第12周，阿达木单抗治疗组的医师总体评估(PGA)评分≤2的比例为50%，安慰剂组为20%，且皮损面积明显减少。开放标签阶段皮损面积和体积、皮肤病学生活质量指数(DLQI)量表评分显著改善，但结节病健康问卷(SHQ)无显著差异。停药8周后，PGA≤2的患者由10例减少至6例，皮损清除或明显改善的患者由8例减少到4例，皮损面积增加。

(李佳洁，李挺，叶霜)

参考文献

[1] GILOTRA N, OKADA D, SHARMA A, et al. Management of cardiac sarcoidosis in 2020 [J]. Arrhythm Electrophysiol Rev, 2020,9(4):182-188.

[2] PARISER RJ, PAUL J, HIRANO S, et al. A double-blind, randomized, placebo-controlled trial of adalimumab in the treatment of cutaneous sarcoidosis [J]. J Am Acad Dermatol, 2013,68(5):765-773.

索引

D

E

F

N

O

P

R